Zur Autorin

Astrid Neuy-Bartmann, jetzt Astrid Neuy-Lobkowicz, ist Fachärztin für Psychosomatik und Psychotherapie. Sie beschäftigt sich seit über 20 Jahren mit dem Thema ADHS bei Kindern und Erwachsenen. Frau Dr. Neuy-Lobkowicz leitet eine fachärztliche Praxis in München und in Aschaffenburg. Zusammen mit anderen Kollegen und Kolleginnen hat sie vor über 10 Jahren das ADHS-Zentrum München gegründet und weitere Bücher und Veröffentlichungen zu diesem Thema publiziert.

Sie ist selbst Betroffene und Mutter von fünf Kindern, von denen drei auch ein ADHS haben. Das schafft einen besonderen Blick auf dieses Thema. Es ist eine besondere Perspektive, ADHS wissenschaftlich, fachärztlich, aber auch aus persönlicher Erfahrung und im täglichen Leben betrachten zu können.

Astrid Neuy-Bartmann

ADHS – erfolgreiche Strategien für Erwachsene und Kinder

Achte, erweiterte und
überarbeitete Auflage

Klett-Cotta

MIX
Papier aus verantwortungsvollen Quellen
FSC® C083411

Die Wiedergabe von Warenbezeichnungen und Handelsnamen, die in diesem Buch als solche nicht eigens gekennzeichnet sind, berechtigt nicht zu der Annahme, dass diese von jedermann frei benutzt werden dürfen.

Klett-Cotta
www.klett-cotta.de

Printed in Germany
Umschlag: Finken & Bumiller, Stuttgart
Zeichnungen: bergerdesign, Solingen
Gesetzt aus der Minion von Dörlemann Satz, Lemförde
Gedruckt und gebunden von CPI – Clausen & Bosse, Leck
ISBN 978-3-608-96277-2

Neunte Auflage, 2020

Bibliografische Information der Deutschen Nationalbibliothek
Die Deutsche Nationalbibliothek verzeichnet diese Publikation in der Deutschen Nationalbibliografie; detaillierte bibliografische Daten sind im Internet über <http://dnb.d-nb.de> abrufbar.

Für meine Kinder, die mich so viel über ADHS lehrten, viel mehr als ich je wissen wollte. Sie haben mir die Chance gegeben, ADHS zu meinem Spezialgebiet zu machen, und damit auch meine berufliche Ausrichtung entscheidend beeinflusst. Sie haben mir die wundervolle Erfahrung verschafft, dass ADHS eine große Herausforderung ist und betroffene Menschen ein großes Potential haben, das es zu entwickeln gilt. Ich bin sehr dankbar dafür, dass die Diagnose ADHS so früh gestellt wurde und ich dadurch in der Lage war, meine betroffenen Kinder zu verstehen und sie gut zu begleiten. Ich möchte mit dem Buch allen Betroffenen und Eltern Mut machen, sich diesem Thema zu stellen. Ich hoffe auch, damit vermitteln zu können, dass ADHS »eine besondere Art zu sein« ist. Bei richtiger Diagnose und Behandlung und guter familiärer Unterstützung zeigen sich die besonderen Fähigkeiten der ADHS-Betroffenen, die sie zu besonderen und sehr liebenswerten Menschen machen.

Mein besonderer Dank gilt auch allen meinen Patienten und Patientinnen, die mir immer wieder einen tiefen Einblick in die Welt des ADHS ermöglichen und mit denen ich so viel darüber lernen konnte.

Inhaltsverzeichnis

Dritter Teil:

ADHS – nicht nur ein individuelles Problem: Auswirkungen auf Beziehungen und Gesellschaft

Einleitung

ADHS ist das, was die Fachwissenschaft eine komplexe Störung nennt. Unter Störung versteht man gemeinhin eine Beeinträchtigung, die häufig nicht erkannt wird und erhebliche Auswirkungen auf das Leben der Betroffenen und ihrer Angehörigen hat. Auch ich werde im Folgenden diesen Begriff aufgrund meiner Erfahrung benutzen, dass einträchtiges Zusammenleben in einer Gemeinschaft durch das Syndrom auffallend häufig gestört wird. So zählen zu den Folgen von ADHS heftige Beziehungs- und Arbeitsplatzkonflikte, aber auch seelische Störungen wie mangelndes Selbstbewusstsein, Depressionen oder Angstzustände. Es häufen sich unerklärliche Misserfolge und Enttäuschungen, und das tägliche Leben wird immer chaotischer. Durch den erweiterten Terminus ADHS (Aufmerksamkeits-Defizit-Hyperaktivitäts-Störung), der sich anstatt des Begriffs ADS (Aufmerksamkeits-Defizit-Syndrom) eingebürgert hat, wird der Tatsache Rechnung getragen, dass Unruhe und ein übermäßiger Bewegungsdrang zu den Symptomen der Störung zählen.

Dieses Buch ist für Betroffene und ihre Angehörigen, aber durchaus auch für Angehörige aller Berufsgruppen, die mit ADHS-Betroffenen arbeiten, geschrieben. Sie finden hier eine genaue Beschreibung der ADHS-Problematik sowie eine verständliche Erklärung der Ursachen und eine ausführliche Darstellung moderner Behandlungskonzepte. Besonderen Wert habe ich darauf gelegt, konkrete Hilfestellungen zu vermitteln, so dass der Leser praktische »Werkzeuge« in die Hand bekommt, mit denen er die Tücken des ADHS im Alltag bewältigen kann. Denn nicht das theoretische Wissen und die Erkenntnis allein bringen Erfolg, sondern erst das tägliche Anwenden bestimmter Regeln und ein gutes Selbstmanagement.

Thema des Buches ist sowohl die ADHS des Kindes als auch des Jugendlichen und des Erwachsenen in seinen unterschiedlichen Ausformungen. Die Entwicklung der ADHS-Symptomatik vom Kindesalter bis in das Erwachsenenalter wird in Beispielen beschrieben. Ausführlich wird gerade die ADHS des Erwachsenen behandelt, denn wir wissen heute, dass 30–50 % der ADHS-Kinder auch später im Erwachsenenalter typische ADHS-Probleme haben, die sich dann in einer abgewandelten Form zeigen.

In den Veröffentlichungen über ADHS ist bisher wenig auf die Belastung der Angehörigen und Partner eingegangen worden, die häufig im Zusammenleben und im Umgang mit dem Betroffenen sehr unter der täglichen Belastung leiden und selbst erhebliche Symptome entwickeln können. Denn eines ist festzuhalten: Beim ADHS handelt es sich nicht um eine Charakterschwäche oder die Folgen einer missglückten Erziehung in der Kindheit, sondern um eine vererbte Stoffwechselstörung mit weitreichenden Folgen für alle Beteiligten. Bei frühzeitiger Diagnose, einem guten Selbstmanagement und einer angemessenen Behandlung muss ADHS aber keine Schicksalsdiagnose sein. Hierzu biete ich konkrete Hilfestellungen an.

Ich möchte allen ADHS-Betroffenen und deren Angehörigen, aber auch Pädagogen und Psychotherapeuten, die in ihrer täglichen Arbeit mit ADHS konfrontiert werden, Mut machen, sich dieser Störung zu stellen, sich zu informieren und ADHS auch als Chance zu sehen, an der insbesondere die Betroffenen, aber auch ihre Mitmenschen wachsen können. Es ist mir ein großes Anliegen, nicht nur die Schwierigkeiten und Defizite der ADHS zu erläutern, sondern gerade auch die positiven

Aspekte wie die vielfältigen kreativen Fähigkeiten zu betonen und die Möglichkeiten, die sich einem Menschen mit ADHS eröffnen, wenn es ihm gelingt, sein Leben zu organisieren und seine Gefühle in den Griff zu bekommen. Menschen mit ADHS können unsere Welt mit ihrer Originalität und ihrer unkonventionellen Art sehr bereichern. Ihren Mitmenschen können sie vor Augen führen, wie wichtig es ist sich klar und deutlich mitzuteilen, Grenzen zu setzen und konsequent zu handeln.

Lesehinweis

Das Buch ist so gegliedert, dass der Leser in kurzer Zeit in der Lage ist, sich über die wesentlichen Symptome der ADHS zu informieren, und sich gleichzeitig ein fundiertes Wissen über verschiedene Möglichkeiten der Behandlung aneignen kann. Es berücksichtigt die neuesten wissenschaftlichen Erkenntnisse, seine klare Struktur ermöglicht nicht nur Fachleuten, sondern gerade auch Betroffenen, sich schnell zurechtzufinden. Es kann bei auftretenden Problemen als Nachschlagewerk genutzt werden.

Im ersten Teil werden zunächst die einzelnen Störungen, die beim Vorliegen von ADHS auftreten können, erklärt. So bekommt der Leser einen Überblick über die verschiedenen Erscheinungsformen der ADHS und kann die Entwicklung der ADHS im Lebensverlauf mit der eigenen Biografie vergleichen. Weiterhin werden die Ursachen der ADHS und die möglichen Begleiterscheinungen beschrieben.

Im zweiten Teil werden die Symptome ausführlich behandelt und Strategien aufgezeigt, wie Betroffene und Angehörige damit umgehen können. Nach jeder ausführlichen Beschreibung eines Kernsymptoms folgen zunächst Problemlösestrategien für die Betroffenen selbst, die mit dem Icon gekennzeichnet sind. Danach finden sich Hilfestellungen und Erklärungen für Partner, die mit dem  Icon kenntlich gemacht wurden. Ein weiterer Abschnitt ist den Eltern gewidmet, den Sie mit diesem 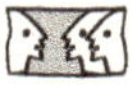 Icon erkennen. Zuletzt finden sich konkrete Hinweise für Pädagogen, Erzieher und Psychotherapeuten, die das 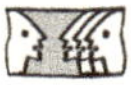 Icon tragen.

Auf diese Weise ist eine rasche Orientierung möglich, der Leser kann sich zunächst auf die Teile beschränken, die ihn vorrangig interessieren bzw. direkt betreffen. Das hilft auch dem Betroffenen, das Buch zu Ende zu lesen und ein Erfolgserlebnis zu verzeichnen.

Im dritten Teil werden die Probleme in Beziehungen und am Arbeitsplatz erörtert, ebenso wie die Probleme in der Kindererziehung und die gesellschaftlichen Auswirkungen der ADHS.

Erster Teil:

Symptome, Ursachen, Behandlungskonzepte

Ist ADHS nur eine Modediagnose?

ADHS ist geradezu ein Schlagwort geworden, und es gibt heute kaum jemanden, der nicht einen Bekannten mit ADHS hat. Tatsächlich ist ADHS das häufigste Symptom in der Kinder- und Jugendpsychiatrie. Manche behaupten, es handele sich hierbei um eine Modediagnose, die viel zu häufig gestellt werde und letztlich nur als Ausrede diene, um Erziehungsfehler zu vertuschen. Andere behaupten, ADHS werde als Ausrede für Lernfaulheit benutzt und ADHS-Kinder zeigten nur eine niedrige Leistungsbereitschaft und mangelndes schulisches Interesse, es handele sich also um eine Charakterschwäche.

Natürlich lässt sich einwenden, dass sich bei fast jedem Menschen ADHS-Symptome aufspüren lassen, denn wer ist nicht ab und zu unkonzentriert, aufbrausend oder schlecht gelaunt. Und selbstverständlich leiden die meisten Menschen im Laufe ihres Lebens auch einmal unter Selbstzweifeln, Vergesslichkeit und Schwierigkeiten in sozialen Beziehungen. Aber bei den von ADHS Betroffenen ziehen sich viele der aufgeführten Symptome wie ein roter Faden durch das ganze Leben. Unerkannt und unbehandelt erleben sie ständige Enttäuschungen und Niederlagen, und produzieren täglich neu ihr Chaos, das sie sich selbst nicht erklären können.

Oft hört man das Argument, diese Symptomatik sei früher selten aufgetreten. Dies ist richtig, aber in den meisten Fällen wurde ein ADHS nicht erkannt, und die Betroffenen mussten häufig deprimiert, frustriert und weit unter ihren intellektuellen Möglichkeiten ihr Dasein fristen, ohne eine Vorstellung davon zu haben, warum sie im Leben ständig gescheitert sind.

Andererseits gibt und gab es auch Beispiele für erfolgreiche ADHS-ler, denn viele Politiker, Künstler oder Schriftsteller haben ADHS und trotzdem ist es ihnen gelungen, ihre Kreativität und ihre Ideen erfolgreich umzusetzen.

Wir leben in einer atemberaubenden schnellen Zeit. Unsere Welt ist zunehmend globalisiert, und auch der Einzelne ist immer größerem Leistungsdruck und psychosozialem Stress ausgesetzt. Alte Strukturen und Sicherheiten, wie Großfamilien und beständige Arbeitsplätze, sind häufig nicht mehr vorhanden, moralische Werte, Normen und Traditionen in Frage gestellt. Dies führt zu einer enormen Verunsicherung und Belastung. Gerade Menschen mit ADHS aber reagieren auf Stress, Verlust von Strukturen und Sicherheiten besonders empfindlich und neigen dazu, sich in solchen Situationen chaotisch und desorganisiert zu verhalten.

ADHS ist in früheren Zeiten häufig gar nicht aufgefallen, denn die Menschen waren stärker eingebettet in klare Familienstrukturen und hatten überschaubare Arbeitsbereiche, in denen sie zusammen mit anderen ihre Arbeit verrichten mussten. Das Erziehungssystem war streng und die soziale Kontrolle groß, weil jedes Familienmitglied bei der Arbeit gebraucht wurde. Die Aufgaben waren klar und deutlich definiert und es gab nur wenig Ablenkungsmöglichkeiten. Unter diesen Bedingungen dürfte die Konzentrations- und Aufmerksamkeitsstörung nur eine geringe Rolle gespielt haben.

Unsere heutige Zeit ist dagegen gekennzeichnet von Reizüberflutung, Informationsfülle und Zeitdruck. Diese Faktoren tragen zu einer Verstärkung der ADHS-Symptomatik bei. Erkannt worden ist ADHS schon im 19. Jahrhundert, denn es gibt bis heute kaum eine treffendere Beschreibung des Krankheitsbildes als die Geschichten des Struwwelpeters, 1848 von dem Psychiater Heinrich Hoffmann veröffentlicht, der im Übrigen selbst an ADHS litt.

Was genau bedeutet eigentlich ADHS?

Ich führe die gebräuchlichen Begriffe ein, denn ADHS hat im Laufe der Zeit mehrfache Umbenennungen erfahren, und bis heute werden unterschiedliche Begriffe verwendet.

ADHS hat sich heute als allgemeine Bezeichnung für die Aufmerksamkeitsdefizitstörung durchgesetzt. Der Begriff kennzeichnet heute beide Formen der Aufmerksamkeitsstörung, die mit und die ohne Hyperaktivität. Eine ältere Schreibweise lautet AD(H)S, die zum Ausdruck bringen soll, dass es die Störung mit und ohne Hyperaktivität gibt (englische Abkürzung ADHD für *attention deficit hyperactivity disorder*).

ADS ist eine etwas ältere Bezeichnung und steht eigentlich für Aufmerksamkeitsdefizitsyndrom (englische Abkürzung ADD für *attention deficit disorder*). Heute spricht man eher von Aufmerksamkeitsdefizit-Störung, weniger vom -Syndrom. ADS kann die Gesamtheit der Störung meinen oder aber auch nur die Variante ohne Hyperaktivität.

Hyperaktivität ist ebenfalls eine alte Bezeichnung des heutigen ADHS und bezeichnet die motorische Unruhe, die sich etwa dadurch bemerkbar macht, dass sich die betroffenen Kinder und Erwachsenen ständig bewegen, herumzappeln, mit den Füßen wippen usw., also richtige »Zappelphilippe« sind.

Hypoaktivität bedeutet zu wenig Aktivität. Die hypoaktive Variante ist eine Sonderform des ADHS und wird in den nachfolgenden Kapiteln ausführlich beschrieben. Manche reden vom »Hans-Guck-In-Die-Luft-Syndrom«; der hypoaktive ADHS-ler wird häufig als Träumer bezeichnet.

HKS bedeutet hyperkinetisches Syndrom und ist eine heute wenig gebräuchliche Bezeichnung für ADHS. Kinetik ist das griechische Wort für Bewegung; »hyper« bedeutet in diesem Zusammenhang »über« bzw. »zu viel«. Als man feststellte, dass es unter den Betroffenen eine Gruppe gibt, die keine motorische Unruhe wie Zappeln und ständigen Bewegungsdrang zeigt, hat man die Symptomatik in ADS bzw. später ADHS umbenannt.

ADHS ist keineswegs selten. 4–7 % aller Kinder sind nach neuesten wissenschaftlichen Untersuchungen betroffen. Früher ging man davon aus, dass sich ADHS im Erwachsenenalter »auswächst«. Seit einigen Jahren gilt als sicher, dass ADHS-Symptome sich noch bei 30–60 % derjenigen Erwachsenen nachweisen lassen, die schon als Kind von ADHS betroffen waren. Häufig bleibt ADHS im Hintergrund, weil andere Symptome (z. B. Depressionen, Ängste, Sucht etc.) sich in den Vordergrund drängen. Die motorische Hyperaktivität ist weniger stark ausgeprägt und die Unruhe zeigt sich weniger offensichtlich durch diskretes Fingertrommeln, Nägelkauen, Zähneknirschen oder Fußwippen. Nach den neuesten Studien der WHO tritt ADHS bei 2–4 % der Erwachsenen auf, wobei sich diese Prozentzahl auch relativ konstant in anderen Ländern zeigt. Die Krankheitshäufigkeit variiert danach, welche Diagnosekriterien zugrunde gelegt werden. In Deutschland sind die Kriterien strenger, so dass die Studien hier ein Auftreten bei 1–3 % in der Bevölkerung dokumentieren.

Es wäre wünschenswert, dem Thema ADHS in Ausbildungsinstituten und fachlichen Fortbildungen stärker Raum zu geben. Damit wäre viel Leid für die Betroffenen vermeidbar, denn ADHS hat bei richtiger Behandlung durchaus eine gute Prognose. Auch bei den behandelnden Psychiatern und Psychotherapeuten könnte mancher Misserfolg in der Therapie verhindert werden, wenn es mehr Austausch über die spezielle medikamentöse und psychotherapeutische Behandlung der ADHS gäbe. Das Wissen über ADHS sollte sogar in den Fortbildungen der Lehrerinnen und Kindergärtnerinnen vermittelt werden, denn gerade diese Berufsgruppen werden als erste mit der Aufmerksamkeitsstörung und ihren Auswirkungen konfrontiert. Je früher ADHS erkannt wird, desto leichter kann man dem Kind und auch seinen Eltern Misserfolge ersparen und desto unkomplizierter gestaltet sich die Behandlung.

ADHS ist eine gesellschaftliche Herausforderung. Es bedarf vieler Berufsgruppen, die miteinander zum Wohle des Patienten arbeiten. Voraussetzung sind ein umfassendes Wissen sowie ein multimodales Behandlungskonzept. Ergotherapeuten behandeln so manches Kind, das eine undiagnostizierte ADHS hat, ebenso die Krankengymnasten. So mancher Personalchef oder Betriebsrat könnte einem Beschäftigten, der an ADHS leidet, entscheidende Tipps geben, statt einen neuen Arbeitsplatz für ihn suchen zu müssen.

Ich möchte mit diesem Buch dazu beitragen, die Kluft zwischen Medizin, Psychologie und Pädagogik zu überwinden und zeigen, dass jeder seinen Beitrag zur Unterstützung der großen Gruppe der ADHS-ler leisten kann. Das Wichtigste ist eine klare Diagnostik, die unerlässlich ist, um dem Patienten eine unnötige Odyssee durch die Wartezimmer der Psychiater und auf den Sofas der Psychotherapeuten zu ersparen. Hier sind besonders die Haus- und Kinderärzte angesprochen, die wichtige Weichen stellen können. Auch Erzieherinnen und Lehrer sollten mit diesem Syndrom vertraut sein, denn jeder Lehrer hat statistisch gesehen drei ADHS-Kinder in einer Klasse, die vermutlich schon im Kindergarten auffällig waren. Für die Eltern kann ein frühzeitiger Hinweis auf altersabweichendes Verhalten hilfreich sein, vor allem wenn damit Informationen über gezielte Förder- oder Beratungsmöglichkeiten verbunden sind.

Wer diagnostiziert ADHS?

Es ist nicht immer einfach, einen »Fachmann« für ADHS zu finden. Erziehungsberatungsstellen können zwar erste Anlaufstelle sein, um andere Problematiken auszuschließen, aber kein ADHS diagnostizieren, denn die Aufgabe einer Beratungsstelle ist es weder zu diagnostizieren noch Krankheitsbilder zu behandeln. Über das Internet (einige Links finden Sie im Anhang) und Selbsthilfegruppen, die Sie ebenfalls im Internet oder in den örtlichen Telefonbüchern finden, können Sie sich einen guten Überblick verschaffen. Auch die Vermittlungsstelle für Psychotherapie bei der kassenärztlichen Vereinigung des jeweiligen Bezirks oder die eigene Krankenkasse geben Auskunft.

Bei einem stark ausgeprägten ADHS sollten Sie auf jeden Fall einen Facharzt zu Rate ziehen, da nur dieser über eine medikamentöse Behandlung entscheiden kann. Hier kommen Fachärzte für Psychiatrie/Psychotherapie und Fachärzte für Psychosomatik und Psychotherapie in Frage, bei Kindern Fachärzte für Kinder- und Jugendpsychiatrie sowie Kinderärzte, die sich auf die Behandlung von ADHS spezialisiert haben. Es gibt auch zahlreiche spezialisierte Psychologen, die teilweise mit Fachärzten zusammenarbeiten.

Ist jede ADHS behandlungsbedürftig?

ADHS ist zunächst eine besondere Art zu leben und stellt nicht grundsätzlich eine Krankheit oder ein Syndrom dar. Ein Teil unserer Bevölkerung zeigt diese Verhaltensweisen, ohne dadurch beeinträchtigt zu sein oder Probleme zu entwickeln.

In früheren Zeiten, als die Menschen noch Jäger, Sammler oder Bauern waren, mögen gerade die ADHS-Eigenschaften ausgesprochen sinnvoll gewesen sein, denn die blitzschnellen Reaktionen, die Originalität und der Einfallsreichtum waren dem Jäger sehr nützlich. Auch heute gibt es erfolgreiche Politiker, Künstler, Anwälte oder Ärzte, die zwar deutliche ADHS-Symptome haben, denen es aber gelungen ist, ihre Sprunghaftigkeit und ihre Konzentrationsstörungen zu kompensieren und die positiven Eigenschaften ihrer ADHS zu nutzen. Nicht jede ADHS ist somit behandlungsbedürftig, und die Übergänge zwischen einer normalen Verhaltensvariante und schweren Komplikationen und Verhaltensstörungen sind häufig fließend. Allein die Ausprägung, die Einschränkungen und Misserfolge bestimmen die Behandlungsbedürftigkeit. Solange es einem Menschen gelingt, sich in seinem Beruf zu verwirklichen, sozialstabile Beziehungen aufrechtzuerhalten und sein Leben zu genießen, besteht für ADHS keine Behandlungsbedürftigkeit.

ADHS stellt nicht primär eine Störung dar, sondern eine Verhaltensvariante. Der Amerikaner Thom Hartmann hat in seinem Buch *Eine andere Art, die Welt zu sehen* die Eigenschaften dieser Menschen sehr treffend beschrieben. Er benennt zwei Typen anhand des Bildes vom Jäger und vom Bauern. Daraus entwickelt er zwei Pole, die beide ihre Berechtigung, ihre Vorzüge und Schwächen haben. Ich finde dies von ihm aufgezeigte Bild sinnvoll und hilfreich, um ADHS besser verstehen und diese beiden Varianten des menschlichen Seins (und natürlich gibt es noch viele andere) wertfrei nebeneinander stellen zu können.

Thom Hartmann setzt Menschen mit ADHS den früheren Jägern gleich, die, wie eine Raubkatze, ständig auf dem Sprung waren, reizoffen, gespannt und blitzschnell reagieren mussten.

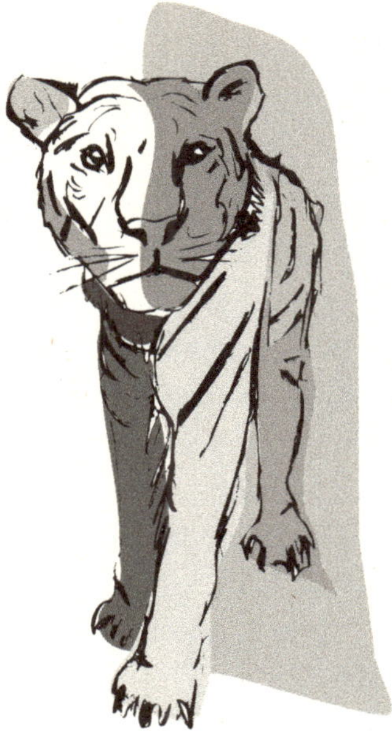

Diese Jäger mussten nicht viel nachdenken, sondern aus dem Moment heraus handeln, um das Wild zu erlegen. Diese Jäger konnten sich voll und ganz auf eine Sache konzentrieren, nämlich auf das Wild, das sie im Auge hatten. Sie konnten geradezu einen »Tunnelblick« dafür entwickeln. Diesen Zustand nennen wir hyperfokussieren. Für die Jagd war dies hocheffektiv, denn es bedurfte einer großen Konzentration und häufig auch körperlicher Höchstleistungen, um ein wildes Tier zu erlegen. Mit ihren spontanen Einfällen und ihrer undogmatischen Denkweise konnten diese Jäger sogar gefährliche Tiere überraschen. Allerdings verfolgten sie keine Strategie, sondern planten aus dem Moment heraus. So gesehen war ein solcher Jäger ein an seine Umgebung optimal angepasster Mensch.

Was früher von Vorteil war, zeigt sich in unserer heutigen komplexen Welt, in der Daueraufmerksamkeit, Kontinuität und Zuverlässigkeit gefordert werden, als ausgesprochener

Hemmschuh. Nur mit spontanen Ideen und Begeisterung allein kann eine Schulausbildung nicht erfolgreich gemeistert werden, und jede soziale Beziehung erfordert ein Mindestmaß an Stabilität, Kontinuität und Verantwortungsbewusstsein.

Das historische Gegenstück des Jägers ist der Bauer. Dieser musste ganz auf Beständigkeit, Sorgfalt, Wissen und Vorausschau bedacht sein. Er lernte das Wetter einzuschätzen und für ausreichend Wasser zu sorgen. Er machte die Erfahrung, dass die Arbeit lange vor dem Ernten der Früchte getan werden musste. Notwendig waren also eine gute Planung, Geduld, tägliche mühevolle Arbeit, um den Boden zu beackern. Zudem war er auf eine große Gemeinschaft angewiesen, in der sich die

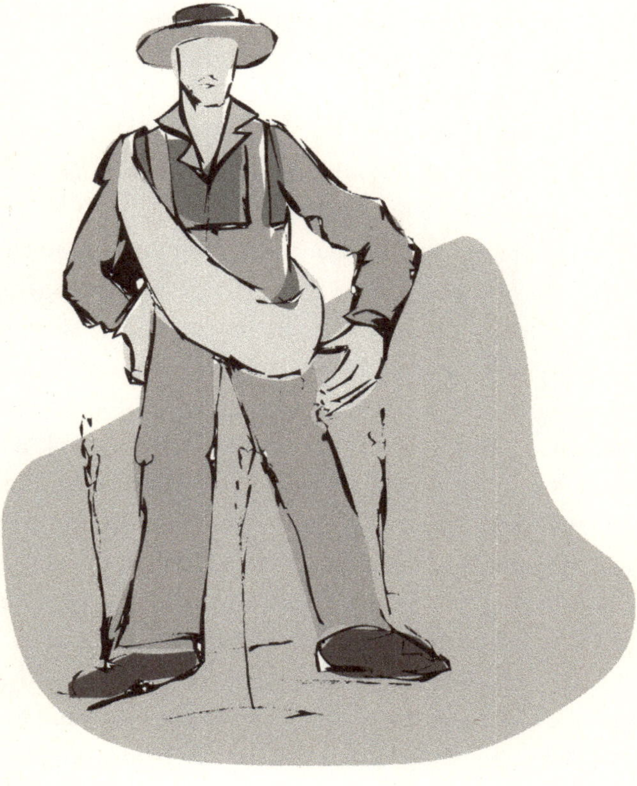

einzelnen Mitglieder gegenseitig halfen. Es war für ihn notwendig, etwas über Vorratshaltung zu lernen, Häuser zu bauen und sesshaft zu werden. Er musste nicht mehr täglich um seine Nahrung kämpfen.

Gerade unsere heutige Welt verlangt den Menschen viele Eigenschaften des Bauern ab, die ein Mensch mit ausgeprägter ADHS nicht auf diese Welt mitbringt. Die Jägereigenschaften allein sichern das Leben nicht auf Dauer. Der ADHS-Betroffene lebt nicht wie der Jäger früherer Zeiten in der Weite der Natur, sondern auf engem Raum mit seinen Mitmenschen. Meist macht er sich wenig Gedanken darüber, wie die Regeln des Zusammenlebens funktionieren und welch große Enttäuschung und wie viel Ärger er auslöst, wenn er sich nicht daran hält. Er scheitert oft schon an Kleinigkeiten, weil er es mit Pünktlichkeit und Sorgfalt nicht allzu genau nimmt, Vereinbarungen nicht einhält und Verantwortung nur zu gerne zu Gunsten seines Spaßes und Wohlbefindens abgibt. Auch Erfolg, wie z.B. berufliches Fortkommen, muss in der Regel zäh und ausdauernd erarbeitet werden.

Bei Menschen mit ADHS tauchen bestimmte Lebensthemen in unterschiedlichen Facetten immer wieder auf. Er muss lernen, diese immer wieder neu zu erkennen und zu bewältigen. Hierin liegt der Unterschied zu Menschen ohne ADHS, die leichter auf einmal gemachte Erfahrungen zurückgreifen und sich an ihnen orientieren können. In seinem Innern gleicht der Mensch mit ADHS, um ein weiteres Naturbild zu bemühen, einem Wildpferd, das aber nicht in der Weite der Prärie, sondern in der geordneten Welt eines Pferdehofes lebt.

Dieses Pferd könnte Großartiges leisten, doch ahnt es meist nichts von seinen Stärken. Seine edlen Anlagen werden oft völlig verkannt, weil es ein unerzogenes, launisches und unkonzentriertes Wesen ist. Es hat keine solide Ausbildung und Dressur erfahren, und so geht es häufig durch oder schlägt un-

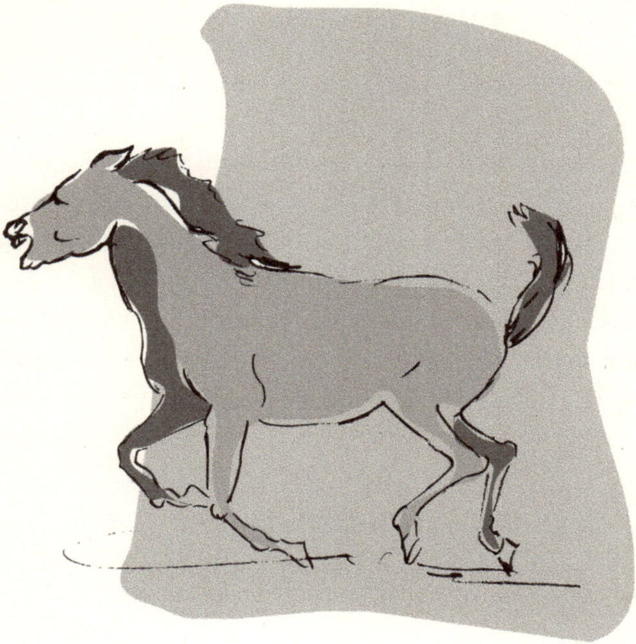

kontrolliert aus. Manchmal galoppiert es mit großem Freiheitsdrang davon, ohne Rücksicht auf Verluste, oder aber es trödelt vor sich hin und kann sich zu gar nichts aufraffen. Auf jeden Fall erregt es ständig Ärger und erleidet Blessuren, und seine unberechenbare Art wird gefürchtet.

Wäre das Wildpferd allein auf weiter Prärie, hätte es sicher keine Probleme, sein Leben zu leben. Es lebt aber in einer zivilisierten Welt mit festen Regeln, wo es zudem ständig mit anderen konfrontiert ist. Es muss seinen Platz in der Herde finden, um ein gutes Selbstwertgefühl entwickeln und um auf Dauer zufrieden sein zu können. Es muss lernen, seine überschüssigen Energien zu zügeln, seine Impulsivität und Spontaneität zu verringern und seine Verhaltensweisen an seine Artgenossen anzupassen. Will es nicht ausgestoßener Einzelgänger sein oder ständige Misserfolge erleiden, bedarf es einer konsequenten Erziehung und – bei Pferden – der Dressur. Ein Wildpferd, das gelernt hat, sich selbst in den Griff zu bekommen, sich mal selbst die Zügel anzuziehen oder aber sich selbst zu motivieren, wenn es zu gar nichts Lust hat, wird seine natürlichen Eigenschaften nutzen und sich zu einem wertvollen Pferd entwickeln können, das zu großen Leistungen und kreativen Verhaltensweisen fähig ist. Es muss Selbstdisziplin und Durchhaltevermögen erlernen wie auch die Fähigkeit, Bedürfnisse aufzuschieben. Dann kann es seine positiven Eigenschaften, seine Schnelligkeit, seine Spontaneität, seine Zähigkeit und seinen Biss, seine Kraft und seinen Einfallsreichtum zu seinem Vorteil nutzen.

Zur ersten Orientierung: Definition und Kernsymptome von ADHS im Überblick

Definition

Ich verwende die allgemein gebräuchliche Definition nach Paul Wender. Danach handelt es sich bei ADHS um eine komplexe Symptomatik. Es zeigen sich bei Kindern und Erwachsenen die folgenden Kernsymptome, das sind die Symptome, deren Vorliegen wir für die Diagnose eines ADHS für erforderlich halten:

- Aufmerksamkeits- und Konzentrationsstörung,
- Hyperaktivität oder Hypoaktivität (zu viel oder zu wenig Aktivität),
- Stimmungslabilität (Stimmungsschwankungen),
- Desorganisation (schlechte Organisation, chaotische Verhaltensweisen),
- Mangelnde Affektkontrolle (reizbar – Gefühle können nicht kontrolliert werden, sondern werden sofort heftig und überschießend ausgedrückt),

- Störung der Impulskontrolle und der Steuerungsfähigkeit (sprunghaft, unbeherrschtes, spontanes Verhalten, erst handeln, dann denken),
- Schwierigkeiten mit Mitmenschen und am Arbeitsplatz bzw. in Kindergarten und Schule.

Weiterhin zeigen sich häufig:
- Schnelle Erschöpfung und Lustlosigkeit,
- Vergesslichkeit,
- Selbstzweifel.

Um die ADHS des Erwachsenen sicher zu diagnostizieren, muss nachweisbar sein, dass der Betroffene schon als Kind unter ADHS gelitten hat.

ADHS-Typen

Wir unterscheiden drei Hauptformen der ADHS, die im Laufe des Lebens wechseln können:
- einen vorwiegend hyperaktiven Typ, den ich in Kurzform mit hyperaktiv bezeichnen werde;
- einen unaufmerksamen bzw. hypoaktiven Typ, der in diesem Buch auch als Träumer bezeichnet wird;
- einen Mischtyp, der in unterschiedlicher Ausprägung Symptome von beiden ADHS-Varianten zeigt.

Kernsymptome

Jeder Mensch zeigt einzelne Symptome einer ADHS. Allein die Ausprägung und das Auftreten der Symptome seit der frühen Kindheit und die daraus resultierenden deutlichen Verhaltens- und Beziehungsschwierigkeiten erlauben jedoch die Diagnose von ADHS. Die im Folgenden dargestellten Kernsymptome gelten für Kinder und Erwachsene. Die Veränderung der Symptomatik im Laufe des Lebens beschreibe ich in einem gesonderten Kapitel.

Störung der Aufmerksamkeit und Konzentration

Kinder wie auch erwachsene Betroffene können sich nicht ausreichend lange auf eine Sache konzentrieren, um diese erfolgreich abzuschließen. Die Gedanken springen, und kleinste Außenreize führen zu einer sofortigen Ablenkung. Die Gedanken galoppieren davon. Merkenswertes bleibt nicht in Erinnerung. In der Schule entstehen durch die hohe Ablenkbarkeit ständige Erinnerungslücken, die zuhause nicht mehr ohne fremde Hilfe geschlossen werden können. Die hohe Ablenkbarkeit führt auch zum Trödeln, das Ziel gerät aus den Augen.

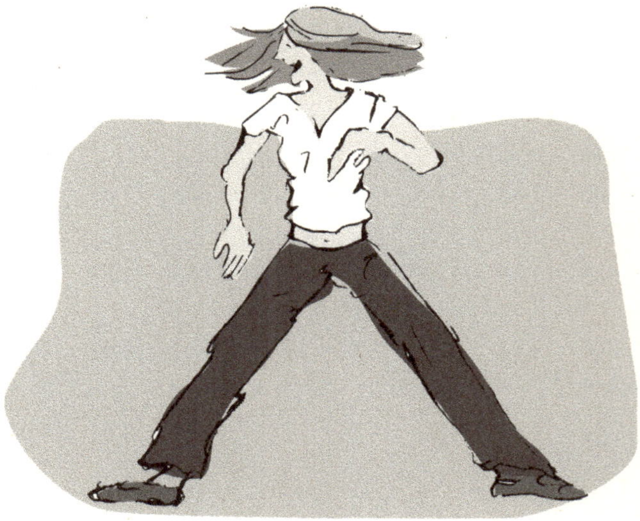

Hyperaktivität, Unruhe und Nervosität

Menschen, die ADHS mit Hyperaktivität haben, sind ständig in Bewegung, können kaum stillsitzen und gleichförmige oder länger andauernde Tätigkeiten verrichten, weil sie Langeweile nur schwer aushalten. Sie sind ständig »unter Strom«, laufen herum, zünden sich Zigaretten an oder spielen mit Gegenständen. Ruhe und Muße sind ihnen ein Gräuel, das es schnellstens und sei es durch noch so stressige Aktionen zu beseitigen gilt.

Verträumt, abwesend, scheu, Kontaktstörungen

Diese Form der ADHS nennen wir hypoaktiv (zu wenig Aktivität). Sie wird häufig nicht erkannt, weil sie unauffällig scheint, dabei aber doch erhebliche Konsequenzen für den Betroffenen hat. Sie bekommen häufig nicht alles mit, vergessen viel und zweifeln ständig an sich selbst, weil sie schon so viele Misserfolge im Leben hatten. Sie sind empfindlich und fühlen sich schnell abgelehnt. Das führt zu Resignation und Rückzug und verstärkt die Problematik.

Stimmungslabilität, emotionale Störungen und Unzufriedenheit

Menschen mit ADHS fahren ständig auf einer Achterbahn der Gefühle, ihre Stimmungen wechseln sehr schnell. Sie leben ganz im Hier und Jetzt. Sie sind sehr störanfällig, instabil, und Kleinigkeiten können ihnen ganz die Laune verderben. Sie leben intensiv, aber ihre Stimmungen sind flüchtig und sprunghaft. Was heute gilt, kann morgen schon wieder ganz anders sein. Sie sind auch häufig unzufrieden und haben das Gefühl, im Leben zu kurz zu kommen. Ihr Motto ist »himmelhoch jauchzend, zu Tode betrübt«.

Desorganisation, Chaos

Von ADHS Betroffene kämpfen täglich mit dem Chaos und mit sich selbst. Da es ihnen an Überblick mangelt und sie häufig leichtfertig über die Kleinigkeiten des Lebens hinwegschauen, verdichtet sich das Chaos jeden Tag ein bisschen mehr. Es gelingt ihnen kaum, die Hausaufgaben zu erledigen, Termine einzuhalten oder Rechnungen zu bezahlen. Der Schreibtisch gleicht dem Chaos im Kopf. Sie entwerfen keinen Plan, sondern fangen irgendwo, irgendwie irgendetwas an und landen so oft da, wo sie gar nicht hinwollten.

Mangelnde Affektkontrolle, emotionale Überreaktion und Stressintoleranz

Menschen mit ADHS fühlen alles extrem: Leid, Ärger aber auch überschwängliche Freude. Sie reagieren auf Außenreize emotional viel heftiger als andere und können diese Außenreize weniger filtern und regulieren. So neigen sie dazu, ihre heftigen Affekte in die Welt zu schleudern, ohne die Reaktionen ihrer Mitmenschen oder die Konsequenzen ihrer ausgeprägten Gefühlsausbrüche zu bedenken. Gefühle explodieren in ihnen, und es gelingt meist nur ansatzweise, diese Gefühle sozialverträglich auszudrücken. In Stresssituationen werden die Gefühlsstürme noch heftiger, und es kann zu unkontrollierten Verhaltensweisen bis zu völligen emotionalen Entgleisungen kommen, die anschließend nicht selten zutiefst bereut werden. Je größer die Reizüberflutung, desto höher ist auch für den Betroffenen die Gefahr, dass er emotional überreagiert und über das Ziel hinausschießt.

Störung der Impulskontrolle und der Steuerungsfähigkeit

Nicht nur die Kontrolle ihrer Gefühle, sondern auch die Kontrolle ihres Tun und Handelns fällt ADHS-Betroffenen schwer. Spontane Einfälle können dazu führen, dass sie ihr ganzes Programm umwerfen und ein neues Ziel verfolgen. Diese enorme Spontaneität macht sie unberechenbar und unzuverlässig, und nicht selten bedenken sie nur unzureichend die Folgen und Konsequenzen ihrer Handlungen. Sie können so schnell verleitet werden, sich für eine gute Idee begeistern, die sie aber kaum kritisch hinterfragen.

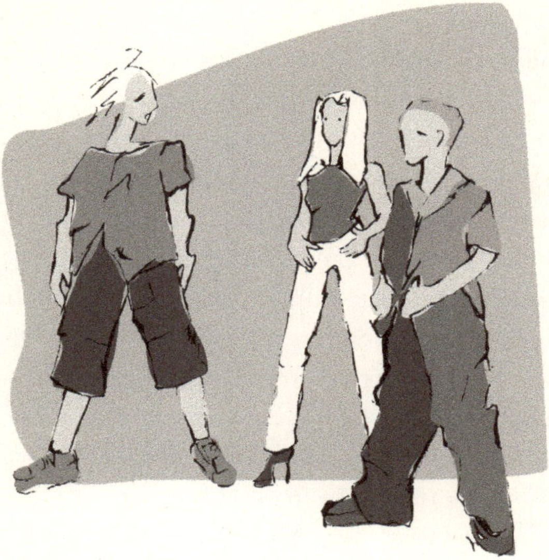

Schwierigkeiten am Arbeitsplatz, in der Schule und mit Mitmenschen

Menschen mit ADHS haben Schwierigkeiten, sich in andere hineinzuversetzen. Sie handeln spontan, unüberlegt, aus dem Gefühl heraus. Damit können sie sich und andere sehr verletzen. Sie haben außerdem erhebliche Schwierigkeiten, Misserfolge und Krisen zu durchleben. So können sie schnell aufgeben und eine Lösung darin sehen, sich einen neuen Arbeitsplatz oder neue Beziehungen zu suchen. Häufig bleiben sie in einer egozentrierten Welt, in der sie ihr Leid intensiv wahrnehmen, das Leid der anderen aber ignorieren.

Schnelle Erschöpfung und Lustlosigkeit

Misserfolge und Niederlagen machen ihnen schwer zu schaffen. So schnell sie begeistert sind, so schnell weicht das brennende Interesse einer bleiernen Schwere und Trägheit.

Vergesslichkeit

Langweilige alltägliche Dinge bleiben Menschen mit ADHS nicht im Gedächtnis. Sie können ein sehr gutes visuelles Gedächtnis haben und Glanzleistungen erbringen, wenn sie ein Thema interessiert. Anderseits erlahmt ihr Interesse schnell, wenn sie sich in einer reizarmen Umgebung befinden oder aber ihnen eine langweilige und ermüdende Tätigkeit abgefordert wird. Lernen gegen den eigenen inneren Widerstand erweist sich für ADHS-Betroffene nicht selten als Zumutung, denn es fällt ihnen schwerer als anderen, sich mit einem langweiligen Stoff zu beschäftigen, da dann die Konzentration sehr rasch erlahmt und die Aufmerksamkeit nur mit großen Anstrengungen aufrechterhalten werden kann.

Selbstzweifel

Aufgrund der häufigen Misserfolge und der ständigen Kritik oder Vorwurfshaltung der Mitmenschen entwickeln Menschen mit ADHS meist nur ein brüchiges Selbstwertgefühl. Sie verlieren häufiger die Kontrolle über sich und sind dann gezwungen, nach einem impulsiven Gefühlsausbruch zerknirscht die Scherben zusammenzukehren. Sie können ihr Verhalten oft selbst nicht verstehen, und so nagen ständige Selbstzweifel und Schuldgefühle an ihrem Selbstbewusstsein.

Die positiven Seiten der ADHS-ler

Nicht nur die sich häufig negativ auswirkenden schwierigen Eigenschaften und Verhaltensweisen sollen hier genannt werden, sondern es gibt viele positive Seiten, die sogar geniale Züge annehmen können – leider werden sie im Dschungel der Alltagskonflikte oft nicht mehr wahrgenommen. Viele große Erfinder, Politiker und Künstler hatten ein ADHS. Sie konnten Hervorragendes leisten, weil ihre unkonventionelle Art zu denken und ihre Kreativität ihnen zu Entwicklungssprüngen und Gedankenblitzen verhalfen. Es gibt viele hochbegabte Menschen, die leider oft nichts von ihren Potentialen wissen, weil die Aufmerksamkeits- und Konzentrationsstörungen sie daran hindern, ihre Begabungen angemessen zu entwickeln und einzusetzen.

Bei Einstein, Picasso oder dem großen Erfinder Edison kann man eindeutig ein ADHS nachweisen. Es wäre niemand von ihnen auf die Idee gekommen, ihr ADHS zu behandeln, wenngleich sie der Überlieferung nach keine einfachen Zeitgenossen waren. Einstein begann seine Relativitätstheorie zu entwickeln, als er einen Zug aus dem Bahnhof ausfahren sah. Manche ADHS-Betroffene haben ihre besten Einfälle spontan, an der Verkehrsampel oder im Café und nicht etwa, wenn sie krampfhaft über etwas nachdenken.

Die Kunst besteht darin, die Vielzahl dieser Einfälle und Gedankenblitze nutzbar zu machen und zielgerichtet zu bewerten. Das größte Problem stellt es für ADHS-ler dar, ihre Ideen konsequent umzusetzen. Menschen mit ADHS sind schnell begeisterungsfähig. Wenn sie von etwas überzeugt sind, können sie sich selbstlos für ihre Ideale einsetzen. Entwickeln sie genügend Durchhaltevermögen, erreichen sie wirkliche Größe. Problematisch ist, dass sie sich mit ihrer sprühenden Kreativität und mit all ihren originellen Einfällen leicht verzetteln können. Sie müssen lernen, den Überblick zu behalten. Es geht nicht darum, dass sie jede ihrer Ideen aufgreifen, sondern dass sie üben, sich auf das Wesentliche zu konzentrieren und dieses zu Ende zu bringen. Häufig sind Menschen mit ADHS Spezialisten, weil sie sich in eine Materie wirklich hineinknien können, wenn sie daran interessiert sind. Sie sind neugierig, ehrgeizig und haben einen großen Entdeckungsdrang. Ihre Fähigkeit zu hyperfokussieren, d.h. Details oder Situationen mikroskopisch scharf wahrzunehmen, kann ihnen eine völlig andere Sichtweise vermitteln. Oft gelingen ihnen ganz neue Schlussfolgerungen, und sie werden wegen ihrer Sensibilität und Detailgenauigkeit geschätzt.

Ihre exzellente Beobachtungsgabe und Wahrnehmung, aber auch ihre Gefühlstiefe haben schon manche Schriftsteller von Weltruhm hervorgebracht. Es gibt z.B. eine sehr genaue biografische Untersuchung über das Leben von Hermann Hesse, die eindeutig belegt, dass er ADHS hatte. Es stellt sich hier natürlich die Frage, ob Hermann Hesse jemals zu solchem Ruhm gelangt wäre, wenn man sein ADHS und damit auch sein Leiden an der Welt behandelt hätte. Glücklicher wäre er vielleicht gewesen, aber mit hoher Wahrscheinlichkeit weniger kreativ und bekannt.

Auf Menschen mit ADHS passt das Bild von der »harten Schale mit dem weichen Kern«. Sie können nach außen ungestüm, hart, reizbar und unbeherrscht wirken, was Mitmenschen zurückschrecken lässt und sogar ängstigen kann. Andererseits aber können sie auch unglaublich einfühlsam und mitfühlend sein, hellwach, sehr engagiert, und sie haben die Fähigkeit, sich für Ideale oder Menschen, die sie lieben, mit ganzer Kraft einzusetzen. Geraten sie aber unter Druck oder in Zeitnot, können sie sehr ungemütliche Zeitgenossen werden. Trotz ihrer heftigen Gefühle sind sie allerdings nicht nachtragend, denn so heftig die Gefühle sind, so schnell sind sie auch wieder verflogen.

Die Hyperaktiven unter ihnen sind schnell, ehrlich und spontan. Dies kann vorteilhaft sein, vor allem in kreativen Berufen, in denen Ideenreichtum gefragt ist. In jedem Fall sind sie innovativ, denn es gibt nichts Schlimmeres für sie als einen monotonen Alltag und Langeweile. Sie sind sehr flexibel, offen und mutig. Oft denken sie visuell und besitzen die Fähigkeit, mehrere Sachen gleichzeitig zu erledigen. Auch ihr Gerechtigkeitssinn ist stark ausgeprägt.

Wenn es Ihnen als Betroffenem gelingt, Durchhaltevermögen und Struktur zu entwickeln, all Ihre Einfälle zu sortieren und einige konsequent zu verfolgen, dann sind Sie unschlagbar. Dieses Buch will Ihnen dabei helfen, Ihre Potentiale zu entfalten und die Verhaltensweisen, die nötig sind, um die positiven und kreativen Seiten Ihres ADHS zu entwickeln, zu erlernen.

ADHS im Verlauf des Lebens

Es werden zwei Formen der ADHS und eine Mischform unterschieden. Die Übergänge sind fließend und können auch im Verlauf der Entwicklung eines Betroffenen wechseln. Grob vereinfacht kann man feststellen, dass Jungen vermehrt an ADHS mit Hyperaktivität leiden, Mädchen dagegen an ADHS ohne Hyperaktivität. Das ist auch der Grund, warum man lange annahm, dass die Symptomatik des ADHS viermal häufiger bei Jungen zu finden sei. Die hyperaktive ADHS ist einfacher zu diagnostizieren, da die motorische Aktivität, die Unruhe, die Gespanntheit und die Aggressivität schnell deutlich werden und Probleme in der Schule und im sozialen Umfeld schaffen. Die Symptomatik der hypoaktiven ADHS ist wesentlich unauffälliger und wird erst in letzter Zeit verstärkt wahrgenommen, so dass der Rückschluss erlaubt ist, dass ein Großteil der ADHS-Betroffenen ohne Hyperaktivität gar nicht erkannt wurden und möglicherweise die ADHS bei Mädchen gleich häufig wie bei Jungen auftritt, eben nur in der hypoaktiven Form.

Ursache der ADHS ist eine ererbte Stoffwechselstörung der Gehirnhormone. Deshalb sind in einer Familie meist mehrere Mitglieder von ADHS betroffen. Die Problematik wird dadurch komplexer, da sich die ADHS-Symptome gegenseitig verstärken. Durch Erziehung können Eltern ihre Kinder positiv oder negativ beeinflussen, eine falsche Erziehung ist aber niemals die Ursache für ADHS, sondern trägt höchstens zu einer Verstärkung der schon bestehenden ADHS-Symptomatik bei.

Ich beschreibe in den folgenden Kapiteln den typischen Verlauf einer hyperaktiven bzw. einer hypoaktiven ADHS in den verschiedenen Lebensaltern. Ausdrücklich möchte ich darauf hinweisen, dass ich in diesen Kapiteln die Symptome der ADHS deutlich hervorhebe und die negativen Ausprägungen stark betone. Nicht alle ADHS-Betroffenen zeigen zwangsläufig die gleichen negativen Verläufe. ADHS tritt viel häufiger in einer gutartigen Form auf und kann durchaus auch unbehandelt ein gelungenes Leben zulassen. Die von mir skizzierten Fälle nehmen ihren negativen Verlauf gerade deshalb, weil ihre stark ausgeprägte ADHS nicht rechtzeitig erkannt und behandelt wurde und die Betroffenen deshalb permanent Misserfolge und Ablehnung hinnehmen mussten. Ich möchte mit diesem Buch dazu beitragen, dass zunehmend mehr Betroffene ihre ADHS-Problematik erkennen, dass Eltern die »Alarmglocken« bei ihren Kindern beachten lernen und ihnen eine angemessene und rechtzeitige Behandlung ermöglichen.

Es ist sicher für Betroffene erhellend, wenn sie sich selbst in den Ausführungen erkennen und plötzlich verstehen, warum so vieles im Leben unglücklich verlaufen ist. Es kann tröstlich sein, all den Schwierigkeiten im Leben einen Namen geben zu können: ADHS. Und es kann unglaublich entlasten, sich nicht länger mit den ständig wiederkehrenden Fragen des »warum« martern zu müssen, auf die es bisher keine Antwort gab. So kann man sich von drückenden Schuld- und Schamgefühlen befreien, wenn man erkennt, dass dieser Störenfried in einem selbst keinesfalls eine Charakterschwäche oder etwas Böses ist, sondern die Auswirkung von komplizierten Stoffwechselvorgängen im Gehirn. Ausruhen kann man sich auf dieser Erkenntnis nicht, aber ich hoffe, dieses Buch zeigt auch Ihnen einen gangbaren Weg, das Anderssein zu akzeptieren und die täglich wiederkehrenden Anforderungen des Miteinanderlebens zu bewältigen.

Hyperaktive ADHS im Verlauf des Lebens

Neugeborenen- und Kleinkindzeit

ADHS-Kinder können schon früh Auffälligkeiten zeigen. Manche Mütter berichten, ihre Kinder seien bereits im Mutterleib ständig in Bewegung gewesen und hätten sie am Schlafen gehindert. Als Babys sind sie häufig Schreikinder, haben Koliken oder lassen sich schlecht füttern. Schon im Säuglingsalter fällt auf, dass ADHS-Kinder leicht irritierbar sind, bei dem kleinsten Geräusch aufwachen und auf ihre Umwelt überempfindlich reagieren. Die Mütter sind sehr gestresst, weil die Kinder sich nicht zufrieden stellen lassen, häufig quengeln und ein Maximum an Zuwendung fordern. Trotz intensiver Versorgung bleiben sie unzufrieden, was insbesondere Mütter in tiefe Verzweiflung stürzen kann. Sie fühlen sich schuldig und haben den Eindruck, bei der Versorgung des Kindes total zu versagen. Verschärft wird diese Haltung noch, wenn die Mütter von ihrer Umgebung Vorwürfe gemacht bekommen und jeder besser weiß, wie man mit einem Neugeborenen umzugehen hat.

Eltern machen immer wieder die Erfahrung, dass sie es nicht schaffen, ihrem Baby ein wohliges Gefühl der Zufriedenheit zu vermitteln. Auch das eigene Glück über das Baby leidet hierunter beträchtlich. Es gibt kaum eine Belohnung vonseiten des Kindes für all die Mühen der Eltern. Nicht selten stellen sich Wutgefühle und Zorn ein, und so schwanken Eltern zwischen Ärger, Ohnmacht, Minderwertigkeits- und Versagensgefühlen. Es kann in dieser angespannten Situation immer wieder zu Misshandlungen kommen, sei es, dass die Eltern die Fassung verlieren, weil sie durch die andauernde Anspannung wie nicht enden wollendes Schreien an ihre eigenen Grenzen kommen oder aber weil ein Elternteil selbst an ADHS leidet und unter Stress zu heftigen unkontrollierten Gefühlsausbrüchen neigt. Eine innige und tragfähige Beziehung zum Kind entwickelt sich häufig nicht.

Auch die Paarbeziehung kann schon früh leiden, weil sich Väter zurückgesetzt fühlen und enttäuscht darüber sind, dass das Baby die gesamte Aufmerksamkeit der Mutter auf sich zieht.

Im Kleinkindalter sind ADHS-Kinder sehr anstrengend. Sie wollen immer im Mittelpunkt stehen und vertragen Frustration und Warten nicht. Meist fangen sie früh an zu laufen. Dann geht der Stress erst richtig los. Nichts scheint ihnen zu hoch, jedes Hindernis wird überwunden, und sie sind ständig in Bewegung, bis sie irgendwann spät in der Nacht erschöpft zusammenbrechen. Oft haben diese Kinder hartnäckige Schlafstörungen, was die Eltern über Jahre in ein chronisches Schlafdefizit führt und zusätzliche Kräfte raubt.

Die Kinder versuchen alles einzufordern, und bei jeder Veränderung, die man ihnen abringen möchte, wird hartnäckiger Widerstand geleistet. Sie wollen im Bett der Eltern weiter schlafen, möchten nicht in den Kindergarten, gehen nicht zu Freunden, sondern spielen nur mit anderen, wenn diese sie besuchen kommen usw. Alles scheint ein Problem! Ihre Unersättlichkeit zeigt sich jetzt noch stärker, es ist nie genug. Viele Eltern bemühen sich sehr lange, die Kinder zufrieden zu stellen und fangen oft erst an nachzudenken, wenn sie selbst schon am Rande der Erschöpfung und Depression stehen. Schon früh lernen die Kinder wahre Meister darin zu sein, den Eltern Schuld- und Versagensgefühle zu vermitteln.

Die Sprachentwicklung kann sich schwierig gestalten. Viele ADHS-Kinder lernen erst spät sprechen oder können lange Zeit bestimmte Laute nicht sauber artikulieren. Wenn sie jedoch einmal angefangen haben zu reden, hören sie oft nicht mehr auf. Sie reden ohne Pause, fallen anderen ins Wort und wollen ihre Gedanken sofort loswerden. Der Rededrang der Kinder und die hinzukommenden endlosen Diskussionen vor allem über Regeln, Vorhaben usw. können Eltern zermürben.

Durch ihre ständige Umtriebigkeit sind Kinder mit ADHS extrem unfallgefährdet, und sie neigen dazu verloren zu gehen, wenn sie nur eine Minute aus den Augen gelassen werden. Verbote scheinen sie zu ignorieren, und es erstaunt immer wieder, wie wenig sie aus Erfahrung lernen. Ihre Kraft können sie nur schwer dosieren, und so können sie, wenn auch ungewollt, andere Kinder zu grob anfassen oder Dinge zerstören.

Wenn das Kind älter wird, zeigt sich meist ein aufsässiges und provozierendes Verhalten. Die Trotzphasen sind sehr ausgeprägt und hartnäckig. Die Kinder sind eigensinnig, stur und rechthaberisch. Sie können sich nur schwer anpassen und Fehler eingestehen.

Andererseits sind ADHS-Kinder ungemein sensibel und dünnhäutig. Sie empfinden alle Gefühlsregungen verstärkt und erleben Kränkungen, Misserfolge und Niederlagen viel heftiger und schmerzhafter. Wenn sie einmal nicht die ungeteilte Aufmerksamkeit ihrer Mitmenschen auf sich ziehen, fallen sie schnell in ein emotionales Loch. Sie reagieren gekränkt, beleidigt, manchmal zeigen sich sogar depressive Stimmungen.

Schulalter

Hier werden zum ersten Mal strenge Regeln und Leistung abverlangt. Die Kinder müssen lernen still zu sitzen, sich zu konzentrieren und auch Dinge zu tun, die ihnen keinen Spaß machen. Oft wird erst in dieser Zeit die ganze Tragweite der Symptomatik deutlich. In der Schule sind die Kinder unaufmerksam und unkonzentriert. Sie können Interesse aufbringen für Themen, die sie ansprechen, andererseits langweilen sie sich zu Tode bei uninteressantem Stoff und verlieren schnell die Lust. Langeweile erleben sie als geradezu schmerzhaft und versuchen diese mit Aktionen und Ablenkungen zu durchbrechen. Ausdauer und Fleiß haben sie nur ansatzweise, und auch ihr Durchhaltevermögen ist schwach ausgeprägt. Eigeninitiative und Selbstdisziplin sind nicht ihre Stärken, sie versinken häufig in einem »Nullbock auf gar nichts«-Gefühl.

Sie sind extrem ablenkbar, springen mit ihren Gedanken und können nicht bei der Sache bleiben. Dem Unterricht können sie so nur lückenhaft folgen. Häufig schalten sie im Schulunterricht auf »Bildschirmschoner«, indem sie körperliche Anwesenheit demonstrieren, aber nichts mehr aufnehmen. Sie vergessen viel, machen Flüchtigkeitsfehler, sind lustlos und demotiviert. Für die Hausaufgaben brauchen sie endlos viel Zeit, weil sie ja nur einen Teil des Unterrichts mitbekommen haben, und auch Nachmittags vergeuden sie ihre Zeit, indem sie sich lieber mit Nebensächlichkeiten beschäftigen, als das Wesentliche abzuarbeiten. Ihre Noten schwanken stark, je nachdem wie viel Interesse sie für das Unterrichtsfach aufbringen.

Die ADHS-Kinder haben große Schwierigkeiten, ihre Arbeit zu planen, zu strukturieren und klare Konzepte einzuhalten. Sie leben aus dem Moment heraus, der sie ganz in Anspruch nimmt. Zurückliegendes wird nur schlecht erinnert, und so steht das Vergangene nur bruchstückhaft zur Verfügung. Deshalb lernen ADHS-Kinder auch so schlecht aus Erfahrung.

In der Klassengemeinschaft gibt es zunehmend Probleme. Nicht selten verlieren diese Kinder den Anschluss an Gleichaltrige, weil sie als unfair und egozentrisch empfunden werden. Ihre aufbrausende und impulsive Art führt häufiger zu Meinungsverschiedenheiten oder gar Schlägereien. Sie beharren auf ihrem Recht, und da das ADHS-Kind ungerechte Behandlung bereits mehrfach erleben musste, verstärkt sich sein Ärger und Zorn auf seine Mitmenschen. Durch ihr eigenes provozierendes Verhalten ziehen sie viel Ärger und Unmut auf sich. Bei erneuten Streitigkeiten entlädt sich mitunter der gesamte Unmut der Eltern oder Lehrer bei Kleinigkeiten. Die Kinder sind so ständiger Kritik, Bestrafung und Ablehnung ausgesetzt. Die Eltern entgleisen immer häufiger verbal, manchmal reagieren sie auch mit körperlicher Züchtigung, weil sie zunehmend hilflos, wütend und empört sind. Es fallen die pädagogisch nicht unbedingt wertvollen Sätze wie »immer machst du nur Ärger« oder »ohne dich hätten wir ein schönes Leben«. Und auch der Lehrer ist genervt, weil er immer wieder zur Zielscheibe von Aggressionen und Beschimpfungen wird. Die Reaktionen sind oft unangemessen und überzogen, ein erneuter Beweis für den ADHS-Betroffenen, dass er wieder benachteiligt und nicht geliebt wird.

Hin und wieder steigern sich diese Gefühle in einen unerträglichen Weltschmerz, der ihnen das Leben schwer macht und nicht selten dazu führt, dass sie schon in jugendlichen Jahren ihr Leben in Frage stellen. Das Thema Selbstmordgedanken bis hin zur realen Selbstmordgefährdung kann sie ein Leben lang begleiten, insbesondere wenn ihr Leben von Misserfolgen gekennzeichnet ist.

Das Selbstbild der ADHS-Betroffenen entwickelt sich sehr negativ, ein gesundes Selbstbewusstsein kann nicht aufgebaut werden. Sie verinnerlichen, dass sie dumm sind, in der Schule immer wieder scheitern, dass sie nicht gemocht werden und für andere eine Belastung oder Provokation darstellen. Häufig gehen sie dann in die Trotz- oder Verweigerungshaltung nach dem Motto: »Wenn sie mich schon alle nicht lieben, dann mache ich ihnen wenigstens das Leben schwer«. Die Abwärtsspirale nimmt ihren fatalen Verlauf, denn in der Schule etablieren sie sich zunehmend als Klassenkasper oder Störenfriede, zuhause als das schwarze Schaf der Familie. Leider fehlt ihnen meist auch jegliche Selbstkritik. Es fällt ihnen ungeheuer schwer, die Reaktionen ihrer Mitmenschen in direkte Beziehung zu ihrem eigenen Verhalten zu setzen. Sie können zwar zerknirscht sein und bei Fehltritten Reuegefühle entwickeln, aber im Allgemeinen machen sie die böse Umwelt für ihr Scheitern verantwortlich. Da ein Mensch mit ADHS auch zu Verallgemeinerungen neigt, generalisiert er seine Negativerfahrung, und nach dem Prinzip »nie oder immer« erlebt er sich als »nie« anerkannt und »immer« kritisiert. So ist das ADHS-Kind geprägt von »Miss«-erfahrungen, denn es fühlt sich missverstanden, ist misstrauisch, missachtet vieles, fühlt sich misshandelt.

ADHS-Kinder können sich in der Regel schlecht selber beschäftigen. Sie fordern von ihren Eltern lautstark eine permanente Beschäftigung ein, während sie selber schnell die Lust an Spielsachen verlieren. Zunehmend problematischer werden die ständigen heftigen Wut- und Jähzornanfälle, die häufig aus Kleinigkeiten resultieren. Sie verlieren die Beherrschung und können aus Ärger Dinge zerstören oder handgreiflich werden. Diese Verhaltensweisen können bis in das Erwachsenenalter bestehen bleiben, auch dann können viele von ADHS Betroffene unbändig wütend sein, und ihr Hass über vermeintliche Ungerechtigkeiten kann in Mord- und Totschlagsphantasien ausarten. Sie sind oft ruppig, kantig, verweigernd und provozierend, was den Umgang schwierig macht. Manchmal verrennen sie sich darin, gegen den Rest der Welt zu kämpfen, ohne den leisesten Zweifel an ihrem Tun. Menschen mit ADHS sind sehr dünnhäutig. Nicht selten legen sie sich eine Schutzschicht aus Trotz und Verzweiflung zu, mit der jede Kritik einerseits verbittert und selbstmitleidig aufgenommen, andererseits aber auch trotzig und aggressiv abgelehnt wird.

ADHS-Betroffene sind kleine Tyrannen, die sich rücksichtslos durchsetzen wollen. Sie können nicht verlieren, nicht zurückstecken und sich nicht an Regeln halten. Das macht sie bei

Gleichaltrigen nicht beliebt, und so können sie schnell zum Außenseiter werden, was den Druck auf die Eltern noch verstärkt.

Pubertät

Die Probleme der ADHS verschärfen sich in der Pubertät. Weil die Gefühle zunehmend in den Mittelpunkt treten und heftiger werden, kommt es auch häufiger zu Entgleisungen. Die Jugendlichen zeigen oft zwei Gesichter, sie können sehr sensibel und mitfühlend sein, dann wieder maßlos egozentrisch und aufbrausend. ADHS-Jugendliche leben stärker als Gleichaltrige in Extremen, sie haben ein ausgeprägtes Schwarz-Weiß-Denken. Entweder sie lieben oder sie hassen, entweder etwas ist ganz toll oder völlig unmöglich. Die Zwischentöne gibt es nicht, und so fährt der ADHS-Jugendliche ständig emotional Achterbahn. Er selbst hat keine Erklärung für seine widersprüchlichen Gefühle, und fragt man ihn nach seinen Beweggründen, so wird er oft antworten: »Ich weiß nicht.«

Bei seinen Mitmenschen löst der ADHS-Jugendliche extreme Gefühle aus. Entweder er wird gemocht oder völlig abgelehnt. Die gespannte Unruhe und die latente Unzufriedenheit, die ADHS-Jugendliche verbreiten, sind für andere schwer erträglich. Sie explodieren unkontrolliert und produzieren heftige Gefühlsausbrüche. Die Wut kommt rasend schnell und verflüchtigt sich auch schnell, wenn der Wutausbruch stattgefunden hat, denn die Welt des Jugendlichen mit ADHS ist kurzlebig, intensiv und sprunghaft. Dabei ist er aber nicht nachtragend, und so manches Mal können sich die Mitmenschen nur wundern, wenn ADHS-Jugendliche bereits kurz nach heftigen Auseinandersetzungen mit guter Laune einer anderen Beschäftigung nachgehen.

Im Allgemeinen bleibt der ADHS-Jugendliche lange infantil. Er möchte alles jetzt sofort haben. Er hat eine hohe Anspruchshaltung und kann nicht verstehen, dass eine Beziehung auf dem Prinzip »Geben und Nehmen« basiert. Häufig fehlt ihm das Einfühlungsvermögen für andere, er sieht nur seine Sichtweise und erklärt diese für allgemeingültig. Der ADHS-Jugendliche lernt leider erstaunlich wenig aus all seinen Misserfolgen, und genau das macht seine Eltern so verzweifelt und wütend. Für das Erreichen konkreter Ziele kann er nur wenig Energie und Ausdauer aufbringen. Es grenzt fast an eine körperliche Misshandlung, ihn zu etwas zu zwingen, zu dem er keine Lust hat. Am liebsten würde er nur Spaß haben und Kind bleiben.

Sein Reifungsdefizit wird zunehmend zum Problem. Während Gleichaltrige lernen, dass man sich im Leben auch quälen muss, um etwas zu erreichen, dass man mit Ausdauer und Hartnäckigkeit seine Ziele verfolgen muss, liegt der ADHS-Jugendliche in der Hängematte und schaut den anderen beim Erwachsenwerden zu. Er sucht den leichtesten Weg, mit allen Tricks und egal zu welchem Preis. Menschen mit ADHS sind in der Regel nur mit positiver Verstärkung aktivierbar, das heißt, sie suchen ständig nach sofortiger Belohnung und Bedürfnisbefriedigung. Wenn die ausbleibt und das angestrebte Ziel sich als zu mühsam erweist, erlahmen sie rasch und versacken in ihrer Lustlosigkeit. Der ADHS-Jugendliche ist deshalb geradezu Perfektionist darin, sich vor etwas Unangenehmem zu drücken.

Die schulische Entwicklung bleibt problematisch, denn ADHS-Jugendliche sind fahrig, unkonzentriert und unmotiviert. Ihr sprunghafter Denkstil kann sehr kreativ sein, die täglichen Pflichten werden aber allzu leicht vergessen. Dadurch sind ADHS-Jugendliche unzuverlässig, und sie tun sich ausgesprochen schwer mit der Übernahme von Verantwortung.

Ihre tägliche Lebensbewältigung ist meist von Hektik und Chaos geprägt. Das Zimmer gleicht einer Müllhalde, die sie nicht so wahrnehmen wollen. Eine nicht unerhebliche Zeit verbringen sie mit Suchen, weil sie rein gar nichts geordnet haben. Die Heftführung ist meist eine Katastrophe, die Schrift unleserlich, und häufig gelingt es nicht einmal in Mathematik, die einzelnen Zahlen in ein eigenes Kästchen und in der richtigen Reihenfolge zu schreiben. Je mehr Misserfolge sie haben, desto weniger Motivation zeigen sie in der Schule. Häufig entwickeln sie eine ausgeprägte Schulunlust, schwänzen die Schule und erfinden Lügen, um unangenehmen Situationen zu entgehen.

Der ADHS-Jugendliche fühlt sich durch heftige Gefühle lebendig und angeregt, es ist ihm ein Gräuel, ja, er empfindet es sogar als bedrohlich, in einem normalen Alltag zu leben, der nur wenig Aufregung verheißt. Da er chronisch unterstimuliert ist, braucht er ständig Reize, Spannungen oder riskante Situationen, um sich lebendig zu fühlen. Er sucht geradezu nach Extremsituationen, während sich seine Mitmenschen durch Dauerdiskussionen und Gefühlsschwankungen zwischen Sorge und Ärger erschöpfen. Die Unberechenbarkeit, Heftigkeit und der fortwährende Erlebnishunger produzieren beim ADHS-Jugendlichen ausreichend Adrenalin, während die Umgebung zunehmend Stresssymptome entwickelt.

Um Langeweile und Frust zu entgehen, sucht er nach gefährlichen Reizen, die seinem Leben einen Kick geben und Nervenkitzel verursachen. Er fährt Auto ohne Führerschein, stellt auf Autobahnen Geschwindigkeitsrekorde auf, kann Ladendiebstähle begehen oder anderweitig straffällig werden. Sein riskantes Verhalten beinhaltet ein beträchtliches Risiko. Wenn er sich von den Cliquen Gleichaltriger ausgeschlossen fühlt, kann er Zugang zu schwierigen (dissozialen) Jugendlichen finden, die sich genau wie er in diesen Kampf gegen Schule, Autoritäten und Regeln verbissen haben. Nicht selten können Jugendliche dann in ein kriminelles Milieu abgleiten. Sie sind besonders dann gefährdet für den sozialen Abstieg, wenn sie als Kind sehr aggressiv waren und zu wenig Grenzen erfahren haben.

In dieser Phase ist der Jugendliche drogengefährdet, verheißen doch die Drogen schnelles Glück, ohne hierfür Leistung erbringen zu müssen. Hinzu kommt ein unstillbarer Drang nach mehr, der allzu oft in Maßlosigkeit mündet: »Genug ist nicht genug ...« Dieser Hunger nach mehr disponiert zur Suchtentwicklung.

Bei den Eltern liegen in der Pubertät die Nerven blank. Sie haben sich verschlissen in endlosen Beziehungsdiskussionen und gegenseitigen Beschuldigungen über die Ursachen und Umstände der Erziehungsfehler. Sie haben immer wieder gut gemeinte Ratschläge bekommen, meist aber nicht die notwendige Hilfe. Sie zweifeln an sich selbst und fühlen sich unfähig, ihr Kind zu erziehen. In vielen Fällen schämen sich die Eltern für ihre Kinder und übernehmen die Verantwortung für deren Unmöglichkeiten. So decken sie ihre Kinder, die sich dann immer mehr ihrer Selbstverantwortung entziehen und die Eltern zunehmend für ihr Tun verantwortlich machen. Dem ADHS-Kind ist sein Benehmen oft überhaupt nicht peinlich, und sein Verhalten ist immer wieder gekennzeichnet von Distanzlosigkeit und einem mangelnden Taktgefühl.

Die Scheidungsquote ist viermal höher, wenn sich ein ADHS-Kind in der Familie befindet. Die Mutter droht immer deutlicher zu dekompensieren und selbst seelische Symptome wie Depressionen oder psychosomatische Störungen zu entwickeln, während die Väter sich oft in die Arbeit stürzen, um dem häuslichen Krieg und den täglichen Auseinandersetzungen zu entkommen. Der Umgangston wird rauer, und es genügt häufig ein falsches Wort, um einzelne Familienmitglieder die Kontrolle über sich selbst verlieren zu lassen. Der ADHS-Betroffene verstrickt sich immer deutlicher in einen aussichtslosen Kampf. Er ist rechthaberisch, provozierend, lehnt sich gegen alle Regeln auf und übertritt sie demonstrativ. Seine

Pflichten hält er nicht ein, während er Versorgung und Annehmlichkeiten ständig einfordert.

Häufig kommt es in der Pubertät zu schweren Konflikten mit den Eltern und mit der Schule. Jugendliche mit ADHS trennen sich von den Eltern, die angeblich ihr Leben verpfuscht haben, und auch in schulischer und beruflicher Sicht bleiben sie weit unter ihren Möglichkeiten. Auf sich gestellt kommen sie häufig nicht gut zurecht. Sie versacken im selbstproduzierten Chaos und schaffen es auf Grund ihrer Verhaltensmuster, den Ärger anderer Mitmenschen auf sich zu ziehen. Häufig fühlen sie sich als unschuldiges, gemobbtes Opfer in einer bösen Welt.

Wenn Eltern in dieser Zeit resignieren, kann das für den ADHS-Jugendlichen dramatische Konsequenzen haben, denn eigentlich braucht er Grenzen und Kontrollen. Er führt stärker als andere Jugendliche den erbitterten Kampf um Autonomie und Selbstbestimmung, während er gleichzeitig nur wenig Verantwortung für das eigene Tun übernimmt. Einerseits großspurig und vollkommen von sich überzeugt, ist der ADHS-Jugendliche andererseits extrem sensibel und irritierbar, und selbst kleinste Misserfolge können ihn völlig aus dem Takt bringen. Er entwickelt statt Identität und Stabilität zunächst Verwirrung. Es gelingt ihm nur schwer, etwas konsequent umzusetzen, und der ausbleibende Erfolg verstärkt die Selbstzweifel, die einerseits mit einem aufgeblähten Selbstwertgefühl abgewehrt werden, häufiger aber in Missstimmung und Resignation münden.

ADHS-Jugendliche, insbesondere Mädchen, kommen früh in die Pubertät. Die Gefahr besteht, dass sie sich leichtfertig auf Partnerschaften einlassen und ungewollt schwanger werden, weil sie Empfängnisverhütung nicht konsequent praktizieren. Andererseits fällt es gerade ADHS-Jugendlichen schwer, Beziehungen zu halten, weil sie nicht die notwendige Toleranz für den anderen aufbringen und nur wenig kompromissbereit sind. Trotz ihrer sexuellen Frühreife bleiben die ADHS-Jugendlichen emotional und in Bezug auf ihre Reifung entwicklungsverzögert. So dauert ihre Pubertät oft länger, und sie brauchen viel Bestätigung, um doch noch ein gesundes Selbstbewusstsein zu entwickeln.

Die besondere Schwierigkeit in dieser Zeit besteht darin, den Jugendlichen »bei der Stange zu halten« und ihn immer wieder zu ermutigen, trotz Niederlagen durchzuhalten und einen Schul- bzw. Lehrabschluss anzustreben. Wichtig ist, dass der Jugendliche soziale Kontakte hält und eine gemeinsame Entwicklung zusammen mit Gleichaltrigen durchläuft. Die *Peer Group* ist in dieser Zeit beherrschend, ein schlechter Einfluss kann den ADHS-Jugendlichen auf den falschen Weg bringen. Wenn der Jugendliche jetzt durch das soziale Netz fällt, bedarf es größter Anstrengungen, ihn später zu resozialisieren. Leider wird in dieser Phase nicht selten ein ADHS von Fachleuten übersehen und damit eine wertvolle Behandlungschance vertan.

Erwachsenenalter

Viele ADHS-ler erreichen nur mit Umwegen ihre Ziele, weil sie Klassen wiederholen müssen, ihre Ausbildung abbrechen oder sich nicht für einen Berufsweg entscheiden können. Ihr Leben verläuft nicht gradlinig, sondern im Zick-Zack-Kurs, und nicht selten gelingt ihnen erst mit Mitte bis Ende Zwanzig eine berufliche Stabilisierung. Dieser Weg kann durch Drogenabhängigkeit oder kleinkriminelle, dissoziale Abweichungen erschwert sein.

In festen Arbeitsstellen haben sie oft Schwierigkeiten, Routinearbeiten sorgfältig auszuführen und ein Mindestmaß an Ordnung zu halten. Die Arbeitshaltung im Beruf oder im Studium bleibt problematisch. Nur unter Druck und »auf den letzten Drücker« wird etwas getan. Sie können genial sein bei Tätigkeiten, die sie brennend interessieren, aber tragisch an den Kleinigkeiten des Lebens scheitern, weil sie wichtige Termine verpassen, dringende Schriftstücke verlieren und nicht den Überblick über das Wesentliche haben. Und aus den sich immer wiederholenden negativen Erfahrungen kann der ADHS-Betroffene weiterhin nur wenig lernen.

Häufig kommt es zu Konflikten mit Kollegen und Vorgesetzten. Ein Mensch mit ADHS fühlt sich schnell ungerecht behandelt, und seine Starrköpfigkeit und Renitenz schaffen ihm nicht immer Freunde. Manche haben einen bemerkenswerten Charme und großes Einfühlungsvermögen. Sie können die nettesten und umgänglichsten Menschen sein, in Stresssituationen aber herumtoben und ausflippen und dann zu recht ungemütlichen Zeitgenossen werden. Diese Unberechenbarkeit und ihr Jähzorn können andere sehr befremden, verunsichern und wirken auch bedrohlich.

In einer Partnerschaft fühlen sich die Partner häufig hin- und hergerissen, weil sie die liebenswerte Seite des ADHS-Betroffenen sehr anziehend finden, seine harten, kompromisslosen und impulsiven Reaktionen aber als völlig überzogen erleben und davon immer wieder verletzt werden. Menschen mit ADHS haben eine ausgeprägte Stressintoleranz. Unter Zeitdruck, Hektik oder emotionalen Spannungen kann sie sich zu kleinen Bomben entwickeln, die unvorhersehbar explodieren und beträchtliche Schäden anrichten können. Je höher die Spannung, desto höher die Wahrscheinlichkeit, dass sie emotional entgleisen. Oft reicht dann ein falsches Wort oder eine Bagatelle, dass ihnen »ihr Gaul komplett durchgeht«. Hinterher zeigt sich im besten Fall Reue und Einsicht, häufiger aber wird den anderen die Schuld zugewiesen. Leider zeigt sich auch hier nur selten ein Lerneffekt. Der nächste Ausbruch und die nächste Entgleisung kommen bestimmt.

Der von ADHS Betroffene geht immer davon aus, dass der Rest der Menschheit genauso »getaktet« ist wie er selbst, und so kommt es zu den fatalen Missverständnissen, in denen er die Kränkungen und Verletzungen, die er bei anderen ausgelöst hat, entweder nicht wahrnimmt oder verdrängt, denn: Was heute gilt, gilt morgen für ihn schon nicht mehr. Seine Stimmungen sind wechselhaft, intensiv, aber auch sehr flüchtig und oberflächlich.

Instinktiv fürchtet sich der ADHS-Betroffene vor Nähe, denn er spürt, dass er umso heftiger reagiert, je mehr er sich auf eine Beziehung einlässt. Er selbst ist extrem verletzlich und je stärker er sich verliebt, desto empfindlicher wird er. Es kann zu heftigen Eifersuchtsszenen kommen und zu aggressiven Ausbrüchen, wenn er die Liebe zu seinem Partner als bedroht erachtet. Sie sind für andere »Mimosen mit Holzkeulen« – für sich selbst extrem empfindlich, bei anderen aber können sie mit voller Wucht zuschlagen, wenn sie sich angegriffen oder gekränkt fühlen.

Beziehungen können oft nicht aufrechterhalten werden, weil der ADHS-Betroffene Unlust und Probleme so schwer ertragen kann. Er will die Sonnenseite des Lebens, er möchte Spaß, Action, Abenteuer und Abwechslung. Wenn etwas schwierig wird, ist er geneigt, sich der herausfordernden Situation zu entziehen oder aber sich in der Situation nicht beherrschen zu können. Die Beziehungen sind belastet durch die Bequemlichkeit, Passivität, Unzuverlässigkeit und hohe Anspruchshaltung des Partners mit ADHS. Beziehungen bleiben ein Lebensthema, hier zeigt sich das ganze Ausmaß der Problematik. ADHS stellt sich als der unbekannte Dritte in Beziehungen dar. Die Impulsivität, Unberechenbarkeit, wie auch die Stimmungsschwankungen führen zu massiven Kränkungen und Irritationen der Mitmenschen. Die Konzentrationsstörung und Vergesslichkeit lösen Ärger und Unmut aus. ADHS sendet ständig Störsignale aus und verwandelt den Alltag in ein nervenaufreibendes Chaos. Beziehungen werden so erheblich belastet, oft sogar zerstört. Ohne Kenntnis des Störenfrieds ADHS gelingt auf Dauer kaum eine befriedigende Partnerschaft, und das Familienleben leidet erheblich.

Werden die Misserfolge zu groß, kann ein Mensch mit ADHS kein ausreichendes Selbstbewusstsein entwickeln. Er zweifelt an sich selbst, kann depressiv werden, Angstzustände oder psychosomatische Beschwerden entwickeln. Sein Selbstbild ist oft negativ geprägt. Wenn ADHS nicht erkannt wird und der Betroffene nicht bereit ist, sich mit seinen Symptomen auseinanderzusetzen, kann er tragisch scheitern: einsam, traurig, gezeichnet von Niederlagen und voller Groll.

Hyperaktive ADHS erfährt im Verlauf des Lebens eine Wandlung. Während im Kindesalter die motorische Hyperaktivität, der Trotz und die Aufsässigkeit im Vordergrund stehen, begleitet von Lernstörungen, zeigt sich im Erwachsenenalter ein Rückgang der motorischen Aktivität. Statt über Tische und Stühle zu springen, wippt der Erwachsene diskret mit dem Fuß, kaut vielleicht Fingernägel oder Bleistifte und wird versuchen, durch Sport seinem Bewegungsdrang Raum zu geben. Die Impulsivität, die Desorganisation, die Vergesslichkeit und die starken Stimmungsschwankungen bleiben bis zu 50 % bei denjenigen bestehen, die als Kind ADHS hatten. Das Leben wird entscheidend geprägt von Hektik, Chaos, Gefühlsausbrüchen und ständigen kleinen bis mittleren Katastrophen.

Hypoaktive, unaufmerksame ADHS im Verlauf des Lebens

Viele Kernsymptome überlappen sich mit der Symptomatik der hyperaktiven ADHS. Der entscheidende Unterschied besteht darin, dass die Betroffenen nicht motorisch unruhig, sondern eher auffallend ruhig, fast stoisch gelassen sind. Ich beschreibe in diesem Kapitel bewusst die weibliche Form, da dieser ADHS-Typ häufiger bei Mädchen auftritt.

Neugeborenen- und Kleinkindzeit

Als Kinder sind sie ebenso wie hyperaktive ADHS-ler schwierig, kompliziert und kontaktscheu. Häufig sind sie Schreikinder und reagieren mit großer Irritation auf kleinste Veränderungen. Auch sie sind oft schwer zufrieden zu stellen, scheinen sich viel zu grämen und mit der Welt zu hadern. Schon ganz früh können sie extrem anhänglich sein und erhebliche Verlassenheitsängste entwickeln. Sie hängen den Müttern buchstäblich am Rockzipfel und reagieren auf jede Veränderung mit ängstlicher Abwehr. Bei Kleinigkeiten fangen sie an zu weinen und können sich zu regelrechten »Heulsusen« entwickeln. Oft überwiegt die passive Grundhaltung, und die Kinder fühlen sich einfach immer überfordert, erschöpft und müde. Sie stehen fassungslos in einer Welt, die sie nicht verstehen, mit Tränen in den Augen, ohne die leiseste Ahnung davon, wie man im Leben etwas erreicht. Sie lernen spät sprechen und können sich nur schlecht ausdrücken. Häufig sind sie motorisch ungeschickt, haben Koordinationsstörungen und fallen hin. Sie malen nicht gerne und zeigen nur wenig Interesse an Spielen.

Im Kindergarten können sie sich nur schwer einleben, weil sie sich von der Mutter trennen müssen. Oft sind sie Hänseleien ausgesetzt, können sich nicht durchsetzen, und so gelingt es ihnen nicht, sich Respekt zu verschaffen. Sie werden schnell zu Opfern und verinnerlichen, dass sie schwach sind und anderen ausgeliefert. Nicht selten verweigern sie wegen Ängsten schon den Kindergarten. Lange schlafen sie im Bett der Eltern, weil sie Durchschlafstörungen und Albträume haben.

Menschen mit hypoaktivem ADHS sind sehr reizoffen, sie können sich Außenreizen gegenüber kaum abschirmen. Sie leiden unter Lautstärke, zu grellem Licht, alles scheint zu intensiv für sie zu sein, um es verarbeiten zu können. So wird das ADHS-Kind oft sehr geschont und überfürsorglich behandelt, was es noch mehr dem Gespött der Kameraden ausliefert.

Hypoaktive ADHS-Kinder bleiben lange unselbständig, wollen nicht älter oder erwachsen werden und haben eine Scheu davor, etwas auszuprobieren und Erfahrungen zu machen. Die Reinlichkeitserziehung kann verzögert sein, und manchmal sind sie hartnäckige Nägelkauer. Sie haben Angst vor der Welt da draußen, die sie nicht zu verkraften scheinen. Trotz ihrer Empfindlichkeit sind sie aber mit ihren Mitmenschen nicht gerade zimperlich. Sie können verbal austeilen, sich trotzig und bockig verhalten und beachtlichen Widerstand leisten, wenn ihnen etwas gegen den Strich geht. Auch sie können sehr impulsiv sein und sich in Ärger, Wut, aber auch Traurigkeit und Verzweiflung hineinsteigern. Sie haben keine Geduld, sind schnell frustriert und haben eine hohe Anspruchshaltung an andere. Oft beharren sie starrsinnig auf ihrem vermeintlichen Recht, sind sehr schnell beleidigt und versuchen Auseinandersetzungen und Klärungen zu entgehen. Hier gibt es meist keine endlosen Diskussionen, sondern sofortigen Rückzug. Das prädestiniert sie zum »Außenseiter«.

Sie entwickeln andererseits viel Mitgefühl, häufig so stark, dass sie sich von den Problemen und dem Leid anderer nicht mehr abgrenzen können. Es ist dann möglich, dass sie mit den Gefühlen ihrer Mitmenschen verschwimmen und sich selbst nur noch schemenhaft wahrnehmen. Oft leben sie in ihrer eigenen Welt der Träume und Fantasien, die soviel besser scheint als die reale Welt.

Es fällt ihnen schwer, einen Freund oder eine Freundin zu finden und wenn sie Freundschaft geschlossen haben, ist es eine ganz feste, an die sie sich sehr gebunden fühlen. Geht diese Freundschaft auseinander, so können sie den Trennungsschmerz nur schwer verkraften.

Schulalter

In der Schule verschärft sich die Problematik. Hier wird erstmals die ausgeprägte Konzentrations- und Aufmerksamkeitsstörung deutlich. Die Kinder sind verträumt, abwesend, wirken desinteressiert und faul. Da sie ansonsten keinen Ärger machen, werden sie meist nicht richtig wahrgenommen. So gelten sie als ein bisschen dumm und unbegabt oder einfach als lustlos. In den Zeugnissen steht, dass sie Besseres leisten könnten oder zu wenig Interesse am Unterricht aufbringen. Diese Bemerkungen sind besonders schlimm, weil sich die ADHS-Kinder eigentlich sehr anstrengen und schier darüber verzweifeln, warum sie trotz allen Lernens schon wieder nichts behalten haben. Ihr Gedächtnis gleicht einem Sieb, und sie sind schon sehr früh zutiefst davon überzeugt, dass sie dümmer als ihre Mitschüler sind.

Zunächst strengt sich das ADHS-Kind auch wirklich an. Es muss viel mehr arbeiten als die anderen, hat aber trotzdem keine Erfolge. Die Eltern werden ungeduldig, weil die Hausaufgaben kein Ende nehmen wollen. So verzweifeln die Kinder schnell, weil sie zu wenig Anerkennung erfahren und ihre Anstrengungen nicht gewürdigt werden. »Wenn ich sowieso Misserfolge habe, dann brauche ich auch gar nichts mehr zu machen«, scheint sich das ADHS-Kind zu sagen. Erschwerend kommen ihre sozialen Ängste, ihre pessimistische Grundhaltung und ihre mangelnde Ausdauer hinzu. Schnell sind sie auf Versagen programmiert und können heftige Prüfungs- und Versagensängste entwickeln. Sie lernen planlos und sprunghaft, sind ständig abgelenkt und je mehr Kritik sie erfahren, desto mehr resignieren sie.

Meist haben sie auch ein langsameres Arbeitstempo. Während der Hyperaktive oft viel zu schnell und heftig ist und über das Ziel hinausschießt, ist der Träumer zu langsam und umständlich. Sie verzetteln sich, vertrödeln die Zeit, vertauschen die Aufgaben oder vergessen Wesentliches. Sie schauen oft nicht genau genug hin und machen viele Leichtsinns- und Flüchtigkeitsfehler. Die Schrift ist sperrig, ungelenk, häufig unleserlich und wieder ein Anlass zu Tadel. Oft sind sie motorisch ungeschickt, ungelenk und tollpatschig. Sie scheinen zwei linke Hände zu haben, verlieren ständig etwas oder bekommen Entscheidendes nicht mit.

Auch hier kann eine Lese-, Rechen- oder Rechtschreibschwäche hinzukommen.

Die Angst vor dem Versagen wird zu einer selbsterfüllenden Prophezeiung und einem Selbstsabotageprogramm. Je mehr das Kind von seinem Scheitern überzeugt ist, desto wahrscheinlicher wird dies eintreten. Die schulische Laufbahn ist oft der Anfang eines langen Leidensweges, auf dem die Kinder trotz guter Intelligenz weit unter ihren Möglichkeiten bleiben. Hinzu kommen die fortwährenden Vorwürfe der Eltern und Lehrer, dass sie viel besser sein könnten, wenn sie sich nur anstrengen würden. Schon in der Kindheit wird so eine depressive Entwicklung angebahnt.

Nicht selten entwickeln diese Kinder ein ausgeprägtes Selbstmitleid. Sie ziehen sich in ihre eigene selbstgebastelte Welt zurück und können sich unendlich selbst bedauern. Seelische Belastungssituationen wiegen für sie viel schwerer, weil sie nur ansatzweise funktionierende Problemlösestrategien entwickelt haben. Auseinandersetzungen lernen sie nicht zu führen, und die Selbstbehauptung ist nur in Ansätzen vorhanden. Die Menschenscheu kann sich deutlicher ausprägen, bis hin zur Entwicklung einer sozialen Phobie. Oft fällt es ihnen schwer, ihre Stimmungen konkret wahrzunehmen. Noch schwerer fällt es ihnen, diese Gefühle anderen gegenüber zu benennen und sich anderen mitzuteilen. Sie neigen dazu, Gefühle nur als ein diffuses Unwohlsein wahrzunehmen. Das hat eine allgemeine Unzufriedenheit zur Folge, die sie hoffnungslos und verzweifelt macht. Gefühle können nicht abreagiert werden. Auf diese Weise kann sich ein Affektstau entwickeln, der dazu führt, dass sich die aufgestauten Gefühle unkontrolliert entladen, sei es in Form eines Wutausbruches oder einer Form der Selbstbestrafung. In solchen Fällen können sich die Betroffenen aus einem Spannungszustand heraus selbst in die Haut schneiden oder sich schlagen. Erst wenn sie das Blut sehen und den körperlichen Schmerz spüren, nehmen sie sich wieder wahr.

Stresssituationen können nur schlecht gemeistert werden. Sie sind schnell überfordert, kommen sofort unter Druck und reagieren in diesen Situationen kopflos, unorganisiert oder einfach wieder mit Rückzug. Probleme werden meist nicht gelöst, sondern aufgeschoben und so wird der Berg immer größer, den sie vor sich herschieben. Da sie meist planlos agieren, bewegen sie sich oft wie in einem luftleeren Raum. Sie fangen irgendetwas an, führen es nicht zu Ende, beginnen aber schon das Nächste und verlieren so den Faden und den Überblick. Auch dieser Zustand kann wieder in Resignation und Depression münden.

Ihr Zimmer spiegelt diesen Zustand wider. Alles liegt herum, nichts hat seine Ordnung, und nichts kann weggeworfen werden. Sie können nicht entscheiden, was wichtig und was unwichtig ist, und so behalten sie alles. Dies kann sogar in ein Vermüllungssyndrom ausarten. Je mehr sie in ihrer Außenwelt Chaos produzieren, desto chaotischer wird es auch in ihrem Kopf. So wie in ihrem Zimmer buchstäblich nichts Neues hineinpasst, ist ihr Kopf übervoll, unsortiert und ungeordnet. Es mangelt an Systematik, Überblick und Entscheidungsfähigkeit.

Pubertät

Der Kontakt mit Gleichaltrigen bleibt auch in der Pubertät schwierig. Hypoaktive ADHS-Jugendliche bleiben scheu und unsicher. Wenn sie Beziehungen eingehen, bleiben sie empfindlich. Kleine, kritische Bemerkungen oder Kränkungen können das Ende einer Beziehung bedeuten, und sie ahnen Ablehnung voraus, wenn sie noch gar nicht eingetreten ist. Ihre Passivität und Antriebslosigkeit machen sie zu Stubenhockern, und sie verpassen so nicht selten den Anschluss an Gleichaltrige. Sie vermeiden die Auseinandersetzung mit Mitschülern, und auf diese Weise entwickeln sie nur wenig soziale Kompetenz.

Häufig nehmen sie sich ganz zurück und können nur sehr schwer ihre Bedürfnisse äußern, weil sie selbst oft nicht wissen, was sie eigentlich wollen. Andererseits können sie aber sehr launisch und unausgeglichen sein und mit sofortigem Rückzug drohen, wenn sich Schwierigkeiten einstellen. Sie sind auch schnell überfordert und nur wenig belastbar.

In der Schule oder in der Ausbildung sind sie langsam und umständlich. Das beschert ihnen häufig Ungeduld und Druck von ihren Mitmenschen, was ihren Stress und ihre Selbstzweifel vergrößert. Oft bleiben sie in der Ausbildung weit unter ihren Möglichkeiten. Weil sie sich nichts zutrauen, streben sie eher geringer qualifizierte Ausbildungen an, auch wenn sie von ihrer Intelligenz zu anspruchsvolleren Tätigkeiten in der Lage wären.

Die Jugendlichen haben oft Schwierigkeiten, überhaupt etwas mit sich anzufangen. Sie langweilen sich und können Löcher in die Luft starren oder mit stereotypen Bewegungen wie Wippen und Schaukeln die Zeit totschlagen. Nicht selten gehen sie den passiv-einfachen Weg, indem sie sich von Fernseher und PC berieseln lassen. Hier können sich eine Internetsucht oder eine Fernsehsucht anbahnen, weil diese Medien die realen Kontakte ersetzen. Sie leiden unter innerer Leere, einer bleiernen Schwere und tiefer Resignation. Am liebsten würden sie Kind sein und immer versorgt werden. Die Welt da draußen scheint nur wenig verlockend.

Erwachsenenalter

Das Erwachsenwerden dauert sehr lange, und manche haben noch im mittleren Erwachsenenalter eine erhebliche Unreife. Bei Erwachsenen zeigen sich nun zunehmend emotionale Probleme wie Ängste, Depressionen und psychosomatische Störungen. Sie bleiben extrem schüchtern, verunsichert und können nur schwer Kontakt aufnehmen. So zeigen sie nur wenig Charme und sind ausgesprochen spröde. Besonders fremden Menschen gegenüber sind sie sehr scheu, und sie haben große Schwierigkeiten, erste Kontakte zum anderen Geschlecht zu knüpfen. Je sicherer sich der ADHS-ler fühlt, desto eher gelingt es ihm, etwas von sich mitzuteilen und Vertrauen zu entwickeln. Er bleibt aber recht misstrauisch und vorsichtig.

Beruflich zeichnen sich immer wieder Schwierigkeiten ab. Das langsame Arbeitstempo und die Konzentrationsschwäche können zu ständigen Konflikten am Arbeitsplatz führen, ebenso wie ihre mangelnde Belastbarkeit und Irritierbarkeit. Sie scheuen Verantwortung und haben oft Versagensängste. Gleichzeitig sind sie darüber enttäuscht, dass sie einen Job verrichten müssen, der sie nicht ausfüllt. Häufig bleiben sie Außenseiter, irgendwie anders als ihre Mitmenschen, und sie selbst machen dieses Anderssein an ihrer Unfähigkeit fest. Sie fühlen sich wie von einem anderen Stern. Sie begreifen diese Welt nicht und werden auch nicht verstanden. Es kann passieren, dass sich Arbeitskollegen beschweren, weil sie zu langsam sind oder sie entwickeln ein chronisch schlechtes Gewissen, weil sie auf permanente Hilfe ihrer Arbeitskollegen angewiesen sind. Oft sind sie von der Arbeit schon so erschöpft, dass sie in ihrer Freizeit viel Ruhe und Erholungszeit brauchen und sich von ihrer Familie zunehmend zurückziehen, was ihnen dann wiederum den Ärger mit den Familienangehörigen bringt.

Ihre schlecht ausgeprägte soziale Kompetenz führt auch immer wieder zu Beziehungsproblemen. Die Partner leiden darunter, dass sich der ADHS-ler nicht mitteilt, und sie interpretieren das nur allzu oft als Desinteresse oder absichtlichen Rückzug. Je mehr die Spannung steigt, je größer die Vorwürfe durch die anderen sind, desto schneller erfolgt der Rückzug. Der Teufelskreis schließt sich.

Partner kompensieren gewöhnlich für eine geraume Zeit die mangelnde Belastbarkeit des hypoaktiven ADHS-lers, indem sie das Beziehungsmanagement an sich reißen und Pflichten und Aufgaben des Partners übernehmen. Dieser hat sich über die Jahre unbewusst eine gewisse Hilflosigkeit antrainiert, mit der er die Erfahrung machte, dass sich Menschen finden, die ihm Aufgaben und Verpflichtungen abnehmen. Nicht selten werden Beziehungen daher zunehmend asymmetrisch. Je mehr der aktive Partner übernimmt, desto kleiner und regressiver wird der ADHS-ler, der sich nur allzu gern versorgen lässt. Spätestens wenn Kinder in die Beziehung kommen, droht der starke Partner zu dekompensieren, weil nun auch seine Kräfte schwinden und er zunehmend Ärger und Wut aufstaut. Er fragt sich dann, warum ihm all die unangenehmen Arbeiten in der Partnerschaft überlassen bleiben. Jetzt bekommt der betroffene Partner auch heftige Vorwürfe, was wiederum seinen Rückzug, seine Passivität und Depressivität steigert. Da er als Problemlösestrategien nur den passiven Rückzug kennt, kann er nicht selbstkritisch sein eigenes Verhalten betrachten, sondern er erlebt sich ungerechten Angriffen ausgeliefert, denen er nichts entgegenzusetzen hat. Zunehmend können sich sein Frust und seine Bitterkeit steigern, während die Beziehung den kritischen Punkt erreicht und es zu einer Trennung kommen kann. Zeigte der Partner zunächst Verständnis und Rücksicht, so schleudert er nun Vorwürfe, Wut und Empörung über die ungerechte Verteilung von Pflichten und Verantwortung zurück. Bezeichnenderweise trennt sich meist der Partner, der vor der schwierigen Wahl steht, die eigene Gesundheit und Kraft durch Trennung

ADHS im Verlauf des Lebens

	Neugeborenen- und Kleinkindalter	Schulalter
Die hyperaktive Form	Schreikind Drei-Monats-Koliken Irritierbar, unzufrieden Schlafstörungen Ausgeprägte Trotzphasen Motorisch umtriebig und unruhig Eventuell viele Unfälle durch unvorsichtiges Verhalten Wutausbrüche, unbeherrscht	Motorisch unruhig, zappelt Aufmerksamkeitsstörungen Ablenkbar, hört oft nicht richtig zu Unkonzentriert, macht Flüchtigkeitsfehler Schlampig, hat schlechte Schrift Vergisst viel Kann sich schlecht organisieren Verliert viel Lustlos für Aufgaben, die sie nicht interessieren Kann nicht ruhig spielen, nicht abwarten Trotzig, auflehnend Will dauernd Aufmerksamkeit und im Mittelpunkt stehen Aggressiv, aufbrausend Akzeptiert keine Grenzen Lernstörungen
Die hypoaktive Form	Schreikind Ängstlich, unzufrieden Klammert, widersetzt sich neuen Situationen Scheu, unsicher Langsam, umständlich Oft motorisch ungeschickt Verträumt, abwesend Irritierbar, starke Stimmungsschwankungen Schlafstörungen	Langsam Verträumt, vergesslich Kann sich schlecht organisieren Empfindlich Scheu, unsicher Deutliche Aufmerksamkeits- und Konzentrationsstörungen Weint schnell, sehr kränkbar Traurig verstimmt, verliert schnell die Fassung Teilt sich wenig mit Anklammernd Wirkt faul, umständlich, langsam und überfordert Mangelnde Ausdauer, ungeschickt Lernstörungen

In der Schule Störenfried und Klassenkasper
Provokativ, grenzüberschreitend
Impulsiv, aufbrausend
Schlägereien, Handgreiflichkeiten
Aggressive Durchbrüche, dissoziales Verhalten
Wut, Ängste, Depression bei häufigen Stimmungswechseln
Unüberlegtes Handeln
Schlampig, vergesslich, ablenkbar, unzuverlässig
Kann sich nicht einordnen, Außenseiter
Stimmungslabil
Lernstörungen
Drogenmissbrauch möglich

Berufliche Misserfolge
Drogenabhängigkeit
Unfälle durch riskantes Verhalten
Beziehungsschwierigkeiten
Chaosproduzent
Stimmungswechsel
Aufbrausend, impulsiv, ungeduldig
Konzentrationsstörung
Scheitern im Beruf und in Beziehungen

Pubertät → **Erwachsenenalter**

Langsam
Ablenkbar, vergesslich
Empfindlich, irritierbar
Verträumt, abwesend
Kontaktarm, schneller Rückzug, verschlossen
Langsam
Schnell frustriert, wenig Durchhaltevermögen
Trödelt
Viele Flüchtigkeitsfehler,
Nicht belastbar
Arbeitsweise chaotisch,
Selbstzweifel, mangelndes Selbstwertgefühl
Unzufrieden, depressiv, psychosomatische Beschwerden
Lernstörung

Verträumt
wenig belastbar
Schlecht organisiert
Langsam, vergesslich
Selbstzweifel, Depression, Ängste und Schuldgefühle
Chaosprinzessin
Kann nichts zu Ende bringen
Schon durch Kleinigkeiten aus der Fassung zu bringen
Passiv-resigniert
Leistungs- und Beziehungsstörung
Erschöpfbarkeit
Sensibel, irritierbar
Prämenstruelles Syndrom

zu retten oder weiter zu schuften und zu leiden. Das Schwierige für den hypoaktiven ADHS-ler ist, dass er diese ablaufenden Prozesse nicht verstehen kann und somit auch keine Möglichkeit findet, auf das Geschehen Einfluss zu nehmen.

Manchen hypoaktiven ADHS-lern gelingt es nicht, längere Beziehungen aufrechtzuerhalten. Sie überleben in einer Nische, wo sie möglichst unbehelligt vom Rest der Welt ihr Dasein fristen. Das kann soweit gehen, dass sie sich mit einem *low level*-Leben begnügen, indem sie Jahre oder Jahrzehnte von Sozialhilfe leben, ihre Lebensansprüche ganz niedrig halten und sich jeglicher Belastung und Auseinandersetzung entziehen.

Hypoaktive ADHS verändert sich im Laufe des Lebens nur wenig, sie zieht sich erstaunlich stabil durch das Leben des Betroffenen. In selteneren Fällen kann sie aber in der Pubertät oder im Erwachsenenalter in hyperaktive ADHS umschlagen. Meist bleiben in einem hohen Maß die Irritierbarkeit, die Konzentrationsstörung und die Verletzbarkeit, der soziale Rückzug und die Stimmungsschwankungen. Gerade hypoaktive ADHS ist eine häufig übersehene Störung mit erheblichen Auswirkungen für das weitere Leben, insbesondere im Hinblick auf das Risiko, eine Depression, Ängste oder eine psychosomatische Erkrankung zu entwickeln. Es ist dabei nicht ganz klar festzustellen, ob Depressionen ein eigenständiger Risikofaktor der ADHS sind oder aber sich auf Grund der schlechten Erfahrungen im Laufe des Lebens entwickeln.

Unbehandelt ist hypoaktive ADHS für die Betroffenen ein schweres Leid, das oft ein gescheitertes Leben zur Folge hat, aber im Gegensatz zum ADHS mit Hyperaktivität ist es ein stilles Leid, das häufig im Verborgenen bleibt.

Begleiterscheinungen der ADHS

ADHS hat eine große Bandbreite, es können sich einfache Störungen wie der »zerstreute Professor« oder die »Chaosprinzessin«, der es nicht gelingt, ihr Zimmer aufzuräumen, ausformen bis hin zu schweren seelischen Krankheitsbildern. Die Übergänge sind fließend, und im Laufe des Lebens können eine Reihe von Begleiterscheinungen hinzukommen. Es ist wichtig, diese Begleiterkrankungen zu kennen, weil sie häufig die Ursache dafür sind, dass überhaupt ein Arzt oder Psychologe konsultiert wird. Übersieht dieser die zu Grunde liegende ADHS, kann er dem Patienten womöglich nicht so helfen, wie dies bei Kenntnis und Berücksichtigung der ADHS möglich wäre.

Es ist bisher noch ungeklärt, ob die Begleiterkrankungen unmittelbar aus der ADHS heraus entstehen oder daraus resultieren, dass der Betroffene eine problematische Entwicklung nimmt und viele Misserfolge hinnehmen muss. Bei einigen Erkrankungen, wie z.B. Allergien ist bisher nicht geklärt, warum sie bei ADHS-lern häufiger auftreten als in der Normalbevölkerung. Ein bisher nicht nachgewiesener Erklärungsansatz könnte sein, dass diese Erkrankungen in enger Nachbarschaft auf dem Chromosom (Erbgut) liegen, das auch für ADHS von Bedeutung ist.

Bei 40 % aller ADHS-ler finden sich weitere der unten aufgeführten Störungen, die gegebenenfalls einer umfangreichen Behandlung bedürfen. Einige dieser gesundheitlichen Beeinträchtigungen bessern sich erst, wenn auch die ADHS behandelt wird. ADHS kann die Betroffenen vulnerabler (verletzlicher) gegenüber anderen psychiatrischen Erkrankungen machen und damit ein Risiko für weitere seelische Erkrankungen darstellen.

Diese Begleiterscheinungen treten jedoch nicht bei jedem Betroffenen auf, und die Störungen können unterschiedlich ausgeprägt sein. Grundsätzlich sollte zuerst eine medizinische Abklärung von einem Augenarzt sowie einem Hals-Nasen-Ohren-Arzt erfolgen, um eine Seh- oder Hörstörung auszuschließen.

Legasthenie, Rechen- und Leseschwäche

Diese sogenannten Teilleistungsstörungen treten häufig im Zusammenhang mit ADHS auf und müssen sorgfältig abgeklärt werden. Handelt es sich um eine echte Legasthenie (eine klassische Lese-Rechtschreibschwäche, die nicht durch Faulheit oder mangelnde Intelligenz begründet ist), so gibt es in einigen Bundesländern die Möglichkeit, die Noten für Rechtschreibung in Deutsch nicht in die Gesamtnote eingehen zu lassen, wenn diese Diagnose von einem Kinder- und Jugendpsychiater gestellt wird. Diese Störungen können bereits, jede für sich genommen, erhebliche Lernstörungen verursachen und sich in Verbindung mit ADHS und den daraus resultierenden Konzentrations- und Aufmerksamkeitsstörungen gegenseitig negativ überlagern.

Depressionen, Ängste

Depressionen treten bei 30 % aller ADHS-ler auf. Hierfür gibt es mehrere Erklärungen. Zum einen macht der ADHS-ler im Lauf seines Lebens viele schlechte Erfahrungen und erfährt viel Ablehnung, zum anderen sind gerade die begleitenden Symptome wie Dysphorie (chronische Unzufriedenheit), Stimmungslabilität und Selbstunsicherheit wesentliche Merkmale der Depression. Einige Betroffene beklagen, dass sie keine tiefen Gefühle wie Freude oder Schmerz empfinden können und dass eigentlich nichts im Leben ihnen wirklich etwas bedeutet. Wir nennen diesen Zustand Anhedonie. Hier gibt es Parallelen zur Depression, wobei diese Phasen in der Depression nur zu bestimmten Zeiten auftreten, während der ADHS-ler sein ganzes Leben darunter leiden kann. Ob es sich um eine eigenständige Depression handelt, die mit Antidepressiva behandelt werden muss oder um die Dysphorie einer ADHS, bei der eine Stimulanzienbehandlung erfolgversprechender ist, kann nur von einem erfahrenen Facharzt entschieden werden. Die Depression und Dysphorie bei ADHS sind insgesamt leichter und wechseln sehr viel schneller. Die Betroffenen sind sehr stimmungslabil und fallen bei Misserfolgen schnell in ein depressives Loch. Andererseits sind sie daraus viel schneller herauszuholen als bei einer echten Depression, weil sie ablenkbarer und leichter beeinflussbar sind. Trotzdem fühlt sich der ADHS-ler mit seiner Dysphorie oft über lange Strecken seines Lebens unzufrieden und deprimiert. Als leichtere Variante der Depression kann man bei Frauen auch ein prämenstruelles Syndrom finden.

Wir wissen ferner, dass Ängste vermehrt bei unsicheren Menschen auftreten und bei denen, die durch Beziehungsprobleme belastet sind. Der ADHS-ler macht viele negative Erfahrungen, und er erlebt ständig von neuem, welche großen Schwierigkeiten er bei der Bewältigung des Alltags hat. Daraus resultieren negative Erwartungen, Versagens- und Verlassenheitsängste, Unsicherheit und Selbstzweifel. Außerdem können alle Arten der psychosomatischen Erkrankungen wie psychogene Beklemmungsgefühle, Herzrasen, Schwindel, Tinnitus und Migräne gehäuft auftreten.

Psychosomatische Beschwerden und körperliche Erkrankungen

Je länger über ADHS geforscht wird, desto deutlicher wird, welche Auswirkungen ADHS im Erwachsenenleben hat, wenn es nicht behandelt wird.

Die neue Studie des namhaften Psychiaters Russel Barkley aus dem Jahr 2018 zeigt, dass die Lebenserwartung von ADHS-

Betroffenen ca. 13 Jahre geringer ist als die der Normalbevölkerung. Das ist eine alarmierende Botschaft, deren Ursachen in der hohen Unfall- und Suizidrate sowie weiteren Begleiterkrankungen liegen. Das ist der Tatsache geschuldet, dass ADHS-Patienten häufig unter Essstörungen und hier besonders unter Übergewicht leiden. Daraus entstehen oft Herz-Kreislauf-Erkrankungen, Bluthochdruck, aber auch Diabetes und metabolisches Syndrom. Ebenso haben ADHS-Patienten, die an einem Diabetes erkrankt sind, aufgrund der ADHS-Symptome große Schwierigkeiten damit, ihre Krankheit zuverlässig zu managen. ADHS-Betroffene erkranken auch häufiger an einem Burnout-Syndrom, denn es kostet sie ungeheure Anstrengungen, sich ständig zusammennehmen und kontrollieren zu müssen, um nicht auszuflippen und um konzentriert zu bleiben. Häufigere Arbeitsplatzwechsel, Langzeitarbeitslosigkeit, eine erhöhte Trennungsrate sind weiterhin bedeutende Stressfaktoren, die bei ADHS-lern deutlich häufiger auftreten. Außerdem achten ADHS-Betroffene oft nicht ausreichend auf ihre Gesundheit, sie ernähren sich schlecht, essen zu häufig Fastfood, bewegen sich zu wenig, rauchen häufiger und trinken oft zu viel. All diese Faktoren wirken sich gesundheitlich negativ aus.

Wer an ADHS leidet, kann schwer abschalten und entspannen. Auch das erhöht das Stressniveau. Deswegen treten auch vermehrt Migräne, Spannungskopfschmerz, Fibromyalgie, Asthma und Neurodermitis bei ADHS-Betroffenen auf.

Störung des Sozialverhaltens

Die trotzige, auflehnende Art des ADHS-lers, der zu ungestümen Wutausbrüchen neigt und oft egoistisch ist, kann unter ungünstigen Faktoren, wenn z. B. die Eltern keine Grenzen setzen oder ADHS nicht erkannt wird, zu Schulabbrüchen oder gar einer kriminellen Karriere führen. Die Jugendlichen setzen sich immer mehr über Regeln und Grenzen hinweg und erleben, dass nichts und niemand sie aufhalten kann. So fühlen sie sich stark und mächtig, und sie nutzen ihre Macht und ihre körperliche Kraft, um sich mit jedem erdenklichen Mittel durchzusetzen. Besonders die Jugendlichen sind gefährdet, die schon in ihrer frühen Kindheit durch hochaggressives Verhalten aufgefallen sind.

Auch hier ist die Diagnose einer ADHS von entscheidender Bedeutung, vor allem weil die Impulsivität und Aggressivität mit Medikamenten und Verhaltenstherapie gut behandelt werden kann. Zudem hat die antisoziale Störung in Verbindung mit ADHS eine deutlich bessere Prognose, hier bedarf es oft einer umfassenden Soziotherapie.

Suchtentwicklung

ADHS-Betroffene leiden schon früh unter Symptomen wie innere Unruhe, Getriebenheit, Stimmungsschwankungen und Konzentrationsstörungen. Sie suchen in Unkenntnis der ADHS-Problematik nach einer Linderung ihrer ADHS-Symptome durch Selbsttherapie. Sie machen oft die Erfahrung, dass Drogen ihre Symptome deutlich vermindern. So kann Nikotin innere Unruhe und Konzentrationsstörungen lindern. THC (Cannabis) kann abends ruhiger und entspannter machen und Alkohol hat ebenfalls einen beruhigenden Effekt und kann soziale Ängste reduzieren. Kokain wirkt bei ADHS paradox und nicht wenige Betroffene konsumieren Kokain, um endlich einmal einen klaren Kopf zu haben und um konzentriert arbeiten zu können. Leider hat diese Selbstbehandlung schwerwiegende Konsequenzen, denn die Dosis muss immer weiter gesteigert werden und oft folgt durch den Konsum von illegalen Suchtmitteln auch der soziale Abstieg. Entwickelt sich eine Sucht, dann steht diese oft zunächst im Vordergrund und bedarf einer gesonderten Behandlung. Das Risiko einer Suchtentwicklung ist bei ADHS viermal höher als in der Allgemeinbevölkerung.

Das gilt auch für alle Essstörungen wie Esssucht, Magersucht und Ess-Brech-Sucht (Bulimie). Leider wird auch in Suchtkliniken ADHS nur selten erkannt, da das notwendige Wissen hierüber fehlt. Liegt bei einem Suchtkranken ein ADHS vor, dann muss auch dieses mitbehandelt werden. Hier kommt vorwiegend Strattera zum Einsatz. Stimulanzien können auch hier sehr hilfreich sein, aber diese können nur bei zuverlässigen Patienten eingesetzt werden und der einstellende Arzt braucht sowohl Erfahrung in der Sucht- wie auch in der ADHS-Therapie (siehe Kapitel Medikation). ADHS erhöht auch deswegen das Suchtrisiko, weil es mit einer Störung der Impulskontrolle einhergeht. ADHS-Betroffene neigen dazu, alles zu übertreiben und ins Extreme abzurutschen. Kontrolle und Selbstdisziplin, sich zu beschränken, fällt ihnen besonders schwer.

Zwänge

Ein kleinerer Teil der ADHS-ler kann Zwänge oder Zwangshandlungen entwickeln. Dies ist wohl die Folge einer Überreaktion und Überkontrolle, um dem täglichen Chaos zu entgehen. Der Betroffene möchte alles gut machen und bloß nichts vergessen. So versucht er, sich durch diese Handlungen zu stabilisieren und findet in den immer wiederkehrenden Zwängen einen Rhythmus und Sicherheit. Durch die ständigen Kontrollhandlungen kann er aber noch langsamer werden, so dass sich daraus neue Konflikte oder Stresssituationen ergeben können.

Schlafstörungen

Der ADHS-ler kann heftige Albträume entwickeln oder eigenartige Zustände erleben, wo er sich im Schlaf wach fühlt, sich aber nicht willkürlich bewegen kann. Diese Zustände sind zwar harmlos, für den Betroffenen aber sehr beängstigend. Die Schlafstörungen haben nicht selten schon in der Kindheit begonnen und ziehen sich hartnäckig durch das ganze Leben. Dabei spielt es auch eine Rolle, dass Menschen mit ADHS mitunter ungewöhnlich auf Medikamente reagieren. So können sie unter dem Einfluss von Schlaf- oder Beruhigungsmitteln eine ausgeprägte innere Unruhe und Erregung entwickeln.

Weitere Begleitstörungen können eine verspätete Sauberkeitsentwicklung und später die Ausprägung verschiedener Tics wie auch eine vermehrte Neigung zu Allergien wie Heuschnupfen, Neurodermitis und Asthma sein.

Hohe Unfallrate

Hyperaktive ADHS-ler suchen Aufregung, Erregung, den permanenten Kick, der genügend Adrenalin produziert und ihrem chronisch untererregten Zustand eine willkommene Abwechslung verspricht. Sie fühlen sich häufig erst wohl, wenn sie sich in gefährlichen Situationen befinden. So manch ein Betroffener beschreibt das entspannende Autorennen auf der Autobahn mit riskanten Überholmanövern bei Tempo 200. Sie suchen gerade die Herausforderung und das Abenteuer, sie stürzen sich waghalsig in die Tiefe oder machen die gefährlichsten Klettertouren. Sie neigen dazu, alles exzessiv zu machen: Sport, Sex, Drogen konsumieren, aber auch anderes selbstschädigendes Verhalten, wie sich selbst verletzen, in die Haut ritzen etc. Je größer die Herausforderung ist, desto größer ist die Stimulation und damit das Wohlbefinden. Je mehr Aufregung ADHS-ler erfahren, desto mehr Adrenalin (Stresshormon) wird von ihnen selbst produziert und freigesetzt, so dass sie in solchen risikoreichen Stresssituationen häufig eher auffallend ruhig und gelassen reagieren. Auch unaufmerksame ADHS-ler sind vermehrt unfallgefährdet, weil sie unkonzentriert und unachtsam Auto fahren. Die Statistik zeigt sehr klar, dass ADHS-Betroffene häufiger und schwerer verunfallen. Eine Medikation senkt dieses Risiko deutlich.

Ursachen der ADHS

Es gilt heute als gesichert, dass ADHS zu einem hohen Prozentsatz erblich ist. Es handelt sich um die seelische Erkrankung mit der höchsten Erblichkeit. Die Wahrscheinlichkeit für Kinder, ADHS zu haben, wenn ein Elternteil betroffen ist, liegt bei 20–30 %. Man findet fast immer weitere Familienmitglieder, die ebenfalls ADHS-Symptome aufweisen. Der Ausprägungsgrad kann dabei stark variieren. Auch ist die Form der ADHS-Symptome nicht vererblich, sondern nur das Auftreten der ADHS.

Wissenschaftler gehen davon aus, dass ADHS durch eine Veränderung insbesondere der Gene erfolgt, die die Gehirnhormone Dopamin und Serotonin betreffen.

Den sichersten Nachweis für die Erblichkeit können Wissenschaftler mit Hilfe der Zwillingsforschung erbringen. Eineiige Zwillinge haben ein identisches Erbgut, während zweieiige Zwillinge unterschiedliches Erbgut aufweisen, so wie es auch bei Geschwistern unterschiedlichen Alters üblich ist. Man geht davon aus, dass eineiige wie zweieiige Zwillinge unter relativ gleichen Bedingungen aufwachsen. Die Ergebnisse zeigen, dass sich ADHS bei 80 % der eineiigen Zwillinge gleichermaßen ausbildet, im Gegensatz zu nur 28 % bei den zweieiigen. Das bedeutet, dass bei gleichem Erbgut die Wahrscheinlichkeit, eine ADHS zu entwickeln, um den Faktor drei steigt.

Ein liebevolles, klar strukturierendes Elternhaus ist für die Bewältigung des Alltags hilfreich. Kinder, die ADHS haben, sind weniger belastbar. ADHS wird sich stärker ausprägen, wenn das Elternhaus problematisch und belastend ist oder die Kinder schwere Schicksalsschläge hinnehmen mussten. Je weniger Halt und Struktur die Familie dem Kind vermitteln konnte, desto weniger Korrektur und Unterstützung konnte es erfahren, und desto deutlicher kann sich ADHS entwickeln.

Hinzu kommt, dass Drogenabhängigkeit der Mutter sowie Zigaretten- und Alkoholkonsum während der Schwangerschaft das Risiko einer ADHS erhöhen können. Auch Früh- und Mangelgeburten sowie ein Sauerstoffmangel während der Geburt erhöhen das Risiko für ADHS.

Was genau geschieht im Gehirn eines Menschen mit ADHS?

Die Forschungen hierzu sind noch nicht abgeschlossen, und es gibt viele Theorien, die noch weiterer Bestätigung bedürfen.

Sicher ist heute, dass die ADHS eine Störung bzw. eine Normvariante des Frontalhirns darstellt. Das Frontalhirn ist zuständig für die Verhaltensregulierung, aber auch für Entscheidungen, Auswertung von Erfahrungen und für die gesamte Steuerung des Organismus. Das Frontalhirn oder auch Vorderhirn steuert die Informationsverarbeitung all der Millionen Reize, die jede Sekunde auf uns einströmen. Es muss diese Reize filtern, sortieren, ablegen, löschen oder weiterleiten. Das setzt voraus, dass in unserem Gehirn eine Informationsverarbeitung und eine Selektion nach Prioritäten stattfinden.

In der Schule z. B. ist es sinnvoll, wenn das Kind den Lehrer als die wichtigste Informationsquelle wahrnehmen kann und Nebengeräusche ausblendet. Das ADHS-Hirn lässt aber viel mehr Infos auf die Gehirnfestplatte und verursacht dort einen Informationsdatencrash. Der ADHS-ler hat das Gefühl keinen klaren Gedanken mehr fassen zu können. Das passiert vorwiegend, wenn zu viele Reize gleichzeitig auf ihn einströmen. Alles ist dann gleich wichtig.

Erinnern wir uns noch einmal an die Jägertheorie von Thom Hartmann: In der afrikanischen Savanne vor 10000 Jahren musste ein Jäger alles aufmerksam registrieren – Aufmerksamkeit stellte einen Überlebensgarant dar. Heute aber leben wir in einer reizüberfluteten Zeit, in der ständige Ablenkungen an der Tagesordnung sind. Diese Informationsflut führt für den ADHS-ler oft zu einer Überforderung und erklärt seine ständige Ablenkbarkeit, seine Erschöpfung und innere Unruhe.

Ähnlich wie der frühere Jäger können sich ADHS-ler jedoch auch auf ein bestimmtes Ziel, das sie besonders interessiert, sehr stark konzentrieren. So wie der Jäger die einmal entdeckte Antilope nicht mehr aus den Augen ließ, bis er sie erlegt hatte, so entwickeln auch ADHS-ler einen »Fernrohrblick«, mit dem sie für sie Interessantes sehr genau und scharf wahrnehmen, Wesentliches aber, das abseits liegt, kaum registrieren.

ADHS-lern fällt es auch schwer, ihre eigenen Verhaltensweisen zu steuern und angemessen zu kontrollieren. Sie reagieren oft viel zu spontan und werden von ihren überschießenden Gefühlen übermannt. Dies ist auch der Grund für oftmals fehlende Selbstkritik und -motivation.

Medizinisch hat man durch neue PET-Untersuchungen (Positronen-Emissions-Tomographie) eindeutig nachweisen können, dass die vorderen Hirnabschnitte bei Menschen mit ADHS weniger stark durchblutet sind. Es konnte auch eine geringere Nervenaktivität in bestimmten Hirnregionen nachgewiesen werden. Man nimmt heute an, dass die hemmenden Funktionen des Frontalhirns nicht ausreichend aktiviert sind, so dass die Brems- und Hemmungssysteme des Gehirns nicht zufriedenstellend arbeiten. Dadurch entstehen die überschießenden Reaktionen und Gefühle. Dies betrifft auch die motorischen Handlungen. Es gelingt dem ADHS-ler nur schwer, seine Kraft zu dosieren und seine Feinmotorik gut zu koordinieren. Er hat zudem Probleme, seine Motivation über einen längeren Zeitraum hinweg aufrechtzuerhalten.

ADHS-ler haben Probleme mit ihrer Aufmerksamkeit, vor allem damit, Reize zu filtern und Informationen zu verarbeiten. Es gelingt ihnen nur schwer, über einen längeren Zeitraum die Aufmerksamkeit aufrechtzuerhalten, die Aufmerksamkeit zu teilen und andere wichtige Sachen gleichzeitig wahrzunehmen und diejenigen Informationen zu unterdrücken, welche in diesem Moment unwichtig sind. Auch die Selbststeuerung ist eingeschränkt. Die Gefühle entladen sich überschießend und unkontrolliert. Die Vigilanz (Wachheit) und die Konzentrationsfähigkeit sind besonders betroffen.

Man fand außerdem Größenveränderungen in den vorderen Hirnabschnitten und in den Hirnkernen. Auch bei den wichtigen Gehirnhormonen, den Neurotransmittern, wurden Veränderungen festgestellt. Sie bestimmen wesentlich unser Fühlen und unsere Befindlichkeit. Bei der Entwicklung der ADHS spielen die Hormone Serotonin, Dopamin und Noradrenalin eine Rolle.

Noradrenalin ist für die Aufmerksamkeit und Aktivität zuständig, Serotonin für die Stimmung und Impulskontrolle. Verminderte Serotoninspiegel sind auch bei Zwangserkrankungen und Depressionen nachweisbar. Wichtigstes Hormon bei der Entstehung der ADHS ist das Dopamin. Es steuert die Aktivität, den Antrieb und die Motivation. Wissenschaftler konnten belegen, dass sich bei ADHS Störungen am Dopaminrezeptor und auch am Dopamin-Transporter-Gen finden, so dass in bestimmten Hirnarealen nicht ausreichend Dopamin zur Verfügung steht. Dies erklärt die Wirkung von Methylphenidat, des medizinischen Wirkstoffes der Medikation bei ADHS, das eine Erhöhung des Dopaminspiegels bewirkt und so für eine Angleichung der Werte sorgt. In der Genforschung konnten zudem Störungen des Dopaminspiegels an Genen nachgewiesen werden, die am Dopamintransport und -abbau beteiligt sind.

Leider können diese Versuche nur in aufwendigen Untersuchungen für die Forschung durchgeführt werden. Sie sind für die Patienten zu belastend und auch zu kostenintensiv, um sie als Standarduntersuchungen einzuführen. Dies bedeutet für die Betroffenen, dass es keine medizinischen Untersuchungen gibt, die eine ADHS anhand von Laborwerten oder bildgebenden Verfahren eindeutig belegen können.

Diagnosestellung

Wer diagnostiziert ADHS?

Die Diagnosestellung der ADHS gleicht einem Puzzlespiel, bei dem man Teilchen für Teilchen zusammenfügen muss. Wollen Sie bei einem Verdacht auf ADHS die Diagnose sichern, so sollten Sie möglichst einen Facharzt oder einen Psychologen aufsuchen, der sich auf dem Gebiet der ADHS-Behandlung fortgebildet hat. Bedenken Sie dabei, dass erst seit einigen Jahren bekannt ist, dass es ADHS bei Erwachsenen überhaupt gibt.

Sie können sich bei den örtlichen ADHS-Selbsthilfegruppen über entsprechende medizinische und psychologische Behandlungsmöglichkeiten informieren, denn diese haben meist einen sehr guten Überblick. Grundsätzlich kommen Fachärzte für Psychiatrie und Psychotherapie oder Fachärzte für Psychosomatik und Psychotherapie in Frage, bei Kindern Fachärzte für Kinder- und Jugendpsychiatrie sowie Kinderärzte mit entsprechender Weiterbildung.

Pädagogische oder Psychologische Beratungsstellen können keine Diagnose stellen, denn ihre Aufgabe ist es zu beraten, sie dürfen nicht behandeln. Es wäre aber sehr wünschenswert, dass auch Beratungsstellen sich verstärkt mit der Thematik der ADHS befassen, denn sie sind häufig die erste Anlaufstelle ratloser Eltern und können wertvolle Hilfestellungen und Unterstützung anbieten sowie Adressen weitergeben.

Wie wird diagnostiziert?

Zu Beginn der Behandlung wird der Facharzt oder Psychologe die *Krankheitsgeschichte* erheben. Sie umfasst die aktuelle Situation des Betroffenen, aber auch seine Entwicklung in der Kindheit. Dabei werden die schulischen Leistungen genauso wie Krankheiten und Störungen anderer Familienmitglieder nachgefragt. Gerade bei Verdacht auf ADHS bei einem Erwachsenen ist eine ausführliche *Kindheitsbeschreibung* nicht nur von dem Betroffenen, sondern möglichst auch von nahen Angehörigen sinnvoll. Hier geht es insbesondere um das Aufspüren von zurückliegenden familiären Problemen, von Schulschwierigkeiten und schwerwiegenden seelischen oder körperlichen Belastungen. Die Schulzeugnisse, insbesondere die Wortgutachten der Grundschule leisten oft wertvolle Hilfestellung, denn hier findet man nicht selten die präzise Beschreibung einer kindlichen ADHS. Es ist immer wieder erstaunlich, wie genau Lehrer schon vor 40 Jahren ADHS in einem Wortgutachtenzeugnis beschreiben konnten. Leider wurde damals diese Symptomatik nicht einer Störung, der ADHS, zugeordnet, so blieb ein Großteil dieser ADHS-Kinder unerkannt – und damit unbehandelt.

Auch die Eltern können dazu beitragen, ADHS im Nachhinein mit hoher Wahrscheinlichkeit sicher zu diagnostizieren. Ich bitte meine Patienten immer, die Eltern einfach nur zu fragen, wie diese sie als Kind erlebt haben. Ich fordere sie auf, alles ohne Kommentar mitzuschreiben. Häufig sind die Betroffenen sehr erstaunt, wie schwierig sie als Kinder waren und was sie den Eltern alles abverlangt haben. Der ADHS-ler selbst sieht seine Situation oft verzerrt durch die Brille chronischer Kränkungen und Verletzungen. Er kann deswegen im Nachhinein seine Kindheit negativer sehen, als sie in Wirklichkeit war, oder aber er hat all die Schwierigkeiten längst verdrängt und vergessen. Oft besteht eine beachtliche Diskrepanz zwischen der Selbstwahrnehmung des ADHS-lers und der Beschreibung durch seine Angehörigen.

Weiter ist in Gesprächen zu klären, unter welchen *aktuellen Symptomen* der ADHS-ler leidet und wie groß sein *Leidensdruck* ist. Er muss die Tragweite der auftretenden Störungen beschreiben, in welchen Bereichen er Schwierigkeiten hat und was er selbst verändern möchte. Es gilt auch zu klären, welchen Einsatz und welches Engagement er selbst dafür aufbringen möchte. Bisherige Behandlungen und Therapien werden ebenso abgefragt wie die *Strategien*, die ein ADHS-ler bisher ausprobiert hat, um seine Schwierigkeiten in den Griff zu bekommen.

Für den behandelnden Arzt oder Therapeuten ist es wichtig, zunächst einen persönlichen Eindruck von dem ADHS-ler zu erhalten. Wie konzentriert kann er erzählen, wie ist seine Stimmungslage, welche Problemlösestrategien hat er bisher entwickelt? Zusätzlich können Aufmerksamkeitstests und spezielle Tests auf ADHS für die Diagnostik herangezogen werden. Im Anhang finden Sie eine Auswahl von ADHS-Tests, die einen bestehenden Verdacht erhärten können.

Es gibt aber keinen Test und keinen Laborwert, der ADHS mit Sicherheit bestätigen könnte. Erst das Gesamtbild aus Lebensgeschichte, aktuellem Befund, konkreten ADHS-Symptomen und deutlichen Hinweisen in einem ADHS-Test vervollständigen das ADHS-Puzzle. Aus diesen Bausteinen ergeben sich auch die Anhaltspunkte für die Entscheidung, ob ein hyperaktives ADHS(+) oder ein hypoaktives ADHS(–) im Vordergrund steht und welche Symptomatik vorrangig behandelt werden sollte.

Bevor die Diagnose einer ADHS bestätigt werden kann, sind zahlreiche andere Erkrankungen, die ähnliche Symptome aufweisen können, auszuschließen:

Hochbegabung
Minderbegabung
Überforderung
Ungünstiges soziales Milieu, dissozial oder gewalttätig
Überfunktion oder Unterfunktion der Schilddrüse
Chronisches Müdigkeitssyndrom
Epilepsie
Schlafapnoe (lautes Schnarchen mit kurzen nächtlichen Atemstillständen)
Kopftumore
Gehirnverletzungen
Restless-Legs-Syndrom (Kribbeln und Unruhe nur in den Beinen)
Unterzuckerung
Chromosomenstörungen
Hör- oder Sehstörungen
Schizophrenien
Nebenwirkungen von Medikamenten (Mittel gegen Psychosen, Epilepsien, Allergien und Asthma; Schilddrüsenpräparate, Cortison)
Autismus
Posttraumatische Belastungsstörung
Depression
Manien, manisch-depressive Erkrankungen

Die Behandlung von ADHS

Eine Differenzierung der Behandlungskonzepte für Betroffene, Eltern, Angehörige und Pädagogen finden Sie im zweiten Kapitel. Hier folgen erste Hinweise zum Vorgehen, und es werden Bausteine für ein mehrdimensionales Behandlungskonzept vorgestellt.

Es gibt keine Standardtherapie bei ADHS, weil jeder Betroffene als Individuum eine eigene Mischung von ADHS-Symptomen aufweist. Die Therapie muss deshalb immer die Problematik des jeweiligen ADHS-lers im Auge haben.

Vergessen Sie bitte nie, dass ADHS keine Charakterschwäche und kein Erziehungsfehler ist. An ADHS hat niemand Schuld und niemand hat etwas versäumt. Mit ADHS kommt man auf die Welt, aber glücklicherweise kann man im Laufe des Lebens noch eine Menge dazulernen, um ein ADHS zu meistern. ADHS-ler sind auch keine schlechten Menschen, die unbeherrscht und explosiv ihre Umgebung tyrannisieren wollen oder sich auf die faule Haut legen. ADHS ist zunächst einfach eine besondere Art zu sein, aus der sich allerdings zahlreiche Probleme und Konflikte ergeben können, aber auch ein enormes Potential, das genutzt werden kann. ADHS ist für Betroffene und deren Angehörige immer eine Herausforderung, an der alle wachsen können, wenn sie bereit sind, sich ernsthaft und wertschätzend mit ADHS auseinanderzusetzen und neue Sichtweisen einzunehmen.

Baustein Information, Aufklärung und Beratung

Nach einer Diagnostik sollte zunächst eine umfassende Aufklärung über die Symptome der ADHS und die daraus resultierenden Schwierigkeiten erfolgen.

Kinder sind oft sehr erleichtert, wenn man ihnen erklärt,

warum sie ständig Schwierigkeiten haben. Sie müssen nicht mehr ständig an sich selbst zweifeln, wenn ihnen klar wird, warum ihnen das Aufpassen so schwer fällt und warum sie ständig mit ihren Mitschülern Probleme haben. Es ist soviel leichter zu ertragen, wenn man weiß, dass man eine Aufmerksamkeits- und Konzentrationsstörung hat, als der festen Überzeugung zu sein, man sei dümmer als andere. Auch hilft es Kindern sehr, wenn man ihnen erklärt, dass sie nicht böse sind, wenn sie ausrasten, denn sie selbst verstehen ihre Reaktionen am wenigsten. Und es macht ihnen Mut, wenn sie erfahren, dass sie es lernen können, ihre Gefühle besser in den Griff zu bekommen.

Auch *erwachsene ADHS-ler* benötigen eine umfassende Information, um die eigenen Probleme besser verstehen zu können. Oft stellt es für Betroffene eine immense Entlastung dar, wenn sie endlich verstehen, warum sie ihr ganzes Leben immer wiederkehrende Schwierigkeiten haben. Wissen hilft aus der erfahrenen Ohnmacht und macht handlungskompetent.

Es ist für ADHS-ler sehr entlastend, wenn sie sehen, dass andere Menschen ähnliche Symptome haben und dass sie von diesen verstanden werden. Geteiltes Leid ist halbes Leid! Hier ist die Lektüre von Berichten Betroffener zu empfehlen, im Internet oder als Buch. Unterstützung bieten Selbsthilfegruppen, in denen man miteinander um Lösungen ringen und sich in schwierigen Situationen gegenseitig unterstützen kann.

Beratung und Aufklärung sind also ein erster wichtiger Baustein jeglicher Behandlungskonzepte. Eltern und Partner benötigen ebenso wie die Betroffenen ein verständliches Erklärungskonzept und konkrete Handlungsanleitungen. Dazu gehört auch der Mut, sich mit den Schwierigkeiten und Problemen auseinanderzusetzen, Fragen zu stellen, und ich ermuntere dazu, sich selbst auf die Suche nach der individuellen optimalen Behandlungsmöglichkeit zu begeben. Ein Patient, aber auch die

Eltern eines Patienten sollten immer auch Spezialisten für ihre Krankheiten und Probleme werden.

Es gibt mehrere Behandlungsstrategien, die man zunächst einzeln ausprobieren kann und erst wenn dies nicht ausreichend erfolgreich ist, mit weiteren Behandlungsmöglichkeiten nach dem Baukastensystem kombinieren sollte.

Die Bausteine sind:
Information, Aufklärung und Beratung über ADHS
Akzeptieren der ADHS-Symptomatik und Erlernen von Selbstmanagementstrategien
Kontakt zu Selbsthilfegruppen, Internetchatrooms (Adressen im Anhang)
ADHS-Trainingskurse (Adressen im Anhang)
Elterntraining
Coaching
Psychotherapie
ADHS Trainingsmodul
Medikamentöse Behandlung

Baustein Akzeptanz und Selbstmanagement

Kindern muss man an ganz konkreten Beispielen die ADHS-Problematik verdeutlichen und klare Handlungsstrategien erarbeiten, auf die ich später näher eingehen werde. Eltern profitieren von einem Elterntraining, in dem sie Strategien erlernen, wie sie mit ADHS-Konfliktsituationen umgehen und ihrem Kind helfen können, sich zu organisieren und mit der Impulsivität und den Stimmungsschwankungen umzugehen.

Die Aufklärung bei *Erwachsenen* ist schwieriger, weil sie erkennen müssen, dass sie schon einen Teil ihres Lebens mit ADHS gelebt haben und viele negative Erfahrungen nicht mehr rückgängig zu machen sind. Erwachsenen ADHS-lern hilft es andererseits, mit dem Wissen über ADHS noch einmal auf das bisherige Leben zurückzublicken und sich selbst zu fragen, welche der ADHS-Symptome das Leben wohl entscheidend beeinflusst und immer wieder aufs Neue Probleme geschaffen haben. Vielleicht kann sich der Patient in seinen Verhaltensweisen schon dann besser verstehen und sich seine Niederlagen und Fehler verzeihen. Oft braucht man allerdings für diese Erkenntnisse einen Psychotherapeuten, der in der Lage ist, das eigene Verhalten zu spiegeln und Prozesse zur Selbsterkenntnis anzuregen. Das ist häufig ein sehr schmerzhafter und trauriger aber notwendiger Prozess. Man muss das Versäumte und Ungelebte betrauern, um es loslassen zu können und offen zu sein für neue Erfahrungen.

Der ADHS-ler benötigt in diesem Prozess Unterstützung, Ermutigung und Verständnis. Durch Informationen, Schulungen (ADHS-Trainingskurse), Trainingsmaßnahmen (wie z.B. Zeitmanagement), ADHS-Selbsthilfegruppen oder Psychotherapie kann jeder Betroffene seine ADHS bewusster wahrnehmen und konkrete Handlungsstrategien entwickeln, um mit seinen ADHS-Problemen besser umzugehen. Dieser Prozess ist sehr wichtig und hat zum Ziel, dass der ADHS-ler lernt, sich in seinem »Anderssein« anzunehmen und ein positiveres Selbstbild zu entwickeln. Oft sind ADHS-ler geradezu »euphorisiert«, wenn sie ihrer Einsamkeit und ihrem Unverstandensein entfliehen können, weil sie sich selbst besser verstehen und anderen leichter ihre Probleme erklären können. Es ist oft so, als lichte sich nach Jahrzehnten ein grauer Schleier, der das Leben eingetrübt hat und bisher die Orientierung verhinderte.

Auch für die Angehörigen ist ein solcher Prozess von großer Bedeutung, weil sie vielleicht endlich einmal den Partner besser verstehen können. Vieles war ihnen bisher ein Rätsel, und sie haben viel Groll, Ärger und Verletzungen aufgestaut. Verstehen hilft, um sich wieder anzunähern! Wenn Angehörige die Erfahrung machen, dass ihr Partner ernsthaft um Veränderungen ringt und sich intensiv mit sich selbst auseinandersetzt, können sie viel mehr Verständnis und Nachsicht entwickeln. Aber Vorsicht! Der ADHS-ler darf seine ADHS nicht als Dauerausrede missbrauchen, mit der er alle Schwierigkeiten erklärt, ohne etwas daran zu ändern. ADHS ist eine Herausforderung, der sich jeder Betroffene stellen muss.

Baustein Coaching

In leichteren Fällen ist oft gar keine langfristige Behandlung notwendig, sondern es reicht aus, den Betroffenen gründlich aufzuklären, ihn zu einer Selbsthilfegruppe zu ermutigen oder ihn einen *Coach* suchen zu lassen. Ein Coach (das Wort stammt aus dem Management und bedeutet wörtlich »Kutscher«) kann ein Freund oder Bekannter sein, mit dem man gemeinsam die Probleme bespricht, die man allein nur schwer bewältigen kann. Der Coach sollte ein gut strukturierter Mensch sein, der den Überblick hat und selbst in der Lage ist, sein Leben zu organisieren. Mit ihm kann man konkrete Handlungsschritte besprechen, wie man z.B. die Wohnung aufräumt oder Akten sortiert. Der Coach sollte diese Tätigkeiten überwachen und kontrollieren und eine ehrliche Rückmeldung geben. Er ist sozusagen ein »Hilfs-Ich«, damit der ADHS-ler lernen kann, seinem Leben Struktur und Ordnung zu geben. Schon die Existenz des Coachs und die Notwendigkeit, ihm Rechenschaft ablegen zu müssen, schafft dem ADHS-ler sinnvolle Zwänge. Natürlich sollte der Coach diesen »Job« nur übergangsweise übernehmen. Es kann auch sinnvoll sein, den Coach in eine Psychotherapiestunde mitzunehmen, damit er von einem Therapeuten in seine Aufgaben eingewiesen werden kann.

Grundsätzlich sollte ein ADHS-ler immer nach strukturierten Menschen Ausschau halten. Wenn der ADHS-ler einen Widerpart findet, der in der Lage ist, seine Schwachstellen zu kompensieren, dann kann sich hieraus eine sehr effektive und kreative Zusammenarbeit entwickeln, die für beide Seiten befruchtend ist.

Baustein Psychotherapie

Wenn die ADHS-Probleme schwerwiegender sind und auch ein sehr brüchiges Selbstwertgefühl vorhanden ist, sollten eine Psychotherapie und eventuell eine medikamentöse Behandlung erwogen werden.

Eine Psychotherapie kann die Behandlung stützen, ist bei einer schwerwiegenden ADHS allein aber meist nicht ausreichend. Ohne gleichzeitige Stimulanzienbehandlung zeigen sich in der Regel nur unzureichende Erfolge, weil die Medikation erst die Voraussetzung schafft, dass Menschen mit ausgeprägten ADHS-Symptomen wirklich zuhören und sich mit sich selbst auseinandersetzen können und so von einer Therapie profitieren.

Psychotherapie bei Kindern

Wenn die Kinder deutliche Aufmerksamkeits- und Konzentrationsstörungen zeigen oder eine vermehrte Impulsivität, erzielt man mit einer Kombination von Medikation und umfangreicher Aufklärung und Beratung für die Kinder und die Eltern gegenüber einer alleinigen Psychotherapie deutlich bessere Ergebnisse.

Es gibt für Kinder verschiedene psychotherapeutische Ansätze. Am erfolgreichsten waren für ADHS-Kinder Trainingsprogramme, die vorwiegend verhaltenstherapeutisch aufgebaut sind (z. B. Döpfner, THOP). In diesen Verhaltensprogrammen lernen die Kinder und mit ihnen die Eltern die problematischen Verhaltensweisen zu analysieren und Gegenstrategien zu entwickeln. Es werden Situationen erarbeitet, in denen immer wieder problematische Verhaltensweisen entstehen und Strategien gezeigt, mit denen diese Situationen besser gemeistert werden können. Das Kind lernt seine Aufmerksamkeit und seine Konzentrationsfähigkeit zu trainieren und sich selbst besser und kritischer wahrzunehmen wie auch die Reaktionen seiner Umwelt besser einzuschätzen. Auch wird es darin gefördert, ein stärkeres Selbstbewusstsein zu entwickeln und sich selbst Erfolgserlebnisse zu schaffen. Das Kind lernt, das eigene Verhalten besser zu steuern und Gefühle angemessener auszudrücken, seine Selbstkontrolle zu verbessern, konzentrierter und aufmerksamer zu sein und sich selbst besser zu organisieren.

Angeleitete Rollenspiele helfen, das eigene Verhalten zu hinterfragen bzw. neue Verhaltensweisen spielerisch auszuprobieren. Es ist für Kinder hilfreich, wenn sie von Gleichaltrigen Rückmeldungen bekommen und nun verstehen können, warum sie für bestimmte Verhaltensweisen abgelehnt werden.

Die Behandlung kann grundsätzlich einzeln wie in der Gruppe erfolgen. Wichtig ist die Einbeziehung der Eltern, denn diese müssen sich auch verändern und ihren Erziehungsstil konsequent, klar und gerecht durchhalten. Sie müssen das in der Therapie Erlernte auch in der täglichen Praxis zu Hause üben und immer wieder anwenden, damit das Kind lernt, sich an soziale Spielregeln zu halten. Dabei kann ein Belohnungssystem mit Punkten für positive Verhaltensweisen sehr unterstützend wirken. Eltern können z. B. für positive Verhaltensweisen Punkte vergeben und bei einer bestimmten Anzahl von Punkten eine Belohnung vereinbaren. Dies wird als *token system* bezeichnet, gerade ADHS-Kinder sprechen besonders darauf an. Grundsätzlich gilt hier, wie bei allen Kindern, dass Belohnungen wirksamer sind als Kritik oder Strafe.

Psychotherapie bei Erwachsenen

Erwachsene können eventuell stärker als Kinder von einer Psychotherapie profitieren, da sie auf Grund ihrer Reife und ihrer Lebenserfahrung besser in der Lage sind, das, was sie in der Therapie gelernt haben, auch in ihrem Leben anzuwenden.

Manchmal fragt man sich, warum vorangegangene Therapien wenig erfolgreich bleiben. Dabei müssen wir bedenken, dass viele ADHS-Patienten bereits eine lange Psychotherapiekarriere hinter sich haben und trotz verschiedener Methoden bisher keine entscheidende und langfristige Stabilisierung erarbeiten konnten. Wir nennen dieses Phänomen Therapieresistenz. Diese Erfahrung ist für Patienten äußerst frustrierend. Es ist daher gerade auch für Therapeuten wichtig, sich zu vergegenwärtigen, dass Menschen mit ADHS eine individuell gestaltete Therapie benötigen. Dies möchte ich in den folgenden Ausführungen verdeutlichen: Erinnern wir uns, worin die Hauptschwierigkeiten der ADHS-ler bestehen. Sie haben keinen Überblick, verzetteln sich und haben ständig zu heftige Gefühle. Sie können sich nur schwer ausdrücken und ihre Gefühle benennen, haben eine geringe Frustrationstoleranz und wenig Durchhaltevermögen, und es fällt ihnen schwer Beziehungen einzugehen. Ihre Verhaltensweisen können sie sich nicht erklären. Meist können sie sich auch nicht an ihre Kindheit erinnern. Sie sind sprunghaft, fahrig, unkonzentriert und vergessen häufig schnell, worüber gerade in der Therapiestunde geredet wurde.

Eine Psychotherapie, die schwerpunktmäßig den Patienten einfach reden lässt, wird das Chaos eines ADHS-Patienten nur verstärken, denn er merkt dabei, dass er mehr Probleme hat als ihm bekannt waren und diese schon nicht bewältigen kann. Auch kann der Patient sich sehr schnell in seinen freien Assoziationen verirren, denn er neigt dazu, ständig das Thema zu wechseln und dabei den roten Faden zu verlieren.

Seine Problematik ist weniger das Ergebnis einer verletzenden und entbehrungsreichen Kindheit (welche jedoch in zahlreichen Fällen Teil des Lebenslaufes ist) als Ergebnis der Hauptsymptome seiner ADHS. Das Ziel der Psychotherapie sollte sein, dass der Patient sich mit seiner ADHS auseinandersetzt und sich dadurch besser versteht und dass er Strategien erlernt, wie er mit seinen Symptomen angemessen umgehen kann. Nicht die Übertragungsphänomene und frühkindlichen Konflikte bedürfen schwerpunktmäßig der Bearbeitung, sondern es ist für den Patienten hilfreicher, die Bewältigung der ADHS-Probleme in den Vordergrund zu stellen. So ist zum Beispiel der Patient vielleicht nicht feindselig gegenüber dem Therapeuten eingestellt, weil er auf ihn eine Vaterübertragung hat, sondern einfach, weil er sehr misstrauisch und impulsiv ist und schnell emotional entgleist.

Psychotherapeuten müssen beachten, dass sie immer nur durch die Brille des Patienten schauen, wobei gerade die ADHSler sich häufig nur bruchstückhaft an ihre Kindheit erinnern und dazu eine ausgeprägte Wahrnehmungsverzerrung kommen kann, weil sie Zusammenhänge zu ihren eigenen Verhaltensweisen nicht erkennen, sich ständig ungerecht behandelt fühlen und ihre Erinnerungen grau einfärben.

Wenn ADHS bei der Wahl des Therapiemodells keine Berücksichtigung findet, können in analytischen oder tiefenpsychologisch fundierten Therapien möglicherweise falsche Schlüsse und Theorien abgeleitet werden – zum Schaden des Patienten. Ich möchte dies an dem folgenden Fallbeispiel mit unterschiedlichen Therapie-Szenarien erläutern.

Fallbeispiel

Jens

Jens, ein ADHS-ler, kann über seine Kindheit Folgendes erzählen:

»Meine Mutter war ständig depressiv und überfordert. Sie hat nur herumgeschrien und mich angemeckert. Häufig ist sie ausgeflippt und hat ihren Ärger immer nur an mir ausgelassen. Ich war immer der Sündenbock, und die anderen Geschwister hat sie bevorzugt.« Der Vater sei immer sehr streng gewesen, und er habe immer wieder auch von ihm Schläge bekommen. Er könne sich an mehrere Situationen erinnern, wo der Vater ihn verprügelt habe. Auch sei der Vater immer nur an Leistung interessiert gewesen. Er habe ihm nur Druck gemacht, und er denke mit Grauen daran, wie er immer mit dem Vater habe lernen müssen und dieser ihn häufig angeschrien habe. Manchmal sei der Vater so wütend geworden, dass er ihm das Heft auf den Kopf gehauen habe und ihn als einen Faulenzer und Dummkopf bezeichnet habe. Von beiden Eltern sei er nur kritisiert worden, und niemand habe ihm etwas zugetraut. Mit den Lehrern habe es auch oft Streit gegeben. Die Eltern seien ihm hier immer in den Rücken gefallen und hätten ihn gemein bestraft. Mit 14 Jahren sei er in ein Jesuiteninternat gekommen. Er habe sich von der Familie ausgeschlossen und ausgegrenzt gefühlt. Anfänglich habe er in dem Internat große Schwierigkeiten gehabt, sich an die strengen Regeln zu halten. Er habe auch hier viele Sanktionen einstecken müssen. Mit Mühe habe er das Abitur geschafft. Noch heute leide er unter der Lieblosigkeit seiner Eltern, und er habe noch immer ein gespanntes Verhältnis zu ihnen. Er glaube, dass sein Vater ihm mit seiner Strenge das Rückgrat gebrochen habe und dass dies der Grund sei, warum er auch heute immer wieder Schwierigkeiten im Beruf und seinen Beziehungen habe. Sein Selbstwertgefühl habe sich unter diesen Bedingungen einfach nicht entwickeln können.

Die Eltern berichten Folgendes:
»Jens war immer ein schwieriger Junge. Er machte viel kaputt, verletzte sich ständig, weil er überall herumtobte und vor nichts Angst hatte. Auch entwickelte er unglaubliche Wutausbrüche, und sein Jähzorn war überall gefürchtet.« Als Kind habe er bis zum fünften Lebensjahr nicht durchgeschlafen. Die Mutter berichtet, dass Jens ihre ganze Aufmerksamkeit gefordert habe. Häufig habe sie die anderen Geschwister vernachlässigt, weil sie Jens nicht aus den Augen lassen konnte. Er habe auch nie gehört, und sie habe nur mit Schreien und unter Androhung schlimmer Strafen Jens zu etwas bewegen können. Manchmal habe sie auch die Kontrolle verloren, weil Jens sich gegen alles gesträubt habe und sie völlig erschöpft und zermürbt gewesen sei. Sie habe dann ihren Mann gebeten, ihr zu helfen sich bei Jens durchzusetzen. Der Vater berichtet, Jens habe nie lernen wollen. Er sei einfach unglaublich faul gewesen, ein Schlamper, dem die Schule völlig egal gewesen sei. Er habe sehr viel Zeit damit verbracht, mit ihm zu lernen, aber Jens sei sehr unwillig gewesen, habe sich nichts sagen lassen und alles besser gewusst. Häufig habe Jens auch ihn zum Ausrasten gebracht. Er sei als Vater verzweifelt gewesen, weil er die Zukunft von Jens so gefährdet gesehen habe, ohne Schulabschluss und mit seiner geringen Leistungsbereitschaft. Aus diesem Grunde habe er ihn auf das Internat gegeben. Die Familie habe sich deshalb sehr einschränken müssen, weil die Kosten des Internats seinen halben Monatslohn verschlungen haben. Er sei traurig darüber, dass Jens nur in der Vorwurfhaltung sei und ihn für sein Scheitern verantwortlich mache. Man könne nicht mit ihm reden, weil er sofort aufbrausend sei, weglaufe und sage, dass schon wieder alles wie immer sei.

Therapieszenarien

Eine Kindheit mit zwei völlig verschiedenen Versionen! Geht Jens in eine *tiefenpsychologische oder analytische Therapie* und der Therapeut erkennt ADHS nicht, kann er folgende Psychodynamik annehmen:

Die schwache Mutter konnte Jens nicht lieben und ihm keinen Halt geben und lehnte ihren Sohn innerlich ab. Der strenge, tyrannische Vater sei nur auf Leistung bedacht gewesen und habe den Sohn immer wieder auch durch körperliche Misshandlungen eingeschüchtert. Unter diesen Bedingungen fühlte sich Jens ungeliebt und konnte kein Urvertrauen entwickeln.

Aus der Sicht von Jens ist diese Interpretation schlüssig, aber eben leider nur die halbe Wahrheit. Das gesamte familiäre Umfeld ist nur unter Einbeziehung der ADHS zu entschlüsseln. Würdigt man nämlich das ADHS-Syndrom, dann sieht die Kindheitsgeschichte völlig anders aus:

Jens war ein klassisch hyperaktives Kind, das schon sehr früh deutliche ADHS-Symptome wie chronische Schlafstörungen, Stimmungslabilität und Impulsivität zeigte. Es kam daher zu erheblichen Spannungen in der Familie, die in der Schulzeit noch durch Lernstörungen verschärft wurden. Die Eltern haben versucht, tapfer gegen die ADHS anzukämpfen. Die Mutter hat sich in den täglichen Dauerdiskussionen und Jens ständigen Grenz- und Regelüberschreitungen verschlissen und ist dann erschöpft und ausgebrannt gewesen. Natürlich bekam Jens mehr Kritik und Strafen als seine Geschwister, einfach, weil er auch ständig etwas angestellt hatte oder keine Gelegenheit ausließ zu provozieren. Der Vater versuchte durch Strenge und Regeln, Jens zu disziplinieren. Dabei ist ihm häufiger die Hand ausgerutscht, was er auch bereut. Insgesamt hat er sich sehr gesorgt und viel Zeit darauf verwendet, Jens zu einem ordentlichen Schulabschluss zu verhelfen. Es ist davon auszugehen, dass Jens ohne den unermüdlichen Einsatz seiner Familie kein Abitur hätte und dass seine Eltern nicht deshalb Wert auf Leistung legten, weil sie dies für das Wichtigste im Leben erachteten, sondern weil Jens in der Schule versagte und sich total verweigerte. Der Vater investierte den Preis einer kleinen Eigentumswohnung für das Abitur von Jens, der das in keiner Weise schätzen konnte. Die Eltern haben das Gefühl, dass sie alles, was sie zur Verfügung hatten, Jens gegeben haben, und sie können erkennen, dass ihnen in der Erziehung Fehler unterlaufen sind und dass es immer wieder zu unschönen Szenen gekommen ist. Was sie überhaupt nicht verstehen wollen ist, dass sie für Jens' Schwierigkeiten die Schuld bekommen und für alles verantwortlich gemacht werden.

In einer *analytischen Therapie* könnte nun Jens in seiner Sichtweise Recht bekommen und darin bestärkt werden, dass seine Eltern ihn abgelehnt und benachteiligt haben. Er könnte dann zu seinen Eltern gehen und ihnen dies abermals vorwerfen, und diese würden sich wieder empört dagegen wehren. Die Gefahr besteht darin, dass die Gräben, die sich sowieso schon aufgetan haben, sich weiter vertiefen und es dann zu unüberbrückbaren Konfrontationen kommt. In diesem Falle könnte die Therapie weiteren Schaden anrichten, denn es geht nicht darum, dass Jens Unterstützung für sein Verhalten bekommt, sondern dass er mehr darüber lernt, wie er sich seine Konflikte und Schwierigkeiten schafft und wie er diese lösen kann.

Auch Therapien, die mit dem *Ausagieren von Emotionen* arbeiten, sind für ADHS-ler wenig erfolgversprechend, denn ADHS-ler haben ja kein Problem mit dem Ausdrücken ihrer Gefühle. Sie tun genau dies ständig, und damit schaffen sie sich erst ihre Probleme. ADHS-ler darin zu bestärken, ihre Aggressionen auszuleben, ist kein sehr hilfreicher Ansatz. Denn ADHS-ler sind nicht wütend, weil sie schon seit Jahren auf verdrängten Gefühlen sitzen, sondern weil sie ihre aktuellen Gefühle nicht ausreichend steuern können. Es geht nicht um unausgelebte Gefühle, sondern um eine neurobiologisch bedingte Störung der Impulskontrolle.

Therapieansätze für ADHS-ler

Beispiel Jens: Würde der Therapeut die ADHS berücksichtigen, sähe die Therapie für Jens völlig anders aus, und es erfolgten auch ganz andere Konsequenzen. Zuerst würde durch eine umfangreiche Diagnostik und Kindheitsanamnese die Diagnose einer ADHS gesichert, dann müsste Jens sehr ausführlich über dieses Syndrom informiert werden. Er bekäme Literaturlisten an die Hand, womit er sich auch selbst über seine Problematik informieren könnte. Er würde ermutigt, sich einer Selbsthilfegruppe anzuschließen.

Sehr zu empfehlen wäre ihm eine offene Aussprache mit seinen Eltern, in der er von seiner ADHS und den auftretenden Problemen erzählte. Er könnte seinen Eltern auch vertiefende Literatur dazu geben und sie befragen, welche Schwierigkeiten sie in der Erziehung mit ihm hatten. Wenn erwachsene ADHS-ler endlich anerkennen können, dass sie und ihre Eltern es schwer hatten mit ihrer ADHS, wenn beide Seiten ihr Leid und ihre Hilflosigkeit also eingestehen, kann es der erste Schritt zu einer Aussöhnung sein, mit deren Hilfe es beiden Seiten möglich ist, den anderen besser zu verstehen und wertzuschätzen.

Häufig gelingt ADHS-Kindern ein einigermaßen erfolgreicher Schulabschluss wirklich nur, wenn sie strenge und engagierte Eltern haben. Statt dieses Engagement zu kritisieren, wären Anerkennung, Dankbarkeit und Wertschätzung angemessener. Eltern erleben sich in ihrer Position häufig wie Kameltreiber von besonders störrischen bzw. desinteressierten Kamelen. Es ist ungeheuer wohltuend, sich eingestehen zu können, dass sie gemeinsam keinen besseren Lösungsweg gefunden haben, weil sie nichts von den Symptomen der ADHS gewusst haben. Das kann gegenseitige Schuldzuweisungen aufheben. Denn in einer Eltern-Kind-Beziehung ist jederzeit ein Neuanfang möglich, wenn man bereit ist, verstehen und zuhören zu wollen. Einige Eltern werden entdecken, dass sie ebenfalls von ADHS betroffen sind. Besonders jene, die heftig und massiv, dabei impulsiv und unkontrolliert auf das ADHS-Kind reagiert haben. Nichts kann einen ADHS-ler mehr aufregen als ein weiterer ADHS-ler mit gleichen oder ähnlichen Strukturen. Es ist schwer, in den Spiegel zu schauen und die Verhaltensweisen, die man an sich selbst ablehnt, bei anderen zu erkennen. Das kann dazu führen, dass in einer Familie mit mehreren ADHS-Betroffenen diese den eigenen ADHS-Anteil bei anderen Familienmitgliedern bekämpfen. Ein wichtiger Weg aus der ADHS-Falle ist deshalb das Verstehen und Versöhnen. Die Erkenntnis, dass Eltern und Kinder es schwer haben mit ADHS, kann Raum schaffen für ein toleranteres Miteinander.

Suchen Sie sich bei Verdacht auf ADHS unbedingt einen Therapeuten, der sich mit ADHS-Patienten auskennt. Auch hinter Diagnosen wie Depression, manisch-depressive Erkrankung, histrionische Persönlichkeit, Angststörung, narzisstische Persönlichkeit, emotional-instabile Persönlichkeit oder Borderline-Störung steckt nicht selten eine unerkannte ADHS.

Verhaltenstherapie

In der Psychotherapie muss ADHS ausreichend berücksichtigt werden. Die Verhaltensweisen, die immer wieder zu Konflikten führen, müssen analysiert werden und entsprechende Gegenstrategien sind zu entwickeln, um die Konflikte besser lösen zu können. Hierin sollte der Schwerpunkt der Psychotherapie liegen, denn an ADHS hat niemand Schuld, folglich braucht auch nicht ständig der angeblich neurotische Konflikt in der Vergangenheit bearbeitet werden. Natürlich hat das Selbstbewusstsein eines ADHS-Patienten in der Kindheit häufig gelitten. Hier kann es sinnvoll sein, in der Psychotherapie punktuell die Kränkungen anzusprechen und zu bearbeiten. Im Vordergrund sollte aber die aktuelle Lebensbewältigung stehen. Denn der ADHSler hat ja gerade Schwierigkeiten mit der Verarbeitung von zu vielen Informationen. Wenn nun die alten Konflikte aus der Kindheit hervorgezerrt und Thema werden, dann kann es wieder zu Konfusion und »Datencrash« kommen. Klarheit, Eindeutigkeit und konkrete Problemanalyse sind hilfreiche Strategien in der ADHS-Therapie.

Die Therapie müsste deshalb möglichst strukturiert und konfliktzentriert sein und sollte als Behandlungsziel eine bessere Selbstwahrnehmung und Selbstkontrolle, eine gute Problemanalyse, ein angemessenes Selbstmanagement und eine gute Selbstorganisation anstreben.

ADHS-Patienten profitieren häufig stärker davon, wenn sie entgegen der üblichen kontinuierlichen Behandlung 1–2 mal pro Woche in größeren Abständen Therapiestunden angeboten bekommen, dafür aber über einen längeren Zeitraum. Oft ist es notwenig, den Patienten Erklärungen oder Gebrauchsanweisungen für das tägliche Leben zu geben. Sie können auch sehr von Hausaufgaben profitieren, die man ihnen in der Therapiestunde aufgibt. Die Verhaltenstherapie bietet hier hilfreiche Ansätze, weil sie konkret an aktuellen Problemen und Verhaltensmustern arbeitet. Die Universität Freiburg (Hesslinger/Philipsen) hat ein störungsspezifisches Therapiemodul speziell für ADHS-Patienten entwickelt. Hier werden in 13 aufeinander folgenden Sitzungen die einzelnen Problembereiche bei ADHS erläutert und Problemlösestrategien vermittelt. Es ist für Betroffene auch hilfreich andere Betroffene kennen zu lernen. Oft ermöglicht ihnen erst diese Erfahrung die Problematik ihrer eigenen Verhaltensweisen zu erkennen.

Gruppentherapie

Ich empfehle ADHS-Patienten – nach mehreren ausführlichen Beratungen und eventuell einer medikamentösen Begleitbehandlung – eine Gruppentherapie. In dieser können die Patienten die Erfahrung machen, wie andere sie sehen und wie sich Nicht-ADHS-ler verhalten. Wichtig ist daher, dass ADHS-ler zusammen mit Patienten in einer Gruppe sind, die nicht an ADHS leiden, sondern andere seelische Probleme haben. In der Gruppe machen sie meist die gleichen Erfahrungen wie sonst im Leben, weil sie hier wie dort ihre schlecht funktionierenden Verhaltensweisen an den Tag legen. Es ist dann meine Aufgabe als Psychotherapeut, genau diese Verhaltensmuster zu analysieren und dem Patienten bewusst zu machen. Er kann so Zusammenhänge besser erkennen, aber auch die Regeln lernen, die menschlichen Verhaltensweisen zugrunde liegen. Denn ADHS-ler haben sich meist überhaupt noch keine Gedanken darüber gemacht, was andere von ihnen erwarten und welche Regeln befolgt werden müssen, damit Beziehungen funktionieren.

In der Gruppe lernen sie auch, Kritik zu akzeptieren und diese positiv zu nutzen. Hier ist ein Raum, wo man sich gegenseitig ehrlich begegnen kann und die Wahrheit ausgesprochen wird. Es ist nicht immer angenehm und bequem, sich auch mit den eigenen Schattenseiten auseinanderzusetzen und in den Spiegel schauen zu müssen, aber ungeheuer hilfreich. Es kann eine sehr große Entlastung sein zu verstehen, warum man auf Ablehnung und Unverständnis stößt.

Die Gruppe ist auch ein guter Raum, um neue Erfahrungen umzusetzen und zu üben. Nicht-ADHS-ler helfen dem ADHS-ler auch, besser die Probleme des Partners zu verstehen. Häufig kommt es in der Gruppe zu heftigen Auseinandersetzungen zwischen ADHS-lern und Nicht-ADHS-lern, und dies ist meist wie eine Reinszenierung des partnerschaftlichen Dramas. Die

Aufgabe des Therapeuten ist nun, diese Situation zu nutzen, indem er die verschiedenen Verhaltensmuster und Problemlösestrategien aufzeigt und dem ADHS-ler verdeutlichen kann, was er bei anderen auslöst und umgekehrt. So manche Nicht-ADHS-ler entdecken in ADHS-lern auch eine Kopie ihres Lebenspartners oder ihres Kindes, und dies hilft ihnen, sich mit der Problematik zu beschäftigen und ihre eigenen Probleme besser zu verstehen.

Für den ADHS-ler ist die Gruppe auch deshalb hilfreich, weil er gezwungen wird, sich mit Problemen anderer auseinanderzusetzen. Man kann eine psychotherapeutische Gruppe als therapeutische Familie bezeichnen, in der eine Nachsozialisation möglich wird. Der ADHS-ler muss hier lernen, sich selbst einmal zurückzunehmen, dass er Zeit und Aufmerksamkeit teilen muss und dass es Regeln zu beachten gilt. Er erfährt, was andere von ihm erwarten, dass er zuhören muss und dass andere von ihm verlangen, dass er auf sie eingeht und sie ausreden lässt. Besserwisserei stößt in der Gruppe auf keine Begeisterung. Die Gruppe ist also ein Rahmen, in dem der ADHS-ler soziale Kompetenz üben kann und Erfahrungen sammelt über die Bedingungen und Regeln menschlichen Zusammenseins. Das Ziel ist, dass der ADHS-ler beziehungsfähig wird, dass er lernt, sich angemessen mitzuteilen, den anderen Raum zu lassen und dass er mehr über seine eigenen Stärken und Schwächen erfährt. Die wichtigste Erkenntnis für einen ADHS-ler ist, dass er heute für sich selbst verantwortlich ist und es in der Hand hat, sein Leben zu gestalten. Das Ziel besteht darin, ein gutes Selbstmanagement für die eigene ADHS zu entwickeln, Selbstdisziplin und Zentriertheit zu lernen.

Medikation

Selbstverständlich ist die Behandlung mit Medikamenten oft nicht ausreichend, doch kann Medikation eine wichtige Therapiesäule sein. Bei ADHS handelt es sich um eine neurobiologische Störung. Das Gehirnhormon Dopamin wird zu schnell abgebaut und daraus resultieren Konzentrations- und Motivationsstörungen, sowie eine Reizfilterschwäche. Durch die Reizfilterschwäche entstehen Probleme bei der Priorisierung, weil Betroffene alle Reize gleich wichtig wahrnehmen und sich dann nicht entscheiden können, was wirklich wesentlich ist und mit welcher Tätigkeit sie anfangen sollten. Betroffene sind zudem außerordentlich dünnhäutig und reagieren schnell emotional überschießend auf ihre Mitmenschen. An dieser Stelle möchte ich das interessante Buch von Carsten Dietrich erwähnen. Er führt aus, dass ADHS-Betroffene eine scharf gestellte Alarmanlage haben, die quasi im Steinzeitmodus funktioniert. Das heißt, dass ihr Alarmsystem viel früher anschlägt und einen Alarm meldet. Auch fühlen sich ADHS-Betroffene schneller gekränkt, angegriffen, feindselig behandelt, zu kurz gekommen und sind misstrauischer. Sie haben das Gefühl, sich ständig zur Wehr setzen und sich verteidigen zu müssen und reagieren oft überschießend, weil sie Gefahr oder Angriffe wittern, die gar nicht oder nur in abgeschwächter Form vorhanden sind. Dies erklärt das Verhalten der ADHS-ler sehr gut, die oft sehr empfindlich sind – ständig in einem Modus des Angriffs oder der Flucht, so als lauere überall Gefahr. Ihr Alarmsystem funktioniert nicht im Kulturmodus, in dem man fragen würde, ob der andere das wirklich so meint. Sie reagieren als ginge es um Leben und Tod, um einen Angriff auf ihre Würde und ihre Person. Ihre Reaktion auf dieses vermeintliche Verhalten ihrer Mitmenschen sind heftige Gegenwehr oder sofortiger Rückzug, was anderen gar nicht verständlich ist. Betroffene glauben ihrer Alarmanlage und kommen gar nicht auf die Idee, dass mit ihrer Wahrnehmung etwas nicht stimmen könnte.

Doch diesen Dopaminmangel kann man mit Stimulanzien medikamentös ausgleichen. Wir reden hier z.B. von dem Medikament Ritalin, welches in der Laienpresse oft verteufelt wird. Der Wirkstoff von Ritalin heißt Methylphenidat. Dieses Medikament gehört zur Medikamentengruppe der Stimulanzien, wie auch Amphetamin.

Erinnern wir uns, dass ADHS-ler eine Filterstörung haben. Da sie die unwichtigen Reize nicht filtern können, werden sie von sämtlichen Außenreizen regelrecht bombadiert.

Die Medikation wirkt oft wie eine chemische Brille. Wenn die Medikation anspricht, das ist bei 70–80% der Fall, dann erleben Betroffene, dass sie auf einmal fokussiert und konzentriert sein können und dass es ihnen leicht fällt, Entscheidungen zu treffen und zu priorisieren. Sie beschreiben das oft als ein Gefühl, als ob die Nebelwand verschwunden oder eine Milchglasscheibe klar geworden sei. Vor der chemischen Brille war das Leben mit der Milchglasscheibe so anstrengend, verwirrend und desorganisiert, da Betroffene nur schemenhafte Konturen wahrnehmen konnten und ihnen der Überblick und eine Struktur gefehlt hat. Jeder neue Reiz hat sofort eine Ablenkung hervorgerufen und dies bedingte ständige Getriebenheit, Unruhe und innere Anspannung. Doch die Erfahrung mit Medikation kann durchaus auch sehr traurige Gefühle hervorrufen, wenn etwa Betroffene ein tiefes Bedauern entwickeln, dass sie erst jetzt die Medikation bekommen. Vor allem aber findet man Erstaunen darüber, wie leicht sie sich aufgrund der Medikation nun auf etwas konzentrieren können. Die ständige Ablenkbarkeit, der »Gedankenlärm« unter dem Betroffene sehr leiden, das Grübeln und diese negativen Gedankenschleifen gehen zurück. Patienten beschreiben es als unglaublich wohltuend endlich einmal Ruhe und Frieden zu finden und abschalten zu können.

Oft gelingt es ADHS-lern deutlich besser in die Gänge zu kommen und nicht mehr alles bis auf den letzten Drücker aufzuschieben. Sie erleben es als sehr beglückend, dass es ihnen nun mit Hilfe von Medikamenten gelingt, Vorsätze in die Tat umzusetzen und erfolgreich zu sein. Wir vergessen immer wieder, dass ADHS-ler mehr Misserfolge und Niederlagen wegen ihrer ADHS-Symptome erlebt haben als andere Menschen. Ihre Selbstzweifel sind häufig berechtigt, weil sie sich ihren Stress mit ihrer Aufschieberitis selbst erzeugen, da sie sich durch desorganisiertes Verhalten, Unpünktlichkeit und unvollständiges Erledigen von Aufgaben immer wieder angreifbar machen. Ihre Versagensängste sind real. Sehr oft haben sie es erlebt, dass sie zwar den Stoff der Schulaufgaben gelernt hatten, diesen dann aber nicht abrufen konnten. Mit Hilfe der Medikation erleben Betroffene, dass sie auf einmal in der Lage sind, ihr Gehirn richtig zu nutzen. Sie sind oft so erstaunt darüber, dass sie viel intelligenter sind, als sie je geahnt haben. Es ist eine traurige Tatsache, dass ADHS-Betroffene so oft unter ihren Möglichkeiten bleiben und es ihnen nicht gelingt, die Konzentration, Selbstdisziplin und Motivation aufzubringen, die sie benötigen um eine an sie gestellte Aufgabe erfolgreich bis zum Ende ausführen zu können. Betroffene erleben es auch als sehr beglückend, wenn es ihnen – oft zum ersten Mal – gelingt, ein Buch zu lesen oder ihre Wohnung aufzuräumen. Sie wundern sich darüber, wie leicht dies auf einmal geht. Für Kinder ist es großartig, wenn sie erleben, dass sie Gelerntes viel besser abspeichern und sich daran erinnern können. Es ist für das Selbstwertgefühl keineswegs egal, ob man mit Mühe eine schwache 4 oder mit Leichtigkeit eine gute 2 in der Schulaufgabe schreibt. Erfolg macht glücklich und ist nicht allein durch Liebe und Wertschätzung zu ersetzen.

Stimulanzien machen nicht intelligenter, dafür gibt es kein Mittel. Sie erlauben aber Betroffenen, ihr geistiges Potential auszuschöpfen und es zu nutzen. Auch emotional verändert sich aufgrund der Medikation viel.

Die emotionale Achterbahn wird in ein seichteres Wellental verwandelt. Extreme Gefühlsreaktionen werden abgefedert. Das ist für Betroffene oft eine große Erleichterung.

Es gelingt den Betroffenen auf einmal, sich besser gegen all das, was um sie herum passiert, abzuschirmen und abzugrenzen. Sie sind emotional nicht mehr so stark ablenkbar und erleben sich besser abgeschirmt, als hätten sie eine Schutzschicht um sich herum. Die scharf gestellte Alarmanlage wird quasi herunterreguliert und funktioniert nun für die Dauer der Wirkung im Kulturmodus.

Ich bringe das immer auf den sehr einfachen Nenner:

Stimulanzien machen einen klareren Kopf und ein dickeres Fell.

Das ist für Betroffene oft wie ein Wunder. Wir dürfen nicht vergessen, dass für eine gesunde Entwicklung und ein gutes Selbstwertgefühl nicht nur Liebe, sondern auch Erfolg notwendig sind. Das Ausbleiben von Erfolg hinterlässt bei Kindern und Erwachsenen tiefe Selbstzweifel und Selbstvorwürfe. Dies ist ganz sicher einer der Ursachen, warum Depressionen bei ADHS so häufig vorkommen.

Wenn über die möglichen Nebenwirkungen der Medikation gesprochen wird, sollten wir nicht vergessen, dass ein unbehandeltes ADHS auch viele »Nebenwirkungen« hat: Kinder müssen sich mit dauernden Misserfolgen, Kritik und Ablehnung auseinandersetzen und Erwachsene riskieren die Entwicklung weiterer seelischer Erkrankungen. Im mittleren Lebensalter zeigen sich dann oft auch deutlich die körperlichen Auswirkungen der ADHS. Betroffene stehen ständig unter Stress und brauchen viel Energie um konzentriert zu bleiben, um die innere Unruhe zu kontrollieren, um das eigene Chaos zu verbergen oder um all die Situationen wieder auszubügeln, die durch Unachtsamkeit,

Sprunghaftigkeit oder Vergesslichkeit entstanden sind. Sie regen sich ständig auf und entwickeln daher oft einen Bluthochdruck. Hypoaktive ADHS-ler neigen zu sozialem Rückzug, Selbstzweifeln, Depressionen. Als Kompensationsstrategie für all diese ADHS-Symptome können Suchtentwicklung, Essstörungen oder Angststörungen entstehen. Viele ADHS-Patienten entwickeln später ein Burn-Out-Syndrom. Auch das Krankheitsmanagement bei chronischen Erkrankungen wie Diabetes etc. ist oft deutlich schlechter, weil es Betroffenen nicht gelingt, ihre Medikation regelmäßig einzunehmen, ihren Blutzucker zu kontrollieren und vernünftige Essgewohnheiten zu entwickeln. Es ist also keineswegs risikolos, ADHS nicht zu behandeln! ADHS selbst ist ein Risikofaktor für alle weiteren seelischen Erkrankung und alle Stresserkrankungen.

Man muss Patienten mit ADHS dann medikamentös behandeln, wenn sie deutliche Schwierigkeiten im schulischen, sozialen und beruflichen Bereich entwickeln, insbesondere, wenn sich zusätzlich Begleiterkrankungen abzeichnen.

ADHS-Patienten erleben ihre Defizite selbst sehr deutlich und verachten sich häufig dafür. Es ist ein Unterschied, ob ich mit einer hohen Intelligenz einen mittleren Schulabschluss auf Grund der ADHS-Symptome erreiche oder aber meine Intelligenz nutzen kann, beruflich und sozial eine gute Position finde und mit mir selbst zufrieden bin. Daraus resultieren ganz andere Lebensentwürfe und ein ganz anderes Selbstwertgefühl, abgesehen von den finanziellen Auswirkungen einer besseren Berufsausbildung.

Es ist gut, dass wir die Diskussion um eine medikamentöse Behandlung heute unaufgeregter führen können. Stimulanzien werden seit über 50 Jahren eingesetzt und dank der soliden Forschungsergebnisse kennen wir die Wirkung, die Risiken und Nebenwirkungen sehr genau.

Ich bin Fachärztin für psychosomatische Medizin und Psychotherapie und musste während meiner 20 Jahre Erfahrung in der Behandlung von ADHS-Patienten trotzdem immer wieder feststellen, dass oft erst Medikation Betroffenen hilft, all die psychotherapeutischen Erfahrungen und Ansätze umzusetzen. Obwohl ich überzeugte Psychotherapeutin bin, musste ich doch immer wieder die Erfahrung machen, dass oft erst die Medikation für Patienten den Durchbruch bedeuten und sie erst damit in der Lage waren, sich wirklich zu konzentrieren zu können und ruhig und aufmerksam zu sein.

Dazu passt die 2015 veröffentlichte Studie von Prof. Dr. Alexandra Philipsen. Es ist die weltweit größte Studie bei Erwachsenen. Die Forscher der Universität Freiburg konnten zeigen, dass eine Medikation mit Methylphenidat einer ADHS-Gruppenpsychotherapie überlegen war. In dieser Studie wurden 420 Patienten danach untersucht, welche Behandlungsmethode die besten Ergebnisse zeigte. Es wurden verschiedene Patientengruppen gebildet: die einen wurden nur psychotherapeutisch behandelt, die anderen nur medikamentös und es gab eine Gruppe, die sowohl medikamentös als auch mit Psychotherapie behandelt wurde. Es zeigte sich, dass die Methylphenidat-Medikation der Gruppenpsychotherapie überlegen war und die Wirkung der Medikation nicht durch zusätzliche Psychotherapie verbessert werden konnte. Die Studie machte deutlich, dass die angewandte Psychotherapie die Medikation nicht ersetzen und auch nicht verbessern konnte.

Was sind Stimulanzien?

Stimulanzien sind eigentlich Aufputschmittel, die wir aus dem Suchtbereich kennen. Hierzu gehören die ADHS-Medikamente Methylphenidat (am bekanntesten ist Ritalin) und Amphetamin.

Während Menschen ohne ADHS durch die Einnahme von

Stimulanzien euphorisch und antriebsgesteigert werden können, zeigen ADHS-Betroffene auf diese Medikation eine völlig andere Wirkung. ADHS-ler werden durch Stimulanzien ruhiger, klarer, entspannter, dabei aber deutlich konzentrierter und aufmerksamer. Sie können Reize besser filtern, die Reizüberflutung hört auf. Sie haben auch ihre Gefühle besser im Griff. Oft erleben Betroffene die Medikation als Erlösung. Sie können gar nicht glauben, dass sie auf einmal friedlich, entspannt und aufmerksam sein können. Das haben sie ihr ganzes Leben so noch nicht erlebt, denn sie sind ja schon mit ihrem ADHS auf die Welt gekommen. Der ADHS-bedingte Dopaminmangel wird durch die Medikation ausgeglichen.

Bei ADHS führen Stimulanzien sehr selten zu einer Suchtentwicklung, weil Entspannung, Friedfertigkeit und eine bessere Konzentration keinen Suchteffekt haben. Wenn antriebssteigernde Medikamente bei einer bestimmten Patientengruppe den gegenteiligen Effekt auslösen, nennt man das eine paradoxe Wirkung. ADHS-Betroffene sind schlichtweg zufrieden, weil sich hierdurch ein Zustand der Ruhe und Gelassenheit bei ihnen einstellt. Eine Dosissteigerung führt zu keiner besseren Medikamentenwirkung, sondern zu vermehrten Nebenwirkungen, dies limitiert bei Betroffenen zusätzlich den Wunsch nach einer Wirkungsverstärkung. Vorsicht ist allerdings bei denjenigen geboten, die schon früher massiv Drogen konsumiert haben, insbesondere Speed, Ecstasy und Kokain. In hohen Dosen und in Kombination mit anderen Suchtmitteln können auch Stimulanzien sehr gefährlich sein. Deswegen sollte man Süchtige mit einem hohen Suchtmittelgebrauch von der Medikation mit Stimulanzien ausschließen.

Studien belegen eindrucksvoll, dass die Verwendung von Stimulanzien im Kindesalter das Suchtrisiko im späteren Lebensalter vermindert (Huss 2004). Deswegen ist das Suchtrisiko als Argument gegen die Gabe von Stimulanzien schlicht falsch. Unbehandelte ADHS-Betroffene werden jedoch um das Vier- bis Neunfache häufiger, früher und schneller süchtig (Chen et al. 2018). Die Medikation mit Stimulanzien senkt das Suchtrisiko der Betroffenen auf das der Normalbevölkerung. Die frühe Therapie der ADHS im Kindesalter dient der Suchtprävention und vermindert auch die Entwicklung weiterer seelischer und körperlicher Erkrankungen wie Essstörungen, Depressionen und Ängste!

Sucht entsteht, wenn eine Substanz Euphorie oder einen Kick auslöst. Diese Wirkung haben Stimulanzien bei ADHS-Betroffenen nicht, wohl aber kann sich diese Wirkung bei missbräuchlich eingenommenen Stimulanzien bei Menschen einstellen, die nicht an einem ADHS leiden. Daher stehen diese Substanzen zu Recht unter dem Betäubungsmittelgesetz und dürfen nur von einem Facharzt nach ausführlicher Diagnostik verordnet werden. Die Verschreibung erfolgt auf Spezialrezepten, die nur eine Woche Gültigkeit haben und mit einer besonderen Nummerierung versehen sind. Sie unterliegen strengen Kontrollen. Es soll dadurch vermieden werden, dass ein Arzt Stimulanzien verschreiben kann, weil – drastisch formuliert – Schüler oder Studenten keine Lust zum Lernen haben. Es handelt sich hierbei nicht um eine Indikation für Stimulanzien, sondern um ein sogenanntes Neuroenhancement, ein Medikament zur Leistungssteigerung. Dies wird von den fachärztlichen Gremien abgelehnt und so dürfen Stimulanzien ausschließlich zur Behandlung der ADHS verordnet werden.

Nur ADHS-Betroffene profitieren wirklich von der Medikation mit Stimulanzien, denn nur diese haben ein Dopamindefizit.

Leider wird das Thema ADHS immer wieder auf die Frage »Ritalin ja oder nein?« reduziert. Das ist auch der Grund, warum viele Psychologen, Pädagogen und Sozialarbeiter die Diagnose ganz ablehnen und ADHS als erfundene Erkrankung bezeichnen. Natürlich geht es nicht darum, lebendige und lebhafte Kinder ruhig zu stellen und sie zu angepassten Zombies zu machen.

Die Medikation muss immer individuell eingestellt werden und hierfür braucht es Geduld. Es ist nicht Zweck der Medikation die Persönlichkeit zu verändern, sondern die Symptome von ADHS zu lindern. Wenn sich die Persönlichkeit verändert, ist die Medikation zu hoch oder falsch eingestellt. In Überdosis können Stimulanzien traurig und bedrückt machen. Auch das spricht gegen eine Suchtentwicklung, denn eine Dosissteigerung führt nicht zu einer weiteren Befindlichkeitssteigerung, sondern zu mehr Nebenwirkungen.

In den Empfehlungen der neuen Leitlinien der Bundesärztekammer, die Ende 2018 in aktualisierter Form veröffentlicht wurden, werden Stimulanzien als Mittel der ersten Wahl aufgelistet. In umfangreichen Studien wurde festgestellt, dass die wirkungsvollste Behandlung der ADHS die Behandlung mit Stimulanzien ist. Natürlich sollte diese medikamentöse Behandlung in ein therapeutisches Gesamtkonzept eingebettet sein und es bedarf oft auch noch zusätzlicher psychotherapeutischer Maßnahmen wie Verhaltenstherapie und Coaching. Die Leitlinien empfehlen jetzt eine medikamentöse Einstellung schon bei einem gesicherten leichten und mittelschweren ADHS und dies bereits zu Beginn der Behandlung. Bisher wurde medikamentöse Behandlung erst dann empfohlen, wenn Psychotherapie nicht ausreichend war.

Die alleinige Psychotherapie wird in der Behandlung von ADHS überschätzt, weil ADHS eine neurobiologische Störung ist!

Bei Vorliegen deutlicher ADHS-Symptome, die die Betroffenen in ihrem beruflichen und privaten Umfeld beeinträchtigen, sollte immer eine medikamentöse Einstellung versucht werden.

Mittel der Wahl und First-Line-Medikament ist bisher Methylphenidat. Seit dem 1.5.2019 ist außerdem Dexamphetamin (Elvanse) als weiteres Mittel zugelassen.

Es gibt kurzwirksames Methylphenidat wie Ritalin oder Medikinet, sowie Methylphenidat, das von mehreren Firmen mit diesem Namen hergestellt wird. Die Wirkung von unretardiertem Methylphenidat setzt nach einer halben Stunde ein und dauert etwa 3-4 Stunden an.

Weiterhin werden von dieser Substanz auch Retardpräparate mit den Bezeichnungen retard oder adult (für Erwachsene) angeboten. In der mittellangwirkenden Form werden sie als Medikinet retard oder adult, Ritalin retard oder adult sowie Equasym retard angeboten und wirken etwa nach einer Stunde, wobei die Wirkung etwa 6–8 Stunden anhält. Medikinet retard und Ritalin retard sind identisch mit der adult Form für Erwachsene.

Zudem gibt es ein langwirkendes Methylphenidatpräparat, das Concerta heißt. Es wirkt bis zu 10–12 Stunden.

Der behandelnde Arzt braucht viel Erfahrung für die individuelle Dosierung, da es keine Standarddosierung gibt. Die individuelle Dosis muss immer austitriert werden. Das bedeutet, dass der Arzt mit einer niedrigen Dosis anfangen muss und diese dann langsam in Rücksprache mit dem Patienten steigert, bis sich eine gute Wirkung zeigt. Es gibt Menschen, die die Medikation schnell abbauen und daher eine höhere Dosis brauchen, andere können eventuell schon mit geringen Mengen ausreichend behandelt werden und sind schnell überdosiert. Da der behandelnde Arzt nicht weiß, wie sein Patient reagieren wird und da er keinen Laborwert oder sonstige Hilfen zu Rate ziehen kann, bleibt immer nur das vorsichtige Ausprobieren. Manchmal ist es hilfreich lang- und kurzwirksame Medikation miteinander zu kombinieren. Während man bei Kindern eher eine gleichmäßige medikamentöse Einstellung bevorzugt, weil sie einen geregelten Tagesablauf haben, ist dies bei Erwachsenen ganz anders. Hier sind die Anforderungen an den Tag oft sehr unterschiedlich, weshalb man als Arzt unter enger Abstimmung mit dem Patienten diesem zeigen sollte, wie er die richtige Medikation selbst zu dosieren lernt. Wenn am Wochenende die Konzentration vielleicht nur für 2 Stunden gebraucht wird, dann muss die Medikation anders aussehen, als wenn ein stressreicher 13-Stunden-Tag bewältigt werden muss.

Leider erstatten die gesetzlichen Krankenkassen bei Erwachsenen nur Medikinet und Ritalin adult, sowie ab 2019 Elvanse.

Kurzwirksames Methylphenidat ist eine sehr sinnvolle Therapieoption und gut steuerbar. Sie kann allerdings nicht auf Kosten der gesetzlichen Krankenkassen verordnet werden, weil diese von den Herstellerfirmen fordern, durch teure und langwierige Studien den Beweis zu erbringen, dass die Medikation auch im Erwachsenenalter noch wirksam ist. Da unretardiertes Methylphenidat sehr billig ist und jede Firma es herstellen kann, werden solche Studien jedoch nicht mehr gemacht. Ein gutes Medikament gerät so in Vergessenheit. Es ist wenig nachvollziehbar, dass die gesetzlichen Krankenkassen den gleichen Wirkstoff, der seit über 50 Jahren auf dem Markt ist und der bei Kindern weiterhin verordnungsfähig ist, bei Erwachsenen nicht mehr bezahlen, während darüber hinaus der gleiche Wirkstoff im doppelt so teuren Depotpräparat verordnungsfähig ist.

Unretardiertes Methylphenidat kann aber auf einem Privatrezept verordnet werden.

Das 12-Stunden-Depotpräparat Concerta kann im Erwachsenenalter weiter verordnet werden, wenn es bereits im Kindesalter verordnet wurde. Auch diese Entscheidung der Krankenkassen ist nicht nachvollziehbar, weil auch Erwachsene deutlich von einem langwirkenden Depotpräparat profitieren.

Manchmal kommt es bei der Medikation von Methylphenidat zu einem sogenannten Reboundphänomen. Hier spüren

Patienten nach dem Abfallen der Wirkung von Methylphenidat ihr ADHS viel stärker und müssen am Ende des Tages noch eine kleine Dosis von unretardiertem Methylphenidat zu sich nehmen. Grundsätzlich lässt sich sagen, dass die kurzwirksamen Methylphenidatpräparate zwar besser steuerbar sind, aber auch mehrfach am Tag eingenommen werden müssen. Es ist für ADHS-Patienten oft schwierig an eine erneute Einnahme zuverlässig zu denken. Depotpräparate fluten langsamer an und ab, aber man spürt auch nicht so deutlich deren Wirkung.

Ein weiteres Stimulans ist das Amphetamin. Hier gibt es das Kurzzeitdexamphetamin Attentin von der Firma Medice, das in 5, 10 und 20 mg-Dosierungen vorliegt. Dieses Medikament kann nur Kindern verordnet werden.

Seit dem 1.5.2019 ist das Amphetamin Elvanse (retardiertes Lisdexamphetamin) auch für die Behandlung von Erwachsenen als First-Line-Medikament zugelassen. Das bedeutet, dass mit diesem Medikament auch eine Ersteinstellung vorgenommen werden kann. Die Behandlungsoption mit Elvanse ist damit auf die gleiche Stufe gestellt wie Medikinet adult und Ritalin adult.

Elvanse hat den großen Vorteil, dass es 12 Stunden wirkt. Das ist meist die notwendige Zeitspanne, die Erwachsene brauchen, um ihren Tagesablauf, mit Beruf und familiären Verpflichtungen, abzudecken. Es ist damit das einzige Langzeitpräparat als First-Line-Medikament. Der Nachteil ist, dass die Dosis nicht tageweise verändert werden kann. Manche Patienten profitieren aber sehr davon, wenn sie täglich die gleiche Dosis einnehmen und damit eine konstante Wirkung gewährleistet ist. Der einstellende Facharzt muss entscheiden, welches Medikament zu der Symptomatik und den Anforderungen seines Patienten passt. Amphetamine sind grundsätzlich in ihrer Wirkung stärker. Methylphenidat und Elvanse können nicht einfach gegeneinander ausgetauscht werden, sondern müssen bei Umstellung neu eindosiert werden.

Die Nebenwirkungen der Amphetamine sind weitgehend identisch mit den Nebenwirkungen von Methylphenidat. Unretardiertes Amphetamin hat eine höhere Suchtpotenz und sollte Patienten mit Substanzabhängigkeit nicht verordnet werden. Elvanse hingegen ist eine sogenannte Prodrug. Das bedeutet, dass dieser Stoff inaktiv ist und er seine Wirkung im Körper erst nach der Verstoffwechselung entfaltet. Das hat den Vorteil, dass Elvanse von Drogenkonsumenten nicht zum Spritzen oder Schnupfen missbraucht werden kann, was die Anwendung sicherer macht und vor Missbrauch schützt. Auch Elvanse muss langsam eingeschlichen und langsam aufdosiert werden.

Die Medikation mit Stimulanzien ist, vereinfacht gesagt, dann gut eingestellt, wenn sich Betroffene klar und wach fühlen und ein dickeres Fell bekommen – quasi eine Schutzschicht gegen die Auslenkungen und emotionalen Überreaktionen. Dieses Ergebnis sollte möglichst ohne Nebenwirkungen erreicht werden. Die Nebenwirkungen der Stimulanzien sind erstaunlich überschaubar und deutlich geringer als bei Antidepressiva, wenn sie richtig dosiert werden. Sie verursachen Appetitstörungen für die Dauer der Medikamentenwirkung, weshalb vor der Einnahme gut gegessen werden sollte. Es können Kopfschmerzen und Bauchschmerzen auftreten, schneller Herzschlag und eine leichte Blutdrucksteigerung. Da sie außerdem Schlafstörungen verursachen können, sollte Stimulanzien nicht zu spät am Tag eingenommen werden. Bei Überdosierung kann es zu Wutanfällen, depressiver Verstimmung und Apathie kommen. Es können auch Psychosen ausgelöst werden, insbesondere wenn diese Erkrankung schon einmal aufgetreten ist. Eine Herzerkrankung sollte immer vorher ausgeschlossen werden. Überhaupt muss vor Beginn der Therapie beim Hausarzt ein EKG gemacht, der Blutdruck kontrolliert und bestimmte Laborwerte (z.B. die der Schilddrüse) überprüft werden. Diese Routineuntersuchungen werden aber bei allen Psychopharmaka veranlasst. Bei bestehender Epilepsie sollte eine Einstellung nur in Absprache mit dem Neurologen erfolgen. Vorsichtig sollte man auch bei einem vorhandenen erhöhten Augeninnendruck oder einer Prostatavergrößerung sein. In der Schwangerschaft sollte die Medikation abgesetzt werden, da hierzu keine Daten vorliegen. In neuesten Untersuchungen zeigte sich zwar bei Methylphenidat keine Schädigung des Kindes, aber sicherheitshalber sollte man die Medikation während der Schwangerschaft unterbrechen. Methylphenidat könne zwar während der Stillzeit eingenommen werden, aber auch hier ist sicher große Zurückhaltung gefordert.

Amphetamine werden zurückhaltender verordnet, weil sie leichter missbräuchlich eingenommen werden können und ihr Suchtpotential größer ist. Dies soll bei Elvanse nicht der Fall sein.

Als ganz anderen medikamentösen Therapieansatz gibt es das Medikament Strattera (Atomoxetin). Es muss nicht auf Betäubungsmittelrezept verordnet werden und gehört zur Gruppe der Antidepressiva. Strattera hat ein ganz anderes Wirkstoffprofil, denn es hemmt den Abbau des Botenstoffs Noradrenalin, der auch bei ADHS eine Rolle spielt. Das Medikament muss nur einmal täglich eingenommen werden, aber es wirkt erst nach 4–6 Wochen. Es ist wichtig, dass es zuverlässig genommen wird, weil sich sonst die Wirkung deutlich verschlechtert. Man kann Strattera mit Stimulanzien kombinieren. Strattera ist auch für Erwachsene zugelassen. Es kommt besonders dann zur Anwendung, wenn eine Suchterkrankung im Vordergrund steht. Strattera wird auf einem normalen Rezept verordnet und hat kein Suchtrisiko. Viele Psychiater haben in ihrer Praxis keine Betäubungsmittelrezepte und können bzw. wollen keine Stimulanzien verordnen. Sie schreiben daher bevorzugt Strattera auf, weil sie sich damit sicherer fühlen. Das ist schade, denn Strattera ist deutlich weniger wirksam als Methylphenidat und hat mehr Nebenwirkungen. Außerdem kommen dann Stimulanzien als wichtige Therapieoption gar nicht erst zum Einsatz. Die Nebenwirkungen von Strattera sind in dem Kapitel Medikation bei Erwachsenen beschrieben.

2017 ist das Medikament Intuniv von der Firma Shire auf den Markt gebracht worden, eine ganz neue Medikamentengruppe. Es ist nur für Kinder zugelassen. Intuniv ist ein altes Medikament, das früher als Blutdrucksenker zugelassen war. Der Wirkstoff ist Guanfacin und es handelt sich hier um einen Alpha-2-Agonisten. Die Wirkung soll darin bestehen, dass Signalwege im Gehirn besser gebahnt werden. Guanfacin verbessert besonders die Gefühlskontrolle und die Verhaltensregulation. Die Einstellung muss langsam erfolgen und liegt meist zwischen 1–4 mg täglich.

Nebenwirkungen können Schläfrigkeit, Kopfschmerzen und Bauchschmerzen, sowie niedriger Blutdruck sein. Ebenso kann es zu einer Appetitverminderung und zu Schlafstörungen kommen.

Die Nebenwirkungen der Stimulanzien sind erstaunlich überschaubar.

Wichtig ist zu erwähnen, dass mit allen Medikamenten Auto gefahren werden kann. Verkehrsmedizinische Untersuchungen zeigen klar, dass Betroffene mit Medikation sehr viel besser Auto fahren, weil sie konzentrierter und gelassener sind und sich eher an die Straßenverkehrsordnung halten.

Die meisten Patienten brauchen nicht ein Leben lang Medikation. Unser Gehirn ist plastisch und lernt immer wieder dazu. Wenn es mit Hilfe der Medikation gelingt, sich selbst eine bessere Selbstorganisation und eine gute Selbstkontrolle anzutrainieren und wenn es dann noch möglich ist, dass ADHS-ler Selbstdisziplin lernen und ihrem Leben eine Struktur geben können, dann können sie in vielen Fällen nach einiger Zeit auf die Medikamente verzichten.

Weitere Therapieoptionen:

Omega-3-Fettsäuren zeigen bei der Behandlung der ADHS keine Wirkung.

Eine ausgewogene Ernährung ist gerade für ADHS-ler von besonderer Bedeutung. Hier konnten Studien zeigen, dass eine Mittelmeerdiät mit viel Fisch, unbehandelten Lebensmitteln, unter Verzicht von Wurst, Süßigkeiten und Softdrinks eine Verringerung der ADHS-Symptome bewirkte. Leider essen ADHS-ler besonders gerne Fast Food und ernähren sich überwiegend von Softdrinks und Süßem.

Forschungsergebnisse zeigen, dass durch die oligoantigene Diät, bei der Lebensmittel wie Süßigkeiten, Fertigprodukte oder Wurstwaren nicht erlaubt sind, die Symptome verringert werden können. Allerdings sind die Befunde nicht eindeutig, so dass diese Diät nicht für jeden Betroffenen empfohlen wird, sondern in speziellen Fällen zur Anwendung kommen sollte. Es gibt Studien, die zeigen, dass ADHS-Betroffene stärker auf Glutamat, Farbstoffe und Konservierungsmittel reagieren. Eine ganz neue Studie von Clement an der Universität Freiburg 2019 zeigte, dass sich die ADHS-Symptome deutlich besserten, wenn Kinder auf Milch und Weizenprodukte verzichteten. Die Kinder bekamen zunächst nur Reis und Hühnerfleisch sowie Lauch und Salat angeboten. Später wurden dann sehr vorsichtig weitere Nahrungsmittel kontrolliert dazu gegeben. Es konnte gezeigt werden, dass sich die ADHS-Symptome bei Hinzugabe bestimmter Nahrungsmittel deutlich verstärkten.

Man kann aufgrund der aktuellen Studienlage festhalten: Gute Ernährung ist gerade bei ADHS wichtig. Weitere Studien sind hier notwendig.

Grundsätzlich haben Entspannungsverfahren wie Autogenes Training, progressive Muskelrelaxation nach Jacobsen, aber auch Joga, Meditation, Chi Gong und Tai Chi positive Effekte.

Um innere Ruhe zu finden und die Getriebenheit und Nervosität herunterfahren zu können, ist es hilfreich, sich solche Entspannungsübungen zu verinnerlichen und regelmäßig anzuwenden.

Ein neuer vielversprechender Ansatz in der Behandlung von ADHS ist das Neurofeedback. Hier können Betroffene lernen, ihre Gehirnströme zu steuern und damit bewusst einen Aufmerksamkeits- oder Entspannungsmodus zu erzeugen. Hierzu ist es notwendig, dass die Gehirnströme auf der Kopfoberfläche mit Hilfe von Elektroden ablesbar gemacht werden. Diese Hirnstromaktivität wird auf einen Bildschirm übertragen und mit Hilfe von Computerprogrammen können ADHS-ler lernen, diese Aktivität spielerisch zu verändern. Bei Kindern zeigen sich hier gute Erfolge. Bei Erwachsenen ist die Datenlage bisher nicht eindeutig. In jedem Fall ist das Neurofeedback eine interessante Methode, die weiterer Forschung bedarf. Aktuell ist diese Behandlung noch sehr aufwendig und wird bei Erwachsenen nicht von den Krankenkassen bezahlt.

Sport ist eine wichtige Therapiesäule, da er zudem antidepressiv und abhärtend wirkt, den inneren Schweinehund trainiert, beim Erlernen von Selbstdisziplin hilft und das Selbstbewusstsein steigert. Man macht die Erfahrung, dass man für Erfolge trainieren muss und es eine gute Möglichkeit ist, sozialverträglich Frust und Spannung abzubauen und noch dazu etwas für die eigne Gesundheit zu tun. Für Kinder sind besonders Teamsportarten zu empfehlen, da dort Fairness, Teamgeist, Anpassungsfähigkeit und nicht zuletzt auch Verlieren trainiert wird. Fernöstliche Sportarten wie Judo, Taekwondo, und Karate helfen enorm beim Trainieren von Kontrolle und Selbstdisziplin. Es konnte auch gezeigt werden (Ziereis und Jansen 2014, Regensburg), dass Sport die kognitiven Fähigkeiten von ADHS Kindern fördert, insbesondere die Aufmerksamkeits- und Gedächtnisleistung.

Zweiter Teil:

Die täglichen Herausforderungen in den Griff bekommen

Die Kernsymptome des ADHS werden vorgestellt, im Anschluss jedes Abschnitts gehe ich getrennt auf die Beteiligten – der Betroffene, die Partner, Eltern und Lehrer – und ihre unterschiedlichen Problemfelder ein. So ist auch partielles Lesen bzw. Nachschlagen bei akut auftretenden Problemen möglich. Wiederholungen lassen sich leider nicht ganz vermeiden, viele Symptome überlappen sich und häufiger müssen auch ähnliche Problemlösestrategien angewandt werden.

Sie können zunächst nur die Abschnitte lesen, die für Sie von Belang sind. Damit Sie diese auf den ersten Blick finden, sind die einzelnen Abschnitte mit unterschiedlichen Icons gekennzeichnet:

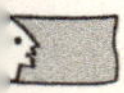 – Was Sie selbst für sich tun können

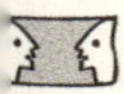 – Was Sie als Partner tun können

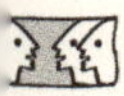 – Was Sie als Eltern tun können

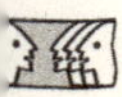 – Was Sie als Pädagoge tun können

Nicht alle beschriebenen Symptome müssen auf jede Person mit ADHS zutreffen. Jeder ADHS-ler hat seine ganz eigene Mischung von Symptomen, mal schwächer, mal stärker ausgeprägt. Ich habe die Symptome sehr klar und deutlich beschrieben, oft wird damit eine extrem starke Ausprägung dargestellt, die stellenweise sogar erschreckend wirken kann, aber auch

Klarheit schafft. An meiner Wertschätzung für Personen mit ADHS ändert das nichts. Ich habe aber in meiner langjährigen Arbeit die Erfahrung gemacht, dass man den Betroffenen sehr unmissverständlich und manchmal auch sehr drastisch die in Verbindung mit ADHS auftretenden Probleme vor Augen führen muss, weil sie sonst versucht sind, die Schwierigkeiten zu bagatellisieren und sich mit den Unzulänglichkeiten einzurichten.

Störung der Konzentration und Aufmerksamkeit – »Schon wieder nicht bei der Sache«

Der ADHS-ler hat große Schwierigkeiten damit, aufmerksam zu sein und sich auf ein Thema zu konzentrieren. Ständig schweift er ab, hat neue Einfälle, die aber gleich wieder in der Versenkung verschwinden können. Ein klares analytisches Denken ist ihm fremd. Die Logik ist nicht sein bester Freund, aber sprunghafte geniale Einfälle können ihm einfach so zufallen. Er kommt vom Hundertsten ins Tausendste, verzettelt sich und verliert nicht selten den Überblick, weil er seine Gedanken nicht über längere Zeit gezielt auf eine Sache richten kann. Häufig ist er fahrig, zerstreut, macht viele Flüchtigkeitsfehler, die ihm Prüfungen und Noten verderben können.

Seine Aufmerksamkeitsspanne ist also kurz und dann ermüdet er, weil er sich für Konzentration viel mehr anstrengen muss als andere. Sein Zeitgefühl ist oft verzerrt, weil er Zeit entweder gedehnt oder sehr verkürzt wahrnimmt, und er hat Mühe, die Zeit, die er für eine Tätigkeit benötigt, richtig einzuschätzen. Das macht ihm auch eine Vorausplanung so schwer. Solange die Sache, mit der er sich beschäftigen muss, ausreichend spannend und abwechslungsreich ist, gelingt es ihm, die Wachheit und Aufmerksamkeit zu halten. Langeweile hingegen lähmt ihn, und sein Interesse lässt deutlich nach. Sich für etwas zu motivieren, was langweilig ist, grenzt für ADHS-ler an Schwerstarbeit.

Selbst beim Sex kann sich die Konzentrationsstörung bemerkbar machen. Viele ADHS-ler klagen, dass es ihnen schwer fällt, sich mit ihren Gedanken und Gefühlen ganz auf den Partner und die Situation einzulassen, und sie erleben dies als ausgesprochen störend für ihr Sexualleben.

Was Sie selbst für sich tun können

Sie müssen etwas über sich und Ihren *Arbeitsstil* lernen. Schaffen Sie sich eine angenehme Umgebung zum Arbeiten, in der Sie sich wohlfühlen. Es ist keinesfalls unwichtig, ob man in einem hellen Raum mit schönen Bildern, Blumen und einem aufgeräumten Schreibtisch arbeitet oder aber in einer »dunklen Räuberhöhle«. Gerade auf den reizoffenen ADHS-ler färbt die Umgebung ab.

Sie brauchen ein relativ entspanntes *Umfeld*, mit möglichst wenig Ablenkung und Störfaktoren, denn jedes Telefongespräch kann Sie wieder aus dem Takt bringen. Für wichtige Aufgaben schirmen Sie sich bitte ab, und teilen Sie es auch anderen mit. Wenn dies nicht ohne weiteres möglich ist, benutzen Sie zur Reizabschirmung *Oropax*.

Schreiben Sie auf, an welchem *Thema* Sie arbeiten möchten und wie viel *Zeit* Sie dafür veranschlagen. Machen Sie sich klare und eindeutige *Notizen* über die Informationen, die Sie gerade konsumieren. Das hilft Ihnen, mit Ihren Gedanken dabei zu bleiben, nicht ständig zu springen und das Ziel nicht aus den Augen zu verlieren. Immer wieder sollten Sie auf Ihren *Zettel* schauen und sich kontrollieren, ob Sie noch bei Ihrem Thema sind und Ihren Zeitrahmen einhalten oder wieder jede willkommene Ablenkung gesucht haben, um einer unangenehmen Arbeit zu entgehen.

Lernen Sie ihr Leistungsvermögen realistisch einzuschätzen. Es wird für Sie schwierig sein, Ihre Aufmerksamkeit länger als 30–45 Minuten auf eine Sache zu richten. Nach dieser Zeit sollten Sie deshalb eine kurze *Pause* von fünf Minuten einlegen und vorher noch einmal die Ergebnisse Ihrer Arbeit zusammenfassen. Selbstkontrolle ist ausgesprochen wichtig. Alle zwei Stunden sollten Sie eine größere Pause von etwa 10 Minuten einlegen, einen Kaffee trinken oder einfach mal mit Kollegen reden. Vergessen Sie aber bitte nicht, sich vorher genau aufzuschreiben, an welcher Stelle Sie Ihre Arbeit unterbrochen haben und welche Fragen und Tätigkeiten Sie später noch erledigen müssen. Sinnvoll kann anfangs die Verwendung von einfachen Hilfsmitteln wie einem Wecker oder Kurzzeitmesser sein, der Sie automatisch daran erinnert, wenn die Pause um ist.

Haben Sie eine deutliche bis massive Konzentrationsstörung, die Sie nicht in den Griff bekommen und die sich auch beruflich sehr hinderlich auswirkt, sollten Sie unbedingt mit Ihrem Arzt über den Einsatz von Stimulanzien sprechen (siehe Kapitel Medikation).

Was Sie als Partner tun können

Es ist nicht leicht für Sie mit einem Menschen mit ADHS zu leben, weil sich meist trotz vieler Diskussionen nur wenig bewegt. Stellen Sie sich darauf ein, dass Sie Ihren Partner nicht grundsätzlich ändern können. Versuchen Sie eine Taktik zu finden, dem unkonzentrierten und vergesslichen ADHS-ler auf die Sprünge zu helfen. Aber bitte ohne Vorwürfe und Anklagen, sonst haben Sie gleich wieder Streit. Am besten gelingt es mit *Humor*.

Versuchen Sie einen gemeinsamen *Terminplan* anzulegen, in dem alle Termine eingetragen sind. Hängen Sie in der Küche eine große Tafel auf, wo die Pflichten des Tages für jeden persönlich aufgelistet sind. Haken Sie abends diese Listen ab, damit ihr Partner sieht, dass er nicht der Einzige auf dieser Welt ist, der sich mit unangenehmen Aufgaben quälen muss. Schreiben Sie nette *Erinnerungszettel* (Es wäre lieb von dir, wenn …).

Versuchen Sie Ihren Partner bei wichtigen Arbeiten nicht zu stören und halten Sie ihm für diese Zeit den Rücken frei. Probieren Sie, ihn in neutralem Ton an das noch Ausstehende zu erinnern.

Vereinbaren Sie zusammen mit Ihrem Partner Arbeitslisten und Pläne, und hängen Sie diese an einem zentralen Ort auf.
Verzichten Sie auf Vorwürfe und Anklagen.
Versuchen Sie in einem normalen Ton Ihren Partner an seine Versäumnisse zu erinnern.

Was Sie als Eltern tun können

Bei Kindern ist der Ablauf ganz ähnlich wie bei Erwachsenen, nur müssen Sie als Manager Ihres Kindes stärker darauf achten, dass es sich die Zeit richtig einteilt und möglichst wenig Ablenkung hat. Die *Hausaufgaben* sollten ohne Musikberieselung gemacht werden, und Sie sollten ihr Kind dazu anhalten, dass es eine Sache ordentlich macht und auch so beendet. Braucht Ihr Kind viel zu lange für die Hausaufgaben und berichtet die Lehrerin, dass ihr Kind nicht aufpassen kann, träumt, schwätzt oder sonst ständig ablenkbar ist, stellen Sie es bitte einem Facharzt vor. Auch hier sollte ein Einsatz von Stimulanzien erwogen werden, denn diese Medikamente wirken bei 80–90 % der unkonzentrierten ADHS-Kinder hervorragend. Die Konzentrationsfähigkeit kann enorm verbessert werden, und oft sind die Kinder jetzt erst in der Lage, dem Lehrer wirklich zuzuhören und den Unterrichtsstoff zu behalten. Ein Kind mit ausgeprägten und unbehandelten Konzentrations- und Aufmerksamkeitsstörungen wird immer weit unter seinen Möglichkeiten bleiben und die Schule als Qual erleben.

ADHS-Kinder lernen gerne mit dem Computer. Überlegen Sie, ob Sie Ihrem Kind ein *Computerprogramm* kaufen wollen, das auf das Lehrbuch der Schule abgestimmt ist. Die meisten Programme fragen ab und drucken die Fehler aus, so dass die Kinder dann auch selbständig den Stoff, den sie nicht beherrscht haben, wiederholen können. Der unschätzbare Vorteil von Computerprogrammen ist, dass sie neutral Noten verteilen und dass man mit ihnen nicht diskutieren muss. Das spart Zeit und Nerven! Und es schont Ihre Beziehung zu Ihrem Kind.

Die Frage der *Beschulung* ist für Kinder mit ADHS besonders wichtig. Generell lässt sich sagen, dass ein ADHS-Kind von kleinen Klassen ungemein profitieren kann. Unüberschaubare Situationen sind von Nachteil, weil es ihm gut gelingt, durch die Netze der Kontrolle zu schlüpfen, und gerade die unaufmerksamen Träumer unter ihnen so nicht als Problemkinder wahrgenommen werden. Große Schulen fördern anonyme Klassen, und der persönliche Bezug zum Lehrer geht oft verloren. ADHS-Kinder sind aber besonders auf eine persönliche Ansprache angewiesen, weil sie dann besser lernen können und sich stärker in die Pflicht genommen fühlen. ADHS-Kinder sind in besonderem Maße auf engagierte Lehrer angewiesen, die streng, aber gerecht mit Spaß und einer positiven Autorität ihren Unterricht abhalten. Je abwechslungsreicher und spannender der Unterricht ist, desto stärker kann ein ADHS-Kind davon profitieren. Unterrichten Sie die Lehrer auf jeden Fall über die ADHS Ihres Kindes und seine spezielle Ausprägung und versuchen Sie regelmäßige Besprechungen mit ihnen zu vereinbaren. Meist sind deshalb kleine und übersichtliche Schulen besser, insbesondere, wenn sie klare Regeln haben und der Einzelne auch einer sozialen Kontrolle unterliegt.

Das ADHS-Kind profitiert von viel *Ruhe* in der Klasse und möglichst wenig Störfaktoren. Es ist sehr davon abhängig, dass es in der Klasse akzeptiert wird und ein gutes Arbeitsklima herrscht, denn gerade das ADHS-Kind ist sehr schnell von einer negativen Gesamtstimmung beeinflussbar. Wenn die Klassenstimmung gegen das Kind gerichtet ist, sollte, wenn alle Versuche der Klärung und Schlichtung fehlgeschlagen sind, ein *Klassenwechsel* erfolgen.

Das ADHS-Kind braucht ständige *soziale Kontrolle.* Wenn die Hausaufgaben nicht kontrolliert werden, wird es selten welche machen; wenn seine Anwesenheit nicht überprüft wird, beginnt es, die Schule zu schwänzen. ADHS-Kinder sind keine Meister der Selbstdisziplin, sondern neigen eher zu kleinen »Schluris«, die nur zu gern den vermeintlich leichtesten Weg gehen.

Grundsätzlich sollte erst einmal in eine Regelschule eingeschult werden, denn man erspart den Kindern nicht den Ernst des Lebens, wenn man sie langfristig vom Leistungsdruck fernhalten will, dem sie sich letztlich doch irgendwann stellen müssen. Es gibt einige Schulen und Internate, die auf ADHS spezialisiert sind. Aber leider gibt es hiervon noch viel zu wenige, und auch die Übernahme der Kosten gestaltet sich schwierig.

Schaffen Sie für ihr Kind eine aufgeräumte und ruhige Arbeitsatmosphäre.
Versuchen Sie mit Ihrem Kind eine klare Zeit- und Arbeitseinteilung festzulegen.
Wenn ihr Kind endlos für Hausaufgaben braucht, sehr unkonzentriert ist und die Schule zur Qual wird, erwägen Sie mit dem behandelnden Arzt den Einsatz von Stimulanzien.
Wählen Sie eine Schule bzw. Schulform, die auf ihr Kind positiv eingehen kann.

Was Sie als Pädagoge tun können

In jeder Klasse sind mittlerweile mindestens zwei oder drei Schüler mit ADHS. Vor allem die unaufmerksamen Träumer werden häufig übersehen, und sie erzielen sehr viel schlechtere Leistungen als es von ihrer Begabung her möglich wäre. Wenn Ihnen Kinder auffallen, die Symptome von ADHS zeigen, versuchen Sie erst einmal mit den Eltern zu sprechen und sie nach ihren Problemen mit dem Kind zuhause zu fragen. Vermeiden Sie Vorwürfe, denn Eltern, die ADHS-Kinder haben, werden in der Regel ständig mit Vorwürfen oder Schuldzuweisungen überhäuft. Treffen Sie gemeinsam klare *Absprachen*, wie dem Kind geholfen werden kann, und vermeiden Sie es, gegeneinander zu arbeiten.

Sprechen Sie sich bitte nicht aus dogmatischen Gründen gegen Medikamente aus. Akzeptieren Sie die Entscheidung der Eltern und des behandelnden Arztes, die sicher nicht leichtfertig erfolgte.

Setzen Sie das ADHS-Kind in die vorderste Reihe, eventuell auch allein. Nicht als Bestrafung, sondern erklären Sie auch der Klasse ausdrücklich, dass das Kind so besser mitarbeiten kann und weniger abgelenkt ist. Versuchen Sie möglichst häufig mit dem Kind *Blickkontakt* zu halten und wenn es wieder unaufmerksam ist, einen kurzen *Körperkontakt* herzustellen, wie z. B. die Hand auf die Schulter zu legen. Dies wirkt direkter als verbale Aufforderungen. Machen Sie öfter eine kleine *Pause* und bieten Sie den Kindern zwischendurch *Bewegungsspiele* oder Lieder mit Klatschen etc. an – Bewegung entspannt.

Versuchen Sie, den Unterricht klar zu *strukturieren* und das Wesentliche aufschreiben zu lassen. Machen Sie regelmäßig Kontrollen. Gestalten Sie den Unterricht möglichst abwechslungsreich und spannend. Es hilft ADHS-Kindern sehr, wenn Sie auch *visuelle Medien* einsetzen. ADHS-Kinder können oft gut mit Computerlernprogrammen umgehen und Erstaunliches am *Computer* erarbeiten. Wiederholen Sie den Stoff immer wieder und geben Sie klare Regeln an die Hand, an denen sich die Kinder orientieren.

Gezielte *Fortbildungen* und Informationen über dieses Krankheitsbild können der Lehrkraft mehr Sicherheit und Souveränität vermitteln und auch für die betroffenen Schüler sehr hilfreich sein. Diese werden z. B. von niedergelassenen Ärzten oder Psychologen gehalten. Denkbar sind gemeinsame Veranstaltungen mit dem Elternbeirat, weil häufig auch die Eltern großes Interesse haben. Lehrer profitieren davon, wenn sie im Kollegium ein gemeinsames Konzept erarbeiten, wie sie mit ADHS-Kindern umgehen wollen. Es ist auch hilfreich, Arbeitsgruppen zu bilden, in denen man gemeinsam über den Umgang mit schwierigen Schülern diskutieren kann. Ich erlebe leider noch immer viel zu oft, dass Lehrer es als ihr persönliches Versagen erleben, wenn sie mit schwierigen Schülern nicht zurechtkommen. Dabei ist dies der Alltag in Schulen geworden, und in der Folge entstehen bei Lehrern oft Schuldgefühle und Resignation. Die gemeinsame Suche nach Lösungswegen mit den Kollegen oder Eltern kann ein Ausweg sein.

Setzen Sie das Kind dahin, wo es nur wenig Ablenkung hat, und halten Sie möglichst oft Blickkontakt.
Vergewissern Sie sich, ob das Kind alles vollständig aufgeschrieben hat.
Ein abwechslungsreicher Unterricht hilft gerade dem ADHS-Kind sehr.
Versuchen Sie, mit den Eltern und Kollegen gemeinsam im Interesse des Kindes Konzepte zu erarbeiten unter der Fragestellung: »Was können wir gemeinsam tun, um Ihrem Sohn/Ihrer Tochter zu helfen?«

Wenn Sie mit bestimmten Kindern Probleme haben, versuchen Sie im Kollegenkreis Vertraute zu finden, mit denen Sie darüber sprechen können.
Sichern Sie sich Unterstützung durch Schulpsychologen oder Supervision.

Fallbeispiel

Der zerstreute Professor

Dirk ist Informatiker und in seinem Beruf sehr anerkannt. Er verbringt viel Zeit mit dem Austüfteln von neuen Computerprogrammen, und so manches Mal versackt er regelrecht vor seinem Computer. Die Zeit fliegt einfach so dahin, und Dirk hat schon wieder vergessen, seiner Frau Bescheid zu sagen, die zuhause mit dem Abendessen wartet. Als er nach Hause kommt, ist er sehr erstaunt, warum seine Frau ihn anschreit und die Tür lautstark ins Schloss fallen lässt.

Seine 12-jährige Tochter äußert ebenfalls ihr Missfallen, weil er vergessen hat, auf dem Nachhauseweg am Kiosk die Bravo für sie zu kaufen, was er ihr beim Frühstück versprochen hatte. Frustriert isst er allein das kalte, nicht mehr ganz wohlschmeckende Abendessen, als ihm plötzlich einfällt, dass er wichtige Unterlagen im Auto liegen gelassen hat, die er noch dringend bearbeiten müsste. Sofort steht er auf, rennt an sein Auto, um die Unterlagen zu holen, die er nicht gleich findet, weil sein Auto so etwas wie eine unaufgeräumte fahrende Ablage geworden ist. Nach einigen Minuten findet er die erforderlichen Unterlagen, und erleichtert schlägt er die Autotür zu. Erschreckt stellt er dann fest, dass sich sein Schlüsselbund mit Hausschlüssel in dem verschlossenen Auto befindet. Seine Frau ist in der Zwischenzeit beleidigt zu einer Freundin gegangen, seine Tochter schläft schon, und so versucht er mühsam sich über die Balkonbrüstung zu robben, um über die Terrassentür wieder in seine Wohnung zu gelangen. Dabei rutscht er aus und verstaucht sich den Fuß. Jetzt muss er seine Tochter doch wecken …

Überaktivität, Unruhe, Nervosität – »Strategien für den Zappelphilipp«

Der hyperaktive ADHS-ler ist häufig unruhig, getrieben, immer auf dem Sprung und auf der Suche nach Abenteuern. Er fühlt sich wie ein Tiger im Käfig, kann nicht stillsitzen und schon gar nicht warten. Seine Unruhe macht ihn nervös und zappelig, und er sucht nach Ablenkungen. Oft hat er viele schlechte Angewohnheiten wie Nägel kauen, Männchen malen, Stifte zerbeißen. Dauernd sind Hände oder Füße in Bewegung. Seine Unruhe und Anspannung macht ihn ungnädig und gereizt, wenn etwas nicht in dem ihm gemäßen Tempo erledigt werden kann.

Was Sie selbst für sich tun können

Wenn Sie unter einer ausgeprägten Unruhe und Nervosität leiden, die Sie in Ihrem Arbeitsverhalten erheblich beeinträchtigen, ist für Sie ebenso wie für den unaufmerksamen ADHS-ler, der zu langsam und zu verträumt ist, eine *Stimulanzientherapie* in Betracht zu ziehen.

Machen Sie auf jeden Fall viel *Sport* und toben Sie sich aus, wann immer dies möglich ist. Sport ist eine sehr gute sozialverträgliche Form, um sich abzureagieren ohne anderen zu schaden. Lernen Sie ein *Entspannungsverfahren*, mit dem es Ihnen gelingen kann, abzuschalten und sich selbst in einen ruhigeren Zustand zu versetzen. Hier kommen z. B. die progressive Muskelentspannung oder autogenes Training in Frage, aber auch

Tai-Chi. Suchen Sie sich etwas, das Ihnen entspricht und womit Sie sich auf eine gesunde Art und Weise auspowern können. Asiatische Kampfsportarten wie Judo oder Karate sind in hohem Maße geeignet, weil hierbei Fairness und Selbstdisziplin gefördert werden und trainiert wird, die eigene Kraft dosiert und beherrscht einzusetzen.

Bei ausgeprägter Unruhe sollten Sie eine medikamentöse Behandlung erwägen.
Regelmäßiger Sport und Entspannungsübungen helfen, Unruhe und Nervosität abzubauen.

Was Sie als Partner tun können

Motivieren Sie Ihren Partner, sich ausreichend zu bewegen und sich einen körperlichen Ausgleich zu schaffen. Versuchen Sie eine Sportart zu finden, die Sie beide begeistert. Wenn Sie die Unruhe Ihres Partners ansteckend finden, gönnen Sie sich eine *Auszeit*. Es ist auch gut, wenn jeder Partner ein *eigenes Zimmer* hat, damit er sich zurückziehen und seinen speziellen Vorlieben ungestört nachgehen kann.

Versuchen Sie gemeinsame Sportarten zu finden.
Schaffen Sie sich ausreichende Rückzugsmöglichkeiten.

Was Sie als Eltern tun können

Lassen Sie ihr Kind viel toben, am besten in einem Sportverein, wo es klare Regeln gibt. Bestehen Sie darauf, dass ihr Kind sich draußen abreagiert, wenn es außer Rand und Band ist. Sorgen Sie abends für ausreichenden Abstand zum Tagesgeschehen, damit das Kind sich auf ruhigere Phasen und das Schlafengehen einstimmen kann.

Lassen Sie ihr Kind möglichst wenig fernsehen, und begrenzen Sie die Zeit für Computerspiele, denn diese Tätigkeiten führen zu einer schnellen Reizüberflutung, und das Kind reagiert dann gereizt und aggressiv.

Denken Sie auch an sich, denn Sie müssen viele Jahre lang eine sehr anstrengende Erziehungsarbeit leisten. Das geht nicht, wenn sie sich aufopfern und sich selbst vernachlässigen. Nehmen Sie sich Auszeiten – ohne Kinder. Verabschieden Sie sich davon, perfekt sein zu wollen und immer alles Mögliche auszuprobieren. Teilen Sie sich Ihre Kräfte bewusst ein. Versuchen Sie auch schöne Momente mit Ihrem Kind zu planen und es ausdrücklich dafür zu loben, wenn sie eine gute Zeit miteinander hatten.

Lassen Sie ihr Kind sich austoben und viel Sport machen.
Begrenzen Sie die Zeit für Fernsehen und Computerspiele.
Tun Sie sich etwas Gutes.
Versuchen Sie nicht, perfekt zu sein.
Dosieren Sie Ihre Kräfte.
Genießen Sie positive Erfahrungen mit Ihrem Kind, indem Sie etwas tun, was Ihnen beiden Spaß macht.

Was Sie als Pädagoge tun können

Ermöglichen Sie den Kindern ausreichende Bewegung. Gerade das hyperaktive ADHS-Kind kann nur schwer über eine längere Zeit sitzen. Wenn es unruhig wird, kann es auch nicht aufpassen. Machen Sie sich immer wieder klar, dass das Kind Sie nicht absichtlich ärgern möchte, sondern einfach nicht weiß, wie es mit seiner Unruhe umgehen soll. Üben Sie sich in Gelassenheit. Scheuen Sie sich nicht, Hilfe in Anspruch zu nehmen. Sie können sich einer Supervisionsgruppe anschließen oder den Schulpsychologen zu Rate ziehen, eventuell auch eine Konferenz für das Kind einberufen, und auf jeden Fall sollten Sie die Probleme offen mit den Eltern besprechen. Versuchen Sie die Schwierigkeiten ehrlich zu benennen, aber hüten Sie sich vor Schuldzuweisungen.

Loben Sie das Kind, wenn es angemessene Verhaltensweisen zeigt. Geben Sie ADHS-Kindern Aufgaben, bei denen sie laufen müssen und probieren Sie Übungen aus, mit denen die ganze Klasse bewegt am Unterricht teilnehmen kann. Das Wichtigste für aufmerksamkeitsgestörte Kinder ist ein abwechslungsreicher Unterricht, der sie in den Bann zieht und beim Thema bleiben lässt.

Ermöglichen Sie den Kindern ausreichende Bewegung und lockern Sie den Unterricht auf.
Bleiben Sie gelassen und atmen Sie öfter durch.
Holen Sie sich Hilfe.
Sprechen Sie die Probleme klar und deutlich an.
Loben Sie das Kind, wenn es etwas gut gemacht hat.

Verträumt, abwesend, kontaktscheu – »Hilfen für Träumer«

Man könnte grob sagen, dass die hyperaktiven ADHS-ler zu schnell, die unaufmerksamen hingegen zu langsam sind. Die Träumer leiden unter ihrer Langsamkeit und schämen sich dafür. Sie kommen schnell an ihre Belastungsgrenzen, weil sie das Tempo nicht mithalten können, und sie reagieren hierauf mit heftigen Schuldgefühlen. Sie erleben ihre Langsamkeit als Versagen und leiden unter der Ungeduld und dem Unverständnis ihrer Mitmenschen. So vergleichen sich ADHS-ler des unaufmerksamen Typs viel mit anderen und erleben sich dann als minderwertig.

Was Sie selbst für sich tun können

Planen Sie genügend Zeit ein und akzeptieren Sie, dass Sie langsam sind. Sie werden nicht schneller, wenn Sie sich unter Druck setzen, sondern Sie machen nur mehr Fehler. Suchen Sie sich Menschen, die Sie verstehen und akzeptieren, statt sich ständig mit anderen zu vergleichen und sich dann schlecht zu fühlen. Auch langsame Menschen haben ihre Vorzüge und so mancher »Hitzeblitz« ist schon an seinen unüberlegten und schnellen Entscheidungen gescheitert.

Machen Sie sich Pläne und Checklisten für verschiedene Handlungsabläufe, auf die Sie immer wieder zurückgreifen können. Das spart Zeit und gibt Ihnen Sicherheit. Sie müssen das Rad nicht jeden Tag neu erfinden. Lernen Sie sich zu organisieren.

Haben Sie bei gemeinsamen Aktivitäten oft das Gefühl, dass Sie das gleiche Pensum an Arbeit schaffen wie ihr Partner? Tatsächlich erledigt der Partner aber meist ungleich mehr Aufgaben in der gleichen Zeit. Auf die Dauer kann so ein Ungleichgewicht in der Arbeitsteilung entstehen, was für den Partner sehr belastend ist und auch zu Verstimmungen oder Streit über eine »gerechte« Verteilung von Arbeit führen kann. Berücksichtigen Sie dies bei Ihren Planungen.

Planen Sie genug Zeit ein.
Sie brauchen häufig mehr Zeit als andere.
Machen Sie sich für bestimmte Handlungsabläufe Pläne und Checklisten (siehe Muster im Anhang).

Was Sie als Partner tun können

Machen Sie sich klar, dass ihr Partner schon immer etwas langsamer und vielleicht umständlicher war und dass Sie ihn nicht verändern können. Sie haben ihn genau so lieben gelernt. Versuchen Sie bei der partnerschaftlichen Aufteilung der Pflichten auch die Stärken Ihres Partners zu berücksichtigen. Lassen Sie ihn das machen, was er wirklich gut kann, aber schonen Sie ihn nicht, und übernehmen Sie nicht seine Aufgaben! Erwarten Sie aber auch nicht, dass er seine Arbeit in der gleichen Schnelligkeit erledigt, wie Sie es könnten. Zeigen Sie Geduld und Toleranz für seine Umständlichkeit.

Haben Sie Geduld mit Ihrem Partner.
Akzeptieren Sie seine andere Arbeitsweise.
Aber schonen Sie ihn nicht, und übernehmen Sie auf Dauer nicht seine Aufgaben.

Was Sie als Eltern tun können

Ermutigen Sie ihr Kind immer wieder und setzen Sie es nicht unter Zeitdruck.

Machen Sie mit Ihrem Kind Pläne und spielen Sie Beispiele durch, wie es sich schneller und besser organisieren könnte. Sprechen Sie das Kind häufiger an und achten Sie darauf, dass es Blickkontakt hält und Sie wahrnimmt. Lassen Sie z. B. das Kind die Aufgabe, die sie ihm gestellt haben, noch einmal selbst wiederholen. Helfen Sie Ihrem Kind dabei, sich seine Zeit gut einzuteilen. Unterstützen Sie ihr Kind, wenn es nicht so schnell ist wie andere Gleichaltrige, und sagen Sie ihm immer wieder, Langsamkeit und Bedächtigkeit hätten auch Vorteile.

Loben Sie ihr Kind und ermutigen Sie es.
Vermeiden Sie Zeitdruck.
Helfen Sie Ihrem Kind, sich die Zeit einzuteilen und sich besser zu organisieren.

Was Sie als Pädagoge tun können

Versuchen Sie das Kind zu stützen und es möglichst im Blickfeld zu haben. Sprechen Sie das Kind freundlich an und ermutigen Sie es. Lob wirkt besonders stark bei diesen Kindern. Achten Sie darauf, dass das Kind einen Stand in der Klasse bekommt und lernt, sich zu behaupten. Übertragen Sie ihm Aufgaben, an denen es wachsen kann. Geben Sie dem Kind Listen an die Hand und klare Schemata, an denen es sich orientieren kann. Loben Sie das Kind, wenn es aufgepasst hat. Versuchen Sie, mit dem Kind immer wieder durch kleine Gesten in Kontakt zu treten, damit es aufmerksam bleibt.

Loben Sie das Kind, wenn es aufmerksam ist.
Versuchen Sie immer wieder Kontakt herzustellen.
Helfen Sie dem Kind, sich zu orientieren, bieten Sie Hilfsmittel an.

Fallbeispiel

Das verkannte Genie

Jonas ist 21 Jahre alt und gerade dabei, seine Lehrstelle zu verlieren (was in Deutschland gar nicht so einfach ist). Jonas ist völlig verzweifelt. Er habe selbst gar keine Erklärung dafür, warum er immer scheitere und den Anforderungen nicht gewachsen sei. So gehe es schon sein ganzes Leben. Irgendwie habe er das Gefühl, dass er alle Menschen enttäusche, am meisten seine Eltern, die sich immer so um ihn bemüht hätten. Er habe schreckliche Schuldgefühle, und er traue sich überhaupt nichts mehr zu. Das sei einfach kein Leben mehr.

Jonas hat große Schwierigkeiten, überhaupt etwas von sich zu erzählen. Er wirkt sehr gehemmt, scheu, spröde, völlig verunsichert, aber auch deutlich depressiv. Manchmal versteht er meine Fragen gar nicht richtig oder er verliert den Faden. Besonders schwer fällt es ihm, Gefühle zu benennen. »Ich weiß nicht, wie ich mich fühle, wie immer eigentlich schlecht«.

Er sei schon von Geburt an ein Problemkind gewesen, kam mit einer Lungenentzündung auf die Welt und habe später keine Erkältung ausgelassen. Er sei schon immer sehr zurückgezogen gewesen. Häufig habe er sich gar nicht getraut, andere Kinder anzusprechen, und so habe er keine Freunde gehabt. Andererseits habe er sich immer sehr einsam gefühlt, nicht dazugehörig, ausgeschlossen. Er habe immer das Gefühl gehabt, dass die anderen alles besser können und er sowieso übersehen werde. Schon früh sei er von seiner Minderwertigkeit und Wertlosigkeit überzeugt gewesen. Bei Gesprächen mit anderen Menschen sei ihm einfach nie etwas eingefallen. Immer sei er zu langsam gewesen und wenn ihm ein Gedanke gekommen sei, dann hatte das Thema schon gewechselt. Er sei halt immer hinterhergehinkt. Seine Eltern hätten sich immer bemüht. Beide seien beruflich erfolgreich, und sie hätten hohe Erwartungen in ihn gehabt. Schon in der Grundschule sei er nur mäßig mitgekommen, und die Aufnahme ins Gymnasium habe er nur bestanden, weil seine Mutter ihre ganze Zeit geopfert habe, um ihm Nachhilfeunterricht zu geben. In der siebten Klasse des Gymnasiums sei dann gar nichts mehr gegangen. Die Lehrer hätten zu einem Schulwechsel geraten, weil er völlig überfordert gewesen sei. Er habe dann eine Privatschule besucht, auf der er sich mit Mühe bis zur mittleren Reife halten konnte.

Lernen sei für ihn eine Quälerei gewesen. Er habe einfach nichts behalten können. Allerdings habe er viel von Computern verstanden und es hier zu wahren Meisterleistungen gebracht, weil er auch die noch so ausgefallenen Softwarefehler beheben konnte. Darauf sei er wirklich stolz. Was ihn manchmal verwundert habe sei, dass er sich Nebensächlichkeiten oft mühelos einprägen konnte. So sei es für ihn ein Leichtes gewesen, sich einen Busfahrplan zu merken. Auch habe er ein gutes Gedächtnis für Erinnerungen. Aber immer dann, wenn er willentlich auf sein Gedächtnis zurückgreifen wolle, lasse ihn das jämmerlich im Stich.

Seine Arbeitsstelle als Bürokaufmann habe er nur durch Beziehungen seiner Eltern bekommen. Sein Ausbilder beklage sich, er mache zu viele Flüchtigkeitsfehler und habe keinen Überblick. Das treffe ihn sehr, weil er sich hier gerade besonders anstrenge. Diese Vorwürfe kenne er schon seit seiner Kindheit. Auch da habe er sich so angestrengt, dass er oft völlig erschöpft gewesen sei, aber stattdessen habe er häufig gesagt bekommen, er sei faul und uninteressiert. Jetzt komme er todmüde nach Hause, so dass er sich erst einmal hinlegen müsse. Wenn er jetzt die Lehrstelle verliere, könne er sich eine Zukunft nicht mehr vorstellen.

Jonas beschreibt das klassische Bild des unaufmerksamen ADHS-Typus. Die Testung seiner Konzentration zeigte ein erschreckendes Ergebnis. Noch niederschmetternder war der Intelligenztest, in dem sich herausstellte, dass Jonas eine Hochbegabung hat. Es war ein Schock aber auch eine große Erleichterung für Jonas und ein Schock für seine Eltern, die tief erschüttert darüber waren, dass die ADHS nicht früher diagnostiziert wurde und Jonas und ihnen damit viel Leid und Sorgen erspart geblieben wären.

Trotz der versäumten Zeit hat Jonas aber noch alle Möglichkeiten offen und kann viel Versäumtes in seinem Leben nachholen. Er wurde zunächst auf Methylphenidat in mittlerer Dosierung eingestellt. Jonas berichtet, dass er auf einmal klar sehen könne, so als sei eine schwere Fehlsichtigkeit korrigiert worden. Er habe hervorragend bei der Sache bleiben können, und er sei geradezu euphorisch, dass er sich nun etwas merken könne und auch viel schneller sei. So müsse er sich auch nicht mehr ständig zu etwas zwingen, und die Arbeit gehe ihm viel leichter von der Hand. Innerhalb von zwei Monaten wurde Jonas der beste Lehrling der Firma, und niemand konnte das verstehen. Er hat bereits einen festen Arbeitsvertrag so gut wie sicher, wenn er seine Lehre abgeschlossen hat. Aber Jonas will eigentlich das Abitur nachmachen und einen neuen Anlauf nehmen, um die Schulausbildung diesmal mit Hilfe von Methylphenidat besser zu meistern.

An psychotherapeutischen Interventionen bedurfte es hier nur wenig. Allein das Medikament verhalf Jonas zu besserer Konzentration. Mit Hilfe seines enormen IQ und seiner guten häuslichen Unterstützung konnte er viele Veränderungen allein in Angriff nehmen. Jonas lernte in einigen Therapiesitzungen, wie er sein Leben übersichtlicher gestalten und organisieren kann, und er war sehr erstaunt darüber, dass er gar nicht so viel in seinem Leben verändern musste, um erfolgreicher und zufriedener zu sein. Er gewöhnte sich an, konsequent Tageslisten zu führen, sein Zimmer regelmäßig aufzuräumen und Unangenehmes nicht aufzuschieben. Der Erfolg gab ihm Recht, und all dies half ihm, ein besseres Selbstwertgefühl zu entwickeln.

Er bedurfte allerdings immer wieder einmal der Ermutigung, damit er auf Gleichaltrige zugehen konnte und sich etwas traute. Das gelingt ihm jetzt zunehmend, und es freut ihn besonders, dass sich in letzter Zeit auch Mädchen für ihn interessieren.

Er selbst sagt dazu, ein Albtraum sei von ihm gewichen, und es sei für ihn eine immense Hilfe zu wissen, dass er nicht dumm ist, sondern dass er einfach ADHS hat.

Stimmungslabilität, emotionale Störung, Unzufriedenheit – »Leben auf der Achterbahn der Gefühle«

Der ADHS-ler fährt ständig emotional Achterbahn. Er durchlebt alle Gefühle sehr heftig. Er kann sich wahnsinnig freuen, aber auch wahnsinnig wütend und traurig werden. Es gibt kein treffenderes Gedicht hierfür als das von Johann Wolfgang von Goethe (*Alles geben die Götter*):

Alles geben die Götter, die unendlichen,
ihren Lieblingen ganz,
alle Freuden, die unendlichen,
alle Schmerzen, die unendlichen,
ganz.

Der ADHS-ler hat sich an seine Achterbahnfahrten längst gewöhnt und wundert sich nur manchmal, warum diverse Mitfahrer Zeichen von Unwohlsein und Übelkeit zeigen. Für Nicht-ADHS-ler ist es ungeheuer anstrengend, ständig mit den Höhen und Tiefen konfrontiert zu werden, unter Umständen mehrmals täglich. Sie können nur schwer verstehen, warum der ADHS-ler alles so extrem erleben muss und warum er einfach kein Maß findet. Der ADHS-ler ist ein typischer Schwarz-Weiß-Denker und -Fühler. Er neigt dazu, alles zu polarisieren. Entweder etwas ist »total toll, geil, megacool« oder aber »ätzend, blöd und unmöglich«. Ihm fehlen Zwischentöne, er hat keine Mitte, und er vergeudet eine unendliche Kraft beim Wandel zwischen seinen Extremen. Das macht ihn instabil und krisenanfällig. So kann er in Beziehungen den Partner zunächst völlig idealisieren und rosarot verklären. Ist das Strohfeuer erloschen und zeigen sich auch die Schattenseiten des Partners, gelingt es ihm nur schwer, einen Menschen sowohl als gut aber auch böse, als begehrenswert aber auch mit Schwächen anzunehmen. Oft verfällt der ADHS-ler dann übergangslos in das andere Extrem, wobei er den Partner nun völlig entwertet und fallen lässt.

Der ADHS-ler selbst ist sich auch seiner Maßlosigkeit nur wenig bewusst. Er kann sich einfach nicht mit Mittelmäßigkeit abfinden. Das erscheint ihm einfach zu banal, zu einfach und auch viel zu langweilig. Da er ja nach dem Motto lebt: »Genug ist nie genug«, ist er ständig auf der Suche nach mehr. Weil aber dieses Mehr natürlich nicht unendlich zu steigern ist, kann er leicht unzufrieden werden und herumnörgeln, sich selbst bedauern oder sich wieder einmal vom Leben betrogen fühlen. Viel mehr als anderen fällt es ihm schwer, die Begrenztheit des Lebens zu ertragen und zu der Einsicht zu kommen, dass er Kompromisse machen muss. Eigentlich hat er nie das kleinkindtypische Wunschdenken aufgegeben, alles jetzt sofort haben zu wollen. Diese Erkenntnis ist für viele ADHS-ler sehr schwer einzugestehen, denn im Grunde wollen sie ja gerade unabhängig, frei und selbstbestimmt sein. So mancher Frust ließe sich für den ADHS-ler verhindern, wenn er seine Ansprüche an andere in Ruhe überprüfen könnte.

Diese Verhaltensweisen finden sich besonders häufig bei Personen mit Hyperaktivität, bei dem unaufmerksamen Typ nur recht selten. Hinzu kommt eine permanente Unzufriedenheit, die auch das Ausmaß einer Depression annehmen kann. Schon Kleinigkeiten können die Laune verderben, und so können sie auch mehrfach täglich depressive Phasen durchlaufen. Wir nennen diese Zustände auch den »ADHS-Blues«, der im Gegensatz zu einer echten Depression aber nur kürzere Zeit anhält.

Was Sie selbst für sich tun können

Sie sollten ein zunächst so schrecklich klingendes Wort wie Demut begreifen und annehmen. Sie müssen lernen, dass Sie nicht alles bekommen, was Sie wollen und dass die Kunst des Lebens darin besteht, trotzdem glücklich zu werden. Man kann persönlich viel dabei gewinnen, anderen zuliebe auch einmal freiwillig auf etwas zu verzichten oder sich zurückzunehmen. Je mehr Sie lernen, Ihre eigene Begrenztheit zu akzeptieren, desto leichter wird es. Das heißt nicht, dass ihr Wert als Mensch damit geschmälert wird, sondern lediglich, dass Sie keine Sonderbehandlung einfordern können, aber auch nicht ständig etwas unter Beweis stellen müssen. Machen Sie sich immer wieder klar, dass niemand auf dieser Welt all Ihre Ansprüche befriedigen kann – auch Sie selbst nicht, und dass die Welt davon nicht untergeht. Und machen Sie auch Ihren Partner nicht für Ihre Unzufriedenheit verantwortlich, denn er ist genauso begrenzt und unvollkommen wie Sie. Nehmen Sie sich nicht mehr so tierisch ernst, und lachen Sie auch einmal über Ihren eigenen Anspruch. Humor entspannt ungeheuer!

Nehmen Sie es andererseits hin, wenn Sie schlechte Laune bekommen oder sich der Weltschmerz in Ihnen verdichtet. Sagen Sie sich, das ist der ADHS-Blues und der vergeht wieder. Versuchen Sie sich immer wieder daran zu erinnern, dass Sie die Welt oft einseitig durch verschiedenfarbige Brillengläser sehen und dass Sie in diesen Zuständen oft sehr ungerecht sind. Stellen Sie sich das rosarote Brillenglas, dass Sie dann aufhaben, wenn Sie von etwas total begeistert sind, immer wieder bildlich vor. Stellen Sie sich ein knallrotes Brillenglas vor, dass Sie wahrscheinlich tragen, wenn Sie wieder »rot« sehen und zu entgleisen drohen, und stellen Sie sich eine schwarze Sonnenbrille vor, durch die Sie wahrscheinlich dann schauen, wenn Sie in Weltschmerz, Selbstmitleid und tiefe Trauer versinken. Machen Sie sich immer wieder klar, dass diese Brillengläser Ihnen eine verzerrte Wahrnehmung verschaffen. Es gibt nicht nur gut oder nur schlecht, die Realität ist vielschichtig: »Wo Licht ist, ist auch Schatten«.

Nutzen Sie Ihre Eigenschaft, leicht ablenkbar zu sein, positiv und suchen Sie sich Beschäftigungen, die Ihnen gut tun, Sie entspannen und von Ihrem Frust und Weltschmerz ablenken. Probieren Sie es mit einem warmen Bad, einem schönen Spaziergang, hören Sie Ihre Lieblingsmusik, vielleicht schreiben Sie sich auch etwas von dem Frust von der Seele oder rufen einen lieben Menschen an. Oft hilft es einfach, die Aufmerksamkeit auf etwas anderes zu fokussieren, etwas zu tun nach der Devise »lieber handeln statt grübeln«. Aber vermeiden Sie blinde Action oder ein überstürztes Abenteuer. Auch Fernsehen rettet Sie meist nicht über den ADHS-Blues.

Entwickeln Sie eine gewisse Gelassenheit. Das Leben ist nun mal geprägt von Höhen und Tiefen, und man macht es nicht besser, wenn man darüber klagt, mit sich und der Welt hadert oder sich in Selbstmitleid ergießt. Halten Sie das Leben einfach mal aus, und greifen Sie nicht auf falsche und gefährliche Tröster wie Suchtmittel zurück.

Arbeiten Sie an sich: Lernen Sie sich zurückzunehmen, verzichten Sie auch mal zugunsten anderer.
Machen Sie sich immer wieder klar, dass ihr Partner nicht dafür zuständig ist, Sie glücklich zu machen.
Nehmen Sie Missstimmungen einfach einmal gelassen und machen Sie niemanden verantwortlich dafür.
Verzeihen Sie sich und anderen Schwächen und verdeutlichen Sie sich immer wieder, dass es im Leben Licht und Schatten gibt.
Suchen Sie nach Entspannungsmöglichkeiten und belohnen Sie sich, wenn Sie für sich etwas erreicht haben.

Wenn Sie viel grübeln, versuchen Sie diesen Zustand zu unterbrechen und denken Sie an das Motto: »Handeln statt grübeln«.
Lassen Sie sich nicht hängen und versuchen Sie die Dinge, die Ihnen wichtig sind, weiterzumachen.
Entwickeln Sie eine gewisse Gelassenheit, suchen Sie die positiven Aspekte zu betonen und üben Sie sich in Humor.

Was Sie als Partner tun können

Wenn ihr Partner schlecht gelaunt ist oder wieder seinem Selbstmitleid und Weltschmerz frönt, versuchen Sie ihn mit Humor darauf aufmerksam zu machen. Reden Sie mit ihm. Fragen Sie ihn, was er in dieser Situation braucht und wenn er alleine sein möchte, respektieren Sie das.

Lassen Sie sich nicht ständig für seine schlechte Laune verantwortlich machen. Vermeiden Sie möglichst Vorwürfe und Anklagen, in dieser Phase auch Kritik. Manchmal kann hier auch eine Auszeit gut tun. Reden Sie miteinander, wenn der ADHS-Blues vorüber ist, und sprechen Sie auch über Ihre Gefühle und Ansichten. Nehmen Sie nicht dauernd Rücksicht auf den leidenden Partner. Es gibt Hilfe, und diese kann er in Anspruch nehmen. Sie dürfen von ihm erwarten, dass er sich Hilfe holt, wenn es ihm schlecht geht.

Sprechen Sie von Zeit zu Zeit an, dass eine zu große Anspruchshaltung blockiert, dass es nie möglich ist, alles zu bekommen, und versuchen Sie humorvoll seine Maßlosigkeit und sein Anspruchsdenken zu beschreiben. Sie sind nicht auf der Welt, um alle Wünsche und Bedürfnisse Ihres Partners zu erfüllen.

Finden Sie humorvolle Formulierungen für seine schlechten Launen.
Lassen Sie sich von Missstimmungen und schlechter Laune nicht anstecken und ziehen Sie sich, wenn notwendig, rechtzeitig zurück.
Schonen Sie Ihren Partner nicht, und grenzen Sie sich gegenüber Vorwürfen und seiner Anspruchshaltung ab.

Was Sie als Eltern tun können

Machen Sie sich keine Vorwürfe, wenn ihr Kind wieder unzufrieden, lustlos und frustriert ist. Versuchen Sie vor allem nicht, ihm alles recht zu machen, damit es zufriedener wird. Sie werden damit scheitern. Kinder spüren genau, ob Eltern ein schlechtes Gewissen haben und ob sie sich für ihre Unzufriedenheit verantwortlich fühlen. Dann haben Sie ausgesprochen schlechte Karten, denn ihr Kind wird auf dem Klavier der Schuldgefühle spielen und Sie jedes Mal gnadenlos dafür verantwortlich machen, wenn es sich schlecht fühlt. Sie rackern dann, während ihr Kind Meister im Verteilen von Vorwürfen und Schuldgefühlen wird. Leider verhilft diese verwöhnte Lebenshaltung ihm nicht zu einem gelungenen Leben.

Versuchen Sie mit Ihrem Kind zu reden und es zu ermutigen, sich den Schwierigkeiten zu stellen. Wenn sich keine konkrete Ursache finden lässt, erklären Sie dem Kind einfach, dass Sie auch solche Gefühle kennen und dass diese auch wieder vorbeigehen. Sagen Sie ihm, dass auch diese Stimmungen zum Leben gehören und nicht gleich eine Katastrophe darstellen.

Fühlen Sie sich nicht schuldig, wenn ihr Kind wieder einmal frustriert und unzufrieden ist.
Verwöhnen Sie ihr Kind nicht, und lassen Sie sich nicht schlecht behandeln.
Sagen Sie Ihrem Kind, dass schlechte Laune zum Leben dazugehört, und machen Sie ihm Vorschläge, was es selbst dafür tun kann, um wieder bessere Laune zu bekommen.

Was Sie als Pädagoge tun können

Benennen Sie immer wieder Regeln und machen Sie deutlich, dass diese für alle gelten und dass jeder gleiche Rechte und Pflichten hat. Versuchen Sie dem Kind auch zu vermitteln, dass nicht alles im Leben Spaß macht, und dass jeder immer mal wieder etwas wegstecken und einstecken muss. Versuchen Sie das Kind aufzumuntern und auf positive Erfahrungen aufmerksam zu machen. Manchmal hilft es, dem Kind sein Verhalten humorvoll zu spiegeln: »Es ist schade für dich, Lukas, dass du heute so schlechte Laune hast«.

Versuchen Sie Kindern immer wieder, möglichst humorvoll, zu vermitteln, dass nicht alles im Leben Spaß machen kann und dass Pflichten und Anstrengungen zum Leben gehören.
Versuchen Sie schlechte Laune und Motzen möglichst zu ignorieren.

FALLBEISPIEL

Das Leben ist eine Achterbahn

Rick kam mit 32 Jahren zum ersten Mal in meine Praxis. Er hatte damals eine beachtliche Krankenkarriere hinter sich. Er erzählt ausführlich über sein aufregendes und gefährliches Leben. Er komme nun, weil er für sechs Monate im Kloster gelebt habe und dort den Entschluss gefasst habe, seinem Leben eine entscheidende Wende zu geben.

Als Kind habe er als verhaltensgestört gegolten. Er sei immer das schwarze Schaf der Familie gewesen. Der zwei Jahre jüngere Bruder habe nie Schwierigkeiten gemacht und sei auch heute beruflich sehr erfolgreich. Von Anfang an habe er sich gegenüber dem Bruder stark benachteiligt gefühlt, weil immer nur er bestraft und von seinem Vater häufiger heftig geschlagen worden sei. Es sei für ihn sehr verletzend gewesen zu erleben, dass der jüngere Bruder nicht habe kämpfen müssen und ihm alles zugefallen sei.

Schon im Kindergarten habe seine Mutter ihn des Öfteren abholen müssen, weil er andere Kinder geschlagen habe oder einfach nicht auf dem Stuhl sitzen bleiben wollte. Er habe auch in der Schule ständig Ärger mit Lehrern gehabt, und es kam häufig zu Schlägereien mit Mitschülern. Schon bei den kleinsten Hänseleien sei ihm der Kragen geplatzt. Häufig hätten ihn die Schulkameraden regelrecht provoziert, und er sei dann als Einziger bestraft worden. Schon damals habe er sich ungerecht behandelt gefühlt. Er sei dann immer trotziger geworden und habe sich gegen jeden und alles aufgelehnt.

Irgendwie habe sowieso niemand an ihn geglaubt, und so habe er es dann allen gezeigt. Aus Trotz und Auflehnung habe er eine gewisse Stärke bezogen, und manchmal habe er auch die Eltern und Lehrer dafür verachtet, wie viel sie sich doch von ihm gefallen ließen.

In der Schule habe er zunächst geglänzt, weil ihm alles zugefallen sei. Beim Übertritt ins Gymnasium habe er dann aber massive Schulprobleme entwickelt. Er habe nie lernen können. Entweder habe er es sofort kapieren müssen, oder aber er habe schnell die Lust verloren. Der Vater habe in dieser Zeit massiv

Druck auf ihn ausgeübt. Sehr früh habe er dann versucht, sich dem Elternhaus zu entziehen und dem Druck auszuweichen. Bereits mit 13 Jahren habe er erste Drogenkontakte gehabt und Alkoholexzesse. Er habe Kontakte zu Älteren gesucht, weil ihn seine Mitschüler gelangweilt hätten. So sei er schnell in die falschen Kreise gerutscht und habe immer mehr Drogen konsumiert, zunächst Haschisch, mit 15 Jahren dann Heroin. Seinem Vater habe er immer wieder Geld gestohlen, um seinen Drogenbedarf zu finanzieren. Außerdem habe er Unterschriften gefälscht und sich selbst Entschuldigungen geschrieben. In der Schule sei es immer weiter bergab gegangen. Während eines Jahres habe er 23 Verweise erhalten. Schließlich habe er das Gymnasium verlassen müssen.

Auf der Hauptschule habe er es nicht lange ausgehalten. Der Vater habe ihn schließlich mit 17 Jahren aus dem Haus geworfen, als er einen Diebstahl entdeckte. Er habe sich dann in verschiedenen Wohngemeinschaften aufgehalten und eine Zeit als Punker gelebt. Sein Geld habe er mit Drogenhandel finanziert. Mehrfach sei er von der Polizei erwischt und verurteilt worden. Mit 20 Jahren habe er eine Jugendstrafe von sechs Monaten Gefängnis wegen Drogenhandel ableisten müssen. Durch das vom Gericht als Auflage verfügte Resozialisierungsprogramm habe er eine Lehre als Installateur begonnen. Er sei dann wieder drogenrückfällig geworden. Mehrfach habe er Drogenentzugstherapien gemacht, jede aber nach kurzer Zeit wieder abgebrochen. Trotzdem habe sein Lehrmeister ihn immer wieder unterstützt, weil er fachlich sehr gut gewesen sei. Es gelang ihm dann doch noch, die Lehre als Installateur abzuschließen.

Sein Leben gleiche einer Achterbahn. Zeitweise habe er regelrechte Höhenflüge gehabt und sich als der Größte gefühlt. Diese Phasen hätten nur kurz angehalten, dann sei der Absturz vorprogrammiert gewesen.

Er habe auch viel Glück im Leben gehabt, denn er sei ein

notorischer Schnellfahrer, nein, eigentlich sei er ein Rennfahrer. Dreimal habe er schwere Autounfälle gehabt, allerdings nur zwei verschuldet. Viermal habe er den Führerschein abgeben müssen. Er wisse, dass er diesbezüglich seine letzte Chance habe, sonst bekomme er wohl seinen Lappen nie wieder. Einmal sei er beim Bergsteigen abgestürzt und habe sich den Oberschenkel gebrochen. Das sei einfach dumm gelaufen, wie er damals abgerutscht sei. Er wisse auch nicht mehr genau, ob er sich richtig angeseilt habe. Manchmal glaube er, dass es doch Schutzengel gebe.

Es sei für ihn nie schwer gewesen, Kontakte zu schließen. Im Gegenteil – er sei immer auf andere zugegangen, und so habe er einen großen Bekanntenkreis, wo er in Notsituationen auch immer untergekommen sei. Schwierig sei es allerdings für ihn, Beziehungen langfristig aufrechtzuhalten. Die ersten Jahre nach der Pubertät habe er nur flüchtige Beziehungen zu Frauen unterhalten. Jedes Mal habe er die Beziehung beendet, weil Frauen einfach zu stressig für ihn seien und zu hohe Ansprüche an ihn stellten. Aus einer flüchtigen Beziehung stammt sein erster Sohn, der heute 13 Jahre alt ist. Sporadisch kümmere er sich um ihn. Regelmäßige Alimente habe er nie gezahlt. Sein Sohn sei aber ein netter Kerl, und er habe ihn sehr gern. Die heute 8-jährige Tochter stammt aus einer Beziehung, die acht Jahre gedauert hat. Durch diese Beziehung sei es ihm immerhin gelungen, über acht Jahre lang drogenfrei zu leben. Hier habe er ernsthafte Absichten gehabt, und er habe der Frau zuliebe einen festen Job angenommen, den er aber nach vier Monaten wieder verlor, weil er unpünktlich und unzuverlässig gewesen sei. Seine Lebensgefährtin sei dann von ihm sehr enttäuscht gewesen.

In der längeren Beziehung habe es immer wieder Streitigkeiten und Endlosdiskussionen gegeben. Seine Freundin sei zunehmend härter und verständnisloser geworden, und nach der

Geburt des Kindes habe sie sich ganz auf das Kind konzentriert. Das habe ihn sehr gekränkt, und er habe es häufig nicht einsehen können, warum er wegen des Kindes zurückstecken sollte. Schließlich habe er sich unsterblich in eine andere Frau verliebt, die sich ihm ganz zugewandt habe. Auch hier sei die Beziehung nach einigen Wochen gescheitert. Er sei dann nach Indien gegangen und habe dort als Surflehrer gearbeitet. Das habe ihm viel Spaß gemacht. Die Surfschule habe dann leider Konkurs anmelden müssen. Danach habe er ein eigenes Unternehmen gegründet und Wüstentouren in der Sahara angeboten. Das Unternehmen sei zunächst ganz gut gelaufen, dann aber sei er von Marokkanern betrogen worden, und seine Autos seien nicht mehr auffindbar gewesen. Nun hatte er Schulden angehäuft, die er nicht mehr habe zurückzahlen können. Eine Zeitlang habe er schwarz mit selbstentworfenen Kunstinstallationen Geld verdient. Dann sei er wieder drogenrückfällig geworden und zuletzt in das besagte Kloster geflüchtet.

Auch hier zeigt sich ein gescheitertes Leben auf Grund einer unerkannten ADHS. Die frühe Drogenabhängigkeit kann durchaus als ein Versuch – allerdings ein missglückter – angesehen werden, sich selbst zu therapieren. So konnte der Patient genau angeben, wann er die Drogen nahm und warum er sie brauchte. Er habe sich immer so unruhig und getrieben gefühlt und nie abschalten können. Ständig seien ihm wirre Gedanken im Kopf gewesen, und er habe nie an einem Gedanken dran bleiben können. Außerdem habe er immer große Probleme mit seinen Gefühlen gehabt. Irgendwie habe er sich wie wund gefühlt, so außerordentlich verletzbar, als habe er überhaupt keine Schutzschicht gegen das, was alles auf ihn eingeströmt sei. So sei er oft unendlich traurig, aber auch »sauwütend« gewesen, und wenn er sich in eine Frau verliebt habe, so wäre er für sie gestorben. Wegen dieser »dummen« Gefühle habe er sich ständig zerrissen gefühlt und immer den Eindruck gehabt, als sei er ausschließlich von Gefühlen gesteuert, und als habe er nicht die geringste Chance, diesen heftigen Gefühlen etwas entgegenzusetzen.

Instinktiv hatte der Patient sich im Kloster eine feste Struktur geschaffen, einen Rahmen, aus dem er nicht so einfach herausfallen konnte. Er sei erstaunt gewesen, wie beruhigend und sicher er es empfunden habe, dass er sich an feste Regeln zu halten hatte. Er habe dort einen eigenartigen Frieden gefunden, den er sonst noch nie erlebt habe. Es sei komisch für ihn, dass er jetzt eigentlich selbst zu der Erkenntnis gekommen sei, dass er Regeln brauche, weil er sonst immer wieder aufs Neue entgleise.

Es wurde deutlich, dass der Patient in dem Kloster viel für sich gelernt hat. Ich habe dem Patienten zunächst umfangreiches Material zur Verfügung gestellt, das er geradezu verschlang. Besonders erstaunlich war es dabei für ihn, dass er erstmals in der Lage war, ein Buch ganz zu Ende zu lesen. Danach erarbeiteten wir gemeinsam einen Stufenplan, wie er sein Leben besser in den Griff bekommen könnte. Wir fertigten Listen an mit Teilschritten und konkreten Handlungen, die er abarbeiten wollte. Es gelang ihm, eine feste Stellung als Installateur anzunehmen. Hier achtete Rick erstmals auf Zuverlässigkeit und Pünktlichkeit und er lernte auch, unangenehme Situationen zu ertragen, sich angemessen mit ihnen auseinanderzusetzen und auch mal zurückzustecken.

Erstaunlicherweise war er relativ schnell bereit, sein egozentrisches Weltbild in Frage zu stellen und sich nicht mehr ausschließlich als Mittelpunkt der Welt zu begreifen. Vielleicht hatte er auch etwas »Demut« entwickelt, die er nun gut einsetzen konnte.

Rick gestand sich ein, dass er Frauen konsumierte, um sich nicht mit sich selbst beschäftigen zu müssen. Er versuchte, sich nicht wieder sofort in eine neue Beziehung zu stürzen und stattdessen Freundschaften aufzubauen.

Auch er machte dann eine Gruppentherapie, in der er immer wieder seine sozialen Defizite gespiegelt bekam. So wurde es in der Gruppe schnell deutlich, dass er gar nicht zuhören konnte und alles besser wusste. Für jeden hatte er einen Ratschlag, der doch sehr einfach zu befolgen sei, und in geradezu grotesker Weise war es ihm nicht möglich, diese Ratschläge bei sich selbst anzuwenden. In der Gruppe kam er durch seine überhebliche Rechthaberei schnell unter Druck, und wieder wollte er gehen, nach dem Motto: »love it or leave it«. Es gelang dann aber, ihm deutlich zu machen, dass Beziehungsfähigkeit auch heißt, dass man leiden und unangenehme Situationen aushalten muss, und dass es besser ist, sich diesen zu stellen und dadurch etwas über die auftretenden Schwierigkeiten zu lernen. Für ihn stellte es eine ungeheure Leistung dar, sich erstmals der Kritik der ganzen Gruppe zu stellen, und er war sehr überrascht, dass die anderen ihn nicht zum Teufel jagten, sondern ihn trotz allem für einen netten Kerl hielten. Hier konnte er erstmals bewusst sein Schwarz-Weiß-Denken korrigieren und die Erfahrung machen, dass man Kritik und Wertschätzung miteinander vereinen kann.

Rick ist jetzt seit zwei Jahren in psychotherapeutischer Behandlung. Er ist nicht mehr drogenrückfällig geworden, besitzt wieder seinen Führerschein und einen festen Arbeitsplatz und seit Neuestem auch einen stabilen Bekanntenkreis. Er hat erstmals eine realistische Selbsteinschätzung, ist kritikfähig und übt sich weiter in der Verbesserung seiner Frustrationstoleranz und seines Durchhaltevermögens. Seine Stimmung ist deutlich stabiler, und es ist für ihn nun erstrebenswert, die Balance zu halten, statt sich in Abenteuer zu stürzen oder sich wieder fluchtartig auf die Reise zu begeben. Das Leben sei zwar früher spannender gewesen, das jetzige Leben aber ungleich stabiler und erholsamer. Rick hat sich vom Katastrophenregisseur hin zu einem Menschen gewandelt, der ernsthaft und aufrichtig versucht, sein Leben in den Griff zu bekommen und an den auftretenden Konflikten zu wachsen.

Desorganisation – »Chaos im Kopf und Chaos im Leben«

ADHS-ler verfügen nur ansatzweise über die Fähigkeit, in Strukturen und Kategorien zu denken, und sie verabscheuen innerlich Konzepte, die sie für ihre Selbstorganisation eigentlich täglich anwenden müssten. Dafür haben sie oft geniale, unkonventionelle Ideen und können ungemein kreativ sein, weil sie Querdenker sind. Auf ihren Spezialgebieten können sie zu wahren Koryphäen werden, denn ihre Intelligenz ist nicht beeinträchtigt. ADHS-ler können mitunter tragisch an den Alltäglichkeiten des Lebens scheitern, da sie diese nicht konsequent und sorgfältig genug beachten. Gute Arbeitszeugnisse allein nutzen wenig, wenn man zum Vorstellungsgespräch eine Stunde zu spät kommt und noch dazu die Ausbildungszeugnisse vergessen hat. ADHS-ler verderben sich viele Chancen und Sympathien, weil sie die Spielregeln des Lebens und des menschlichen Zusammenseins nicht einhalten oder gar für unwichtig halten.

Der ADHS-ler ist oft ein Meister darin, Chaos zu schaffen. Niemand kann so schnell Ordnung in ein unüberschaubares Chaos verwandeln wie er. Man kann mit Sicherheit davon ausgehen, dass es in seinem Gehirn ähnlich aussieht wie in seinem Kleiderschrank oder auf seinem Schreibtisch. Es fehlt der Überblick und ein Ordnungssystem, aber auch die Lust und der Antrieb, die tägliche Chaosbewältigung zu bewerkstelligen.

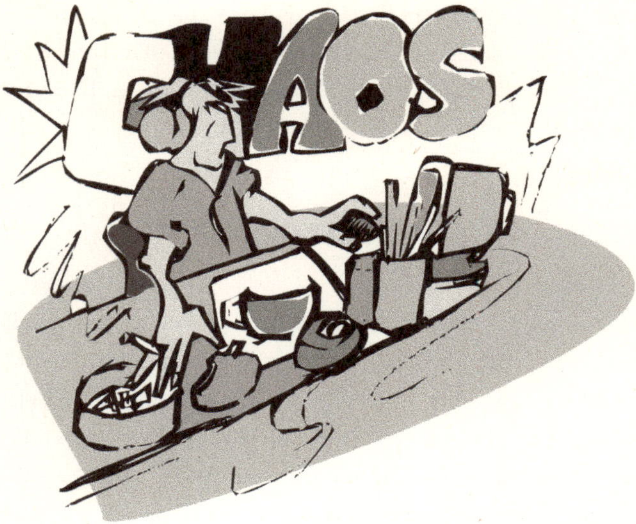

Erschwerend kommt hinzu, dass der von ADHS Betroffene dazu neigt, nur sehr zögerlich Entscheidungen zu treffen und lieber erst mal alles aufschiebt. Das lässt das Chaos jeden Tag ein Stück mehr anwachsen. Allerdings bringt der ADHS-ler für sein eigenes Chaos eine erstaunliche Frustrationstoleranz auf. Das Schlimmste für ihn ist, dass er schon sein Leben lang gehört hat, dass er Ordnung halten solle, dass er aufräumen solle, dass er den Überblick bewahren müsse usw.

Viele ADHS-ler gleichen in dieser Hinsicht trotzigen Kindern. Irgendwann haben sie sich insgeheim einmal geschworen, auf keinen Fall das zu machen, was ihre Eltern schon immer wollten, denn dann bekämen die Recht, und der lange Kampf wäre umsonst gewesen. Auf diese Weise sabotiert der ADHS-ler sich selbst. Er steckt häufig lieber Misserfolge ein, weil z. B. Wichtiges verschlampt wurde oder aber der Gerichtsvollzieher vor der Tür steht, weil irgend eine unwichtige Rechnung nicht bezahlt wurde, als dass er notwendige Handlungen konsequent erledigt. Irgendwann kommt dann die Stunde der Wahrheit: entweder das Chaos konsequent sortieren und »deutsche Spießereigenschaften« wie Pünktlichkeit, Ordnung, Regeln und Zuverlässigkeit lernen oder aber weiter hartnäckig am eigenen Versagen arbeiten.

Was Sie selbst für sich tun können

Um ein guter Chaosmanager zu werden, brauchen Sie eine Standardausrüstung, die Sie regelmäßig anwenden. Schaffen Sie sich zunächst einmal einen groben Überblick, machen Sie sich eine Liste, welche Ordnungskategorien anfallen: zu bezahlende Rechnungen, Belege fürs Finanzamt, Urlaub, Sport, Post, Telefon, Krankenkasse, Bank, Veranstaltungen, wichtige Erledigungen usw. Dann kaufen Sie ausreichend viele verschiedenfarbige Ablagekörbe und die gleiche Anzahl Aktenordner sowie eine Beschriftungsmaschine, mit der Sie die Ablagen und die Ordner ordentlich beschriften. Planen Sie einige als Reserve ein, denn Sie haben sowieso nicht an alles gedacht. Am Wochenende nehmen Sie sich Ihren Schreibtisch vor (und nichts anderes!). Sortieren Sie zunächst ausschließlich jedes einzelne Papierstück in den hierfür vorgesehenen Ablagekorb. Wenn alle Ihre Papiere in den entsprechenden Körben verstaut sind, machen Sie eine Prioritätenliste. Entscheiden Sie über die Dringlichkeit der Bearbeitung, und machen Sie einen genauen Plan, wann Sie sich das jeweilige Körbchen vornehmen. Die wichtigen Sachen und die zu bezahlenden Rechnungen zuerst. Alles was Sie erledigt haben, räumen Sie dann in den beschrifteten Ordner. Bleiben Sie dabei, künftig jedes Blatt Papier, das Ihnen in die Hände fällt, sofort in das entsprechende Körbchen zu sortieren.

Sie glauben nicht, welch gutes Gefühl sich einstellt, wenn Sie etwas sofort finden.

Machen Sie sich, wenn Sie eine schwierige Sache angehen wollen, grundsätzlich einen Plan, am besten schriftlich. Verlassen

Sie Ihre alte Strategie, irgendetwas irgendwie, irgendwann und irgendwo zu machen. Je konkreter der Plan ist, desto leichter ist er umzusetzen. Teilen Sie ihr Ziel in kleine Schritte ein, die Sie so konkret wie möglich aufschreiben. Tun Sie möglichst jeden Tag etwas dafür, um Ihrem Ziel einen Schritt näher zu kommen. Machen Sie sich den Satz zu Eigen: »Erst planen, dann handeln«.

Entschließen Sie sich auch einmal etwas wegzuwerfen. Beantworten Sie sich ehrlich die Frage, ob Sie den Gegenstand oder das Schriftstück im letzten Jahr gebraucht haben oder ob ihr Herz wirklich daran hängt. Wenn nicht, schmeißen Sie ihn weg und zwar sofort. Wenn Sie die Entscheidung wieder vertagen, wächst ihr Chaosberg. Holen Sie sich ruhig Hilfe. Bitten Sie einen Freund, der entscheidungsfähig und organisiert ist, mit Ihnen zusammen aufzuräumen. So schaffen Sie sich wieder Raum für etwas Neues.

Verdeutlichen Sie sich immer wieder, »Ordnung vertreibt das äußere und das innere Chaos«. Lernen Sie, für all die wichtigen Gegenstände im Keller, in der Küche, im Büro usw. einen bestimmten Platz einzurichten, und zwingen Sie sich immer wieder dazu, all die Dinge an ihren vorgesehenen Platz zurückzubringen. Beschriften Sie unübersichtliche Plätze, damit Sie den Überblick behalten und sich eine Ordnung einprägen können.

Schaffen Sie sich Ruheräume und störungsfreie Zeit, in der Sie konzentriert arbeiten oder aufräumen können. Ein Anrufbeantworter kann hier ebenso wertvolle Hilfe leisten wie ein Schild vor der Tür: »Bitte zurzeit nicht stören«.

Wenn Sie so zunehmend Ihre Chaosberge abtragen, belohnen Sie sich hinterher. Laden Sie Freunde ein und präsentieren Sie Ihre Fortschritte. Das bindet Sie auch, sich an Ihre guten Vorsätze zu halten.

Nun brauchen Sie noch einen Timer oder zumindest einen ausreichend großen Terminkalender. Gewöhnen Sie sich eine sinnvolle Routine an. Machen Sie keinen Termin, der nicht in Ihrem Buch steht. Schauen Sie jeden Tag in den Kalender. Machen Sie sich Tageslisten, was abzuarbeiten ist. Setzen Sie Prioritäten (Im Anhang finden Sie einen Vorschlag, wie Sie Ihren Tagesplan gestalten können).

Arbeiten Sie mit Merkzetteln. Richten Sie dafür einen festen Platz ein. Ihren kleinen Arbeitsspeicher im Gehirn müssen Sie quasi auf Zettel auslagern. Das ist eine einfache aber sehr wirkungsvolle Strategie.

Die eigentliche Kunst für einen Menschen mit ADHS besteht darin, dass er das, was er weiß, auch konsequent umsetzt und durchhält. Das meiste, was Sie in diesem Buch gelesen haben, kennen Sie bereits. Aber nur, wenn es Ihnen gelingt, diese Strategien konsequent jeden Tag aufs Neue durchzuhalten und das eigene Leben immer wieder neu zu planen und zu ordnen, werden daraus langsam gute und erfolgreiche Gewohnheiten erwachsen. Lassen Sie sich nicht von Rückfällen entmutigen, diese sind völlig normal. Nehmen Sie den Kampf auf, und kehren Sie immer wieder zurück zu Ihren guten Vorsätzen.

Üben Sie sich in Selbstdisziplin und Regelmäßigkeit. Gewöhnen Sie sich einen Rhythmus an, wann Sie ihre Arbeitslisten durchgehen und wann Sie abends die Liste für den nächsten Tag schreiben. Lassen Sie das zur Routine werden.

Versuchen Sie auch Ihre guten Einfälle aufzuschreiben. Halten Sie dafür Klebezettel bereit, die Sie am besten auf Ihren Timer oder in ihr Notizbuch kleben. Arbeiten Sie diese abends ab, indem Sie notwendige Erledigungen in Ihre Listen aufnehmen und einen genauen Plan darüber machen, wie Sie mit wichtigen Ideen umgehen möchten.

Wenn Sie etwas zusagen, sagen Sie nicht gleich spontan und impulsiv Ja. Oft hilft eine Verschnaufpause, sagen Sie, dass Sie es sich erst einmal überlegen müssen oder den Terminkalender nicht dabei haben. Fragen Sie sich ehrlich, ob Sie die Aufgabe oder Erledigung wirklich übernehmen wollen und ob dies Ihre Zeit auch gestattet. Bedenken Sie, dass die meisten Menschen ein direktes Nein recht gut verkraften können und damit auch die Chance erhalten, sich umzuorientieren und den Nächsten zu fragen. Wenn Sie zusagen und später einen Rückzieher machen, werden Ihre Mitmenschen empört und beleidigt sein und sich von Ihnen im Stich gelassen fühlen. Außerdem können Sie eventuell in ernste Schwierigkeiten kommen, weil sie Ihre Hilfe fest eingeplant haben, und das gibt dann eine Menge Ärger, Wut, Bitterkeit und Enttäuschung, die Sie bei nächster Gelegenheit, wenn Sie schon alles wieder vergessen haben, zu spüren bekommen.

Stehen Sie zu Ihren Entscheidungen. Springen Sie nicht dauernd hin und her. Das ist so typisch ADHS: Wenn Sie das eine haben, wollen Sie das andere. Dies schafft eine chronische Unzufriedenheit und eine innere Zerrissenheit, und man bekommt auch viel Ärger mit seinen Zeitgenossen, weil diese Verlässlichkeit und Stabilität einfordern und ihre Meinung nicht so schnell wechseln wie Sie. Machen Sie sich immer wieder klar, dass Sie nicht alles haben können, und dass eine Entscheidung für etwas gleichzeitig auch eine Entscheidung gegen etwas anderes ist und dass zum Leben auch Verzicht gehört. Versuchen Sie zu einer Entscheidung zu stehen und deren Konsequenzen auch über einen längeren Zeitraum auszuhalten. Natürlich muss man manchmal eine Fehlentscheidung korrigieren. Das ist aber auf jeden Fall besser als ein unentschiedenes »Jein«.

Geben Sie sich nicht mehr mit »ein bisschen« oder Halbheiten zufrieden, sondern machen Sie sich den Satz zu Eigen: »Was du tun musst, tue gleich, richtig und vollständig«. Hören Sie auf, die notwendigen Sachen immer wieder zu verschieben. Sie gleichen sonst einem Bagger, der mit der Baggerschaufel immer mehr Müll vor sich herschieben muss und dafür immer mehr

Kraft braucht. Die »Aufschieberitis« kann Sie sehr in Ihrem Leben behindern, irgendwann können Sie den Berg nicht mehr überschauen und schon gar nicht bewältigen. Und das macht Ihre Mitmenschen wirklich sauer und ungnädig, denn die haben dann Ihre Arbeit mit zu erledigen.

Machen Sie sich klar, dass viele Sachen, die Sie anfangen und nur ein bisschen machen, letztlich immer nur ein bisschen bleiben und dass das ein unbefriedigendes Gefühl ist. Schreiben Sie sich auf einen Zettel, welche Sache Sie jetzt angehen und zu Ende bringen wollen. Kommen Sie immer wieder auf diesen Zettel zurück. Beobachten Sie sich genau, wenn Sie wieder versucht sind, etwas Neues anzufangen, ohne das Alte fertiggestellt zu haben.

Loben Sie sich aber zwischendurch immer wieder, wenn Ihnen ein Erfolg in Richtung Ordnung und konsequentes Handeln gelungen ist. Nur der Betroffene selbst weiß, welch schwere Aufgabe da vor ihm steht. Es ist schon manchmal etwas ungerecht, wenn die lieben Mitmenschen, die kein ADHS haben, sich in dieser Beziehung so viel leichter tun. Aber ihr persönlicher Erfolg ist deshalb umso größer, lassen Sie sich ihn von niemandem nehmen, auch wenn andere Ihre Bemühungen nicht so schätzen können oder gar als Selbstverständlichkeit ansehen.

Tun Sie das, was Sie tun müssen gleich, richtig und vollständig.
Gestehen Sie sich ein, dass Sie ein Chaot sind und dass Ordnung für ihr Leben extrem wichtig ist.
Machen Sie sich immer wieder klar, dass äußere Ordnung auch das innere Chaos vertreibt und dass derjenige, der keine Ordnung hält, eben sucht.
Legen Sie sich eine Standardausrüstung zu, mit der Sie gegen das tägliche Chaos angehen.
Machen Sie sich Arbeitslisten und Tagespläne. Entwerfen Sie einen Plan, bevor sie handeln.

Arbeiten Sie mit Merkzetteln, Timer und Terminkalender.
Werfen Sie Ballast ab, geben Sie unnötige Sachen weg.
Ordnen Sie allen Dingen feste Plätze zu, und legen Sie alles wieder dorthin zurück.
Entwickeln Sie Selbstdisziplin und Routine: Halten Sie sich jeden Tag aufs Neue an Ihre Regeln und Pläne. Gewöhnen Sie sich auf diese Weise gute Gewohnheiten an.
Halten Sie Vereinbarungen ein, und stehen Sie zu Ihren Entscheidungen.
Erkennen Sie Ihre persönliche Leistung an, belohnen Sie sich.

Was Sie als Partner tun können

Partner sind vom Thema Desorganisation besonders betroffen. Die Wut und der Ärger über das Chaos ringsherum wachsen jeden Tag ein Stückchen mehr. Versuchen Sie auf keinen Fall, das Chaos für Ihren ADHS-Partner mitzuorganisieren oder sich gar damit abzufinden. Nehmen Sie den Kampf auf, aber nehmen Sie dazu auch Ihren Partner in die Pflicht.

Versuchen Sie gemeinsam Regeln zu vereinbaren. Versuchen Sie gemeinsam, das Chaos einmal richtig zu sortieren und Plätze für bestimmte Gegenstände festzulegen und diese auch zu beschriften. Machen Sie es zur gemeinsamen Regel, dass jeder sofort einen Euro in die gemeinsame Kasse zahlen muss, wenn er einen Gegenstand nicht zu seinem Platz zurückbringt. Und bitte diese Regel langfristig durchhalten!

Lassen Sie Ihrem Partner ein Zimmer, in dem er nach Herzenslust Chaos machen kann, und regen Sie sich darüber nicht mehr auf.

Machen Sie einen Dienstplan, wer wann welche Aufgabe hat, und hängen Sie den Plan gut sichtbar auf. Vereinbaren Sie am besten schriftlich, welche Strafe jeder zu zahlen hat, wenn er den Plan nicht einhält. Versuchen Sie immer mal wieder mit Humor und Gelassenheit, Ihren Partner daran zu erinnern, dass er ein Chaot ist und dass es mal wieder Zeit ist, das Chaos anzugehen. Nehmen Sie es nicht persönlich, wenn die Wohnung schon wieder aussieht wie eine Müllhalde. Machen Sie dann etwas Ungewöhnliches, indem Sie z.B. sagen, dass Sie erst einmal essen gehen und erst wiederkommen, wenn der Partner seine häuslichen Aufgaben erledigt hat. Lassen Sie sich nicht auf endlose Diskussionen ein, denn die können Sie nur verlieren. Der ADHS-ler findet für alles eine Ausrede und ein Gegenargument. Bleiben Sie möglichst gelassen, auch wenn dies von Zeit zu Zeit höhere Anforderungen an Ihre Selbstbeherrschung stellt.

Versuchen Sie Ihrem Partner in einem ruhigen Ton zu vermitteln, womit Sie Probleme haben und welche Verhaltensweisen Sie erwarten. Formulieren Sie dies aber als Bitten oder Vorschläge statt in einem Befehlston, denn sonst ernten Sie nur Trotz und Widerstand. Fragen Sie auch hier Ihren Partner, wie Sie ihn unterstützen können. Wenn er z.B. überhaupt nicht für Hausarbeit zu gewinnen ist, sollte eine grundsätzliche Lösung gesucht werden. Vielleicht bezahlt er lieber eine Putzfrau, die seine Aufgabe übernimmt, statt jeden Tag aufs Neue den Ärger mit Ihnen heraufzubeschwören.

Vergessen Sie auch nicht, Ihren Partner zu loben, wenn es ihm gelungen ist, sein Chaos zu sortieren. Versuchen Sie die Beziehung grundsätzlich mit viel Humor und Gelassenheit zu sehen – das spart Kraft und Nerven.

Vereinbaren Sie gemeinsame Regeln und Konsequenzen bei Nichteinhalten.
Machen Sie »Dienstpläne«, und vermeiden Sie Endlosdiskussionen.

Schaffen Sie getrennte Räume, in denen jeder seine eigene Ordnungsvorstellung verwirklichen kann.
Loben Sie positives Verhalten, üben Sie sich in Humor und Gelassenheit.

Was Sie als Eltern tun können

Helfen Sie Ihrem Kind, eine Ordnung zu entwickeln, lassen Sie ihm aber auch Freiräume. Gestatten Sie ihm, dass in seinem Zimmer das Chaos walten darf, zumindest bis zu einem gewissen Ausmaß. Denn der Schreibtisch sollte aufgeräumt sein, sonst ist das Kind beim Arbeiten zu sehr abgelenkt, und auch der Schulranzen sollte zumindest einen groben Überblick zulassen. Sie können von Ihrem Kind verlangen, dass es in der restlichen Wohnung seine Sachen wegräumt und nicht alles einfach fallen lässt, wenn es sich auszieht. Kinder sollten lernen ihre Sachen wegzuräumen und häusliche Pflichten regelmäßig zu erledigen, auch wenn sie gerade keine Lust dazu haben. Für Eltern ist gerade die Desorganisation sehr anstrengend, weil sie jeden Tag das Gleiche überwachen und einfordern müssen und sich dadurch oft zermürbt und erschöpft fühlen.

Bildlich gesprochen sind Eltern Kameltreiber von störrischen Kamelen. Das Kamel ist auf den Kameltreiber angewiesen, weil es sonst überhaupt nichts macht. Aber natürlich bringt das Kamel keine Dankbarkeit für seinen Treiber auf. Es ist eine undankbare und kräftezehrende Arbeit, die die Eltern von ADHS-Kindern leider jeden Tag aufs Neue vollbringen müssen. Manchmal ist es sogar Schwerstarbeit, weil sie mit viel Widerstand und Trotz zu kämpfen haben.

Eltern müssen aber bereit sein, Kameltreiber zu spielen, sei es nun bei den Hausaufgaben, beim Ordnung halten oder dabei, das Chaos zu sortieren. Sie müssen Regeln aufstellen und jeden Tag die Einhaltung dieser Regeln überwachen. Am besten ist es, gelassen zu bleiben und in gebetsmühlenartigem Ton klar und bestimmt zu sagen: »Räume deine Sachen weg«. Die Anleitungen sollten so konkret wie möglich sein, und die Kinder haben diese sofort auszuführen. Sätze wie »gleich oder sofort« führen nur zu der gewohnten »Aufschieberitis« und geraten ins Vergessen.

Man kann auch Regeln aufstellen, dass alle Gegenstände, die herumfliegen oder sich an einem falschen Ort befinden, einen Euro kosten. Das schont die Nerven der Eltern ungeheuer und ärgert die Kinder, für die Unordnung dann ein kostspieliges Hobby wird. Da ADHS-Kinder ja selten um eine Ausrede verlegen sind und sie so gut wie nie Geld haben, kann man dann solange ihr Handy oder den Gameboy beschlagnahmen, bis die Schulden bezahlt sind. Das ist zwar dann schrecklich gemein, aber diese Vorwürfe muss man aushalten, und am besten diskutiert man nicht darüber. Es gibt einfach Dinge, die müssen Sie als Eltern bestimmen und die stehen eben nicht als Diskussionsstoff zur Disposition. Denken Sie daran, dass Sie auch selbst äußerst hartnäckig immer wieder auf die Einhaltung der Regeln pochen müssen. Viele Eltern resignieren irgendwann im täglichen Kampf gegen das Chaos, aber dann ist alles wieder so wie vorher.

Versuchen Sie ihr Kind mit prägnanten Sätzen an Regeln zu gewöhnen. ADHS-Kinder lernen nur bei hundertfacher Einprägung durch Wiederholung: »Tue alle Sachen gleich an den richtigen Ort« oder »Mache es gleich richtig und bringe es auch zu Ende«. Benennen Sie genau die Regelverletzung, die das Kind gerade begangen hat.

Es hilft auch sehr, wenn Sie immer ankündigen, was Sie tun werden, z.B. »Wenn du jetzt nicht dein Zimmer aufräumst, zwingst du mich dazu, dir eine Strafe zu geben, was ich eigentlich gar nicht möchte«. So lernt das Kind Zusammenhänge zwischen seinem eigenen Verhalten und den Reaktionen seiner Umwelt besser einzuschätzen.

Achten Sie immer auf den Tonfall. Ein jammernder, vorwurfsvoller oder wütender Ton führt viel eher zu einem Aufheizen der Konfliktsituation als ein neutraler, sachlicher Ton, der dem Kind unmissverständlich klar macht, dass es seine Aufgaben erledigen muss, wenn es jetzt keinen Ärger haben will. Denken Sie daran, dass starke Gefühle das emotionale Chaos nur weiter anheizen und dies viel schneller wieder zu einer Entgleisung führt. Auch hier sind wieder gleiche Formulierungen sinnvoll, die Sie gegebenenfalls einfach ständig wiederholen.

Vergessen Sie aber nicht ihr Kind zu loben, wenn es mal wirklich etwas sortiert hat oder es ihm gelungen ist, Ordnung zu schaffen. Man ist schnell ungerecht, weil Eltern sich so oft wiederholen müssen und davon unendlich genervt sind. Es ist aber ganz wichtig, dass das ADHS-Kind Beachtung und Wertschätzung dafür erfährt, was es gut gemacht hat, denn sonst ist es schnell entmutigt und enttäuscht. Dabei braucht es dringend Erfolgserlebnisse und ist darauf angewiesen, auch Lob zu erfahren, um ein stabiles Selbstwertgefühl entwickeln zu können. Besinnen Sie sich von Zeit zu Zeit immer mal wieder auf die guten Eigenschaften Ihres Kindes, und loben Sie auch die kleinen Fortschritte. Lob schafft letztlich immer größere Motivation und Begeisterung als Schimpfen und Tadeln. Damit sollte man bei ADHS-Kindern sehr vorsichtig umgehen. Natürlich geht es nicht ohne, und es ist auch wichtig, klare Konsequenzen zu ziehen, aber man kann ADHS-Kinder nicht mit den Maßstäben von Kindern ohne ADHS messen, sonst tut man ihnen Unrecht.

Belohnungssysteme sind oft erfolgreicher als Bestrafungssysteme. Dazu können Sie z.B. in der Küche eine große Tafel aufhängen, auf der die Pflichten jedes einzelnen Familienmitgliedes notiert sind. So kann das Kind lernen, sich jeden Abend selbst zu kontrollieren und seine erledigten Pflichten abzuhaken. Für jeden Tag, an dem es seine Aufgaben vollständig erledigt hat, können Sie ein Symbol, z.B. eine Sonne, vergeben. Bei einer bestimmten Anzahl von Sonnen wird dann ein vorher vereinbarter Wunsch erfüllt.

Nutzen Sie die speziellen Trainingsangebote für Eltern von ADHS-Kindern. Sie müssen Strategien lernen, wie Sie mit all den immer wieder auftretenden Schwierigkeiten umgehen, und es entlastet zudem ungemein, weitere Leidensgenossen zu treffen, die mit ähnlichen Schwierigkeiten kämpfen müssen und mit denen Sie sich austauschen können.

Vergessen Sie nicht dem Kind immer wieder zu vermitteln, dass Sie es nicht als Mensch ablehnen, sondern es sehr schätzen und lieben, aber dass es eben bestimmte Verhaltensweisen gibt, mit denen Sie erhebliche Probleme haben und wahrscheinlich nicht nur Sie.

Wenn einer von Ihnen oder gar beide ebenfalls ADHS haben, ist es gut, sich fachliche Hilfe zu holen. Häufig stoßen Eltern erst durch die Krankheit ihrer Kinder auf eigene Symptome. Bedenken Sie, dass ihr ADHS-Kind auch Ihnen immer wieder Ihre Schwachstellen aufzeigt und Sie unerbittlich mit Ihren unbewältigten Problemen konfrontiert. Nehmen Sie Beratung und Unterstützung im Umgang mit ADHS in der Familie an. So kann manche unerfreuliche und explosive Situation entschärft oder vermieden werden.

Bestehen Sie darauf, dass das Kind seinen Schreibtisch aufräumt und außerhalb des Kinderzimmers Ihre Ordnungsprinzipien einhält.
Lassen Sie Ihrem Kind einen Freiraum in seinem eigenen Zimmer.

Stellen Sie klare Regeln auf, und loben Sie das Kind sofort, wenn es die Regeln einhält.
Machen Sie für ihr Kind Listen, auf denen alle Pflichten aufgelistet sind und bis wann diese erledigt werden müssen.
Führen Sie eventuell ein Belohnungssystem ein.
Diskutieren Sie nicht so viel über Alltäglichkeiten, sondern benennen Sie klare Konsequenzen, wenn Aufgaben nicht erledigt werden. Ziehen Sie diese Konsequenzen auch durch.
Achten Sie auf Ihren Tonfall und bemühen Sie sich klare, eindeutige und sachliche Sätze zu formulieren.
Gewöhnen Sie sich an, mit der gleichen Formulierung immer wieder Regeln zu benennen, damit das Kind sich diese einprägen kann.
Bauen Sie eine positive Beziehung auf. Genießen Sie auch angenehme Situationen miteinander.

Was Sie als Pädagoge tun können

Helfen Sie dem Kind, Strukturen zu entwickeln, und geben Sie ihm Schemata oder Übersichtsbilder, an denen es sich orientieren kann. Bestehen Sie nicht auf einem pingeligen, sondern eher auf einem normalen bis großzügigen Ordnungsbegriff. Zeigen Sie Verständnis und fordern Sie auch Verständnis für Ihre Position.

Übertragen Sie dem Kind auch Aufgaben, wo es Ordnung halten muss. Lassen Sie das Kind die entscheidenden Schritte ins Heft schreiben, damit es sich hieran orientieren kann, und kontrollieren Sie seine Hausaufgabenhefte regelmäßig. Loben Sie das Kind, wenn es Ihm gelungen ist, seine Hefte ordentlich zu führen. Erkennen Sie auch kleine Fortschritte an. Versuchen Sie dem Kind immer wieder aufzuzeigen, dass es Zeit spart, wenn es Ordnung hält und den Überblick hat.

Geben Sie dem Kind Ordnungssysteme an die Hand, mit denen es Arbeitsabläufe üben kann.
Stellen Sie klare und überschaubare Regeln auf.
Loben Sie das Kind sofort, wenn es etwas gut gemacht hat.
Verwenden Sie Belohnungssysteme.
Versuchen Sie eine positive Beziehung zu stärken.

FALLBEISPIEL

Das ganz normale tägliche Chaos

Karin ist eine »Chaosprinzessin« und hat jeden Tag Mühe, ihre Hausarbeit zu bewältigen und sich zu organisieren. Manchmal hat sie heftige Schuldgefühle, weil sie soviel Zeit vertrödelt und es ihr so schwer fällt, ihre Arbeiten zu Ende zu bringen. Sie berichtet: »Ich kann mich anstrengen, soviel ich möchte, immer ist hinterher mehr Chaos. So nehme ich mir ganz fest etwas vor, aber wenn ich dann beginne, dann fallen mir tausend Sachen ein, die noch gemacht werden müssten, und so springe ich zu der nächsten Tätigkeit und kann nichts beenden. Gestern wollte ich mir einen Pullover aus dem Schrank nehmen, und da habe ich festgestellt, dass mein Kleiderschrank in einem unbeschreiblichen Zustand war. Um 10 Uhr hatte ich einen Arzttermin, und ich hatte genau noch eine Stunde Zeit. Ich fing dann an, den Kleiderschrank aufzuräumen und weil alles so chaotisch war, habe ich erst einmal alle Kleider auf den Fußboden geworfen. Dann stellte ich fest, dass ich Kisten brauchte, um Socken und Unterwäsche hineinzuräumen. Ich ging in den Keller, und dort fand ich einen Berg von Glasflaschen, die ich erst einmal sortierte. Gleichzeitig fielen mir die Sommersachen in die Hände, die ich auch erst mal aus dem Karton räumte, weil ich feststellen wollte, welche Sommersachen mir im Mai noch passen würden, weil ich in der Zwischenzeit zugenommen hatte. Ich probierte eine Sommerhose an und stellte fest, dass ich wohl noch mehr zugenommen hatte als ich befürchtet hatte. Also lief ich ins Bad, um mich auf die Waage zu stellen. Die Waage zeigte dann unerbittlich eine Gewichtszunahme von 5 Kilo. Hierauf musste ich mir erst einmal einen Kaffee machen, weil ich so fertig war. Ich schaute in den Kühlschrank, welches Diätprogramm ich heute einlegen könnte. Ich ärgerte mich, weil ich nichts Ansprechendes im Kühlschrank hatte und schrieb dann einen Einkaufszettel, was ich nachher einkaufen wollte. Dann kam mir die Idee mit dem Kochbuch. Ich hatte doch ein tolles Diätbuch von Kathrin zum letzten Geburtstag geschenkt bekommen. Wo war es denn nur? Also fing ich an, das Diätbuch zu suchen. Leider war es in der Küche nicht auffindbar, also musste es wohl noch in meinem Zimmer liegen. Aber auch da zeigte sich ein unüberwindbarer Berg auf dem Schreibtisch und in einer Ecke gestapelte Bücher, nicht jedoch mein Kochbuch. Dann fiel mir ein, dass ich es Moni geliehen hatte. Ich rief Moni sofort an, aber sie war leider nicht da. Wo konnte sie nur sein? Ach ja, sie wollte ja heute Morgen Tennis spielen gehen. Vielleicht erreiche ich sie heute Nachmittag. Verflixt noch mal, meinen Pullover habe ich ja immer noch nicht gefunden, und jetzt liegt ein Wäscheberg im Schlafzimmer und im Keller, und ich weiß überhaupt nichts mehr. Oh Gott, jetzt habe ich auch noch meinen Arzttermin verpasst, auf den ich sechs Wochen gewartet habe. Ich bin wieder mal am Ende …«

Karin könnte es sehr helfen, wenn sie sich einen genauen Tagesplan machen würde und wenn sie lernen könnte, eine Sache richtig und vollständig zu Ende zu führen. Sie könnte davon profitieren, dass sie sich selbst Regeln gibt, z. B.: »Ich fange nichts Neues an, bevor ich das Alte erledigt habe« oder »Wenn ich einen Termin habe, dann beginne ich nicht noch schnell vorher etwas anderes«. Karin sollte selbstkritisch immer wieder ihren Tagesablauf analysieren und sich dafür belohnen, wenn es ihr gelungen ist, ihr Tagesprogramm durchzuhalten und sie den Überblick bewahrt hat.

Emotionale Überreaktion, Stressintoleranz – »Warum denn gleich in die Luft gehen?«

Priorität hat der Versuch, Stress möglichst zu vermeiden. Hier kann der ADHS-ler sich relativ leicht selbst helfen. Er weiß, dass schon Kleinigkeiten ihn auf die Palme bringen können, ganz besonders in Stress- und Anspannungssituationen. ADHS-ler können dann die unmöglichsten Schimpfwörter benutzen, und sie beherrschen nur zu gut die Kunst des Fluchens und der wüsten Beleidigungen.

In diesem Zustand hat es meist nicht den geringsten Sinn zu diskutieren, so lange der ADHS-ler da oben auf der Palme sitzt. Er würde sich lieber die Zunge abbeißen statt dem anderen Recht zu geben. Aber die Ausbrüche gehen ebenso schnell wie sie kommen auch vorüber. Dann ist es Zeit für ein Gespräch.

Absolutes Gift für ADHS-ler ist Zeitdruck. Sie stehen dann unter einer heftigen inneren Anspannung, sind sofort gereizt, fahren z. B. total aggressiv und riskant Auto. Sie verlieren schnell die Fassung und schon ergibt sich wieder ein lautstarker Disput, dies noch als harmlose Variante.

Der ADHS-ler und alle seine ihn begleitenden Mitmenschen sollten bewusst mit Stress umgehen: kein Zeitdruck, keine Hetze und keine explosive Stimmung, wenn es um wichtige Termine geht.

Was Sie selbst für sich tun können

Für Sie gilt ganz besonders: Fahren Sie rechtzeitig los und planen Sie Staus und rote Ampeln mit ein. Schonen Sie Ihre Nerven und die Ihrer Mitmenschen, indem Sie sich nicht unter Zeitdruck oder Termindruck bringen lassen. Machen Sie sich klar, dass Sie unter Stress einfach eine Zumutung sind.

Versuchen Sie sich nicht zu überfordern und noch schnell eine Tätigkeit in einen engen Terminplan zu quetschen, und fangen Sie nicht noch schnell etwas Neues an, wenn Sie eine Verabredung haben.

Gönnen Sie sich ausreichend Pausen zum Abschalten. Verschaffen Sie sich ausreichend Muße und Entspannung. Organisieren Sie sich etwas, womit Sie sich wohlfühlen und womit Sie Spaß und Freude haben. Entwickeln Sie Strategien, mit denen Sie wirklich abschalten können. Lernen Sie Ihren Aktionspegel ganz bewusst herunterzufahren.

Bringen Sie sich nicht unter Stress oder Zeitdruck.
Sorgen Sie gut für sich, damit Sie entspannen und abschalten können.

Was Sie als Partner tun können

Wenn ihr Partner merklich unter Stress gerät, versuchen Sie, soweit es in Ihren Möglichkeiten liegt, den Stress zu verringern und Ihren Partner auf die Zusammenhänge zwischen Stress und seinen Entgleisungen hinzuweisen. Reagiert er hierauf nicht, dann ist es besser Abstand zu halten, bis der Ausbruch vorüber ist.

Versuchen Sie jede Form des Termindrucks zu vermeiden und planen Sie Zeitpuffer ein.

Vermeiden Sie Termindruck, Stress und Anspannung.
Wenn sich solche Situationen nicht vermeiden lassen, ist es oft besser, sich aus dem Weg zu gehen.
Versuchen Sie in dieser emotionalen Situation ruhig zu bleiben.

Was Sie als Eltern tun können

Versuchen Sie für ihr Kind Stress zu vermeiden und bringen Sie es möglichst nicht unter Zeitdruck. Planen Sie nicht zu viele Termine an einem Tag, denn ein ADHS-Kind ist nur begrenzt belastbar und braucht viel Zeit für sich. In aufgeheizten emotionalen Situationen reagiert das ADHS-Kind besonders stark und heizt damit die entgleiste Stimmung noch zusätzlich an.

Schaffen Sie Ruhezeiten! Dies gilt besonders für das Fernsehen, denn das führt bei ADHS-Kindern nicht zur Entspannung, sondern kann die innere Anspannung erhöhen, weil das Kind die mediale Reizüberflutung nicht bewältigen kann.

Lassen Sie ihr Kind regelmäßig Sport treiben und sorgen Sie dafür, dass es auch ansonsten viel körperliche Bewegung hat.

Versuchen Sie die Reizüberflutung Ihres Kindes in Grenzen zu halten.
Vermeiden Sie zu viele Termine und Zeitdruck.

Was Sie als Pädagoge tun können

Wenn ein Kind unter Stress überreagiert, versuchen Sie es aus der stressmachenden Situation zu befreien, indem Sie das Kind in ein ruhiges Klassenzimmer führen oder es auf den Gang setzen. Grundsätzlich sollte im Lehrerkollegium eine Lösung gefunden werden, wie man mit impulsiven und aggressiven Kindern umgeht. Am besten hat sich ein Auszeitraum bewährt, in dem die Kinder sich abreagieren können. Wegen der Aufsichtspflicht ist dort eine Aufsicht nötig. Dies kann aber durchaus auch die Sekretärin oder der Hausmeister sein.

Reagieren Sie in angespannten Situationen keinesfalls mit. Versuchen Sie Ruhe und Klarheit zu bewahren, und sagen Sie sich, dass das Verhalten des Kindes nicht gegen Sie persönlich gerichtet ist. Vielleicht gibt es in Ihrer Schule auch einen Schulpsychologen oder Schulpädagogen, der beratend hinzugezogen werden kann.

Bedenken Sie auch, dass manches Kind mehr Zeit braucht und bei Klassenarbeiten schnell unter Druck kommt oder aber panisch reagiert, wenn es sich den Aufgaben nicht gewachsen fühlt. Versuchen Sie das Kind zu beruhigen, aber diskutieren Sie nicht mit ihm.

Behalten Sie die Ruhe und den Überblick.
Schaffen Sie sich Möglichkeiten, ggf. das Kind an einen ruhigen Ort zu bringen, damit es sich abreagieren kann.
Schalten Sie ggf. einen Schulpsychologen ein.
Lassen Sie sich nicht provozieren.

Störung der Impulskontrolle und der Steuerungsfähigkeit – »Wenn der Gaul durchgeht«

Leider besitzt so mancher ADHS-ler ein sehr wildes Pferd, das schon bei geringfügigen Anlässen austritt oder aber davongaloppiert. Es gibt bei einigen ADHS-lern Reizthemen, mit denen sie ganz sicher aus der Fassung zu bringen sind.

Dann können sie überschießend und viel zu heftig reagieren. Oft zeigen sie gar keine Reaktionszeit, es ist so, als drücke man einen falschen Knopf, und schon geht eine kleine Bombe hoch.

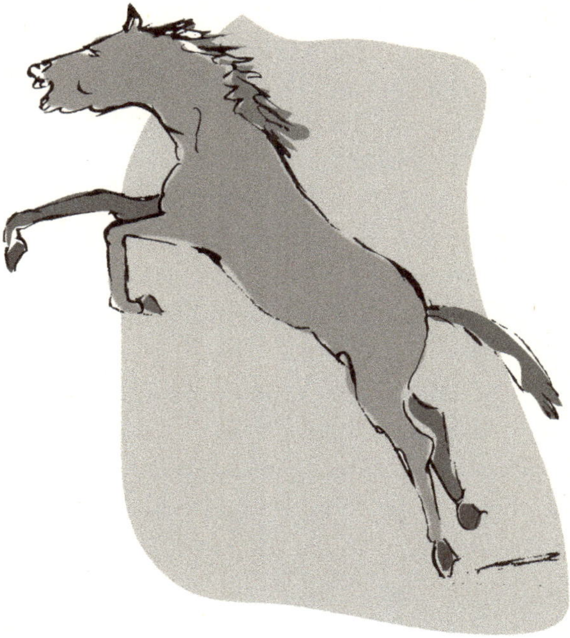

Manche Leute legen es auch darauf an, ADHS-ler immer wieder zu provozieren und ihre Explosionsgrenzen auszutesten.

Treffen zwei gereizte ADHS-ler aufeinander, so genügt manchmal schon ein geringer Anlass, um beide zum Ausrasten zu bringen. Daraus ist schon manche Schlägerei entstanden, wenn zwei Betroffene voll Druck und Anspannung auf die nächste Möglichkeit gewartet haben, um explodieren zu können.

In weniger drastischen Situationen und bei weniger stark ausgeprägten Symptomen kann es immer wieder vorkommen, dass der ADHS-ler seinem Gesprächspartner ins Wort fällt und ihn nicht ausreden lässt, weil er sowieso schon zu wissen glaubt, was dieser sagen möchte. Und er weiß es in jedem Fall besser.

Menschen mit ADHS kann man oft gar nichts recht machen, besonders, wenn sie schlechte Laune haben. Diese Verhaltensweisen sind beziehungsschädigend.

Die große Sensibilität der ADHS-ler, die eigentlich eine ihrer Stärken ist, wandelt sich in diesen Situationen häufig ins Negative. Sie nehmen dann ganz versteckte und subtile Gefühle wahr, die sie ungesteuert, impulsiv und heftig beantworten. Schnell bekommen sie etwas in den falschen Hals, fragen meist auch gar nicht mehr nach, weil die Bombe längst gezündet ist. Der ADHS-ler durchlebt in diesen Situationen nicht selten eine eigenartige Mischung von ohnmächtiger Wut, Zorn, Empörung und einem selbstmitleidigen Weltschmerz. Argumente und der Versuch sich auszusprechen oder zu vermitteln reizen ihn nur noch mehr und steigern seine aggressive Stimmung. Einzige Chance in dieser Situation ist, eine Auszeit zu nehmen und den ADHS-ler sich abkühlen zu lassen. Zum Glück ist ja die Halbwertzeit seiner Gefühle deutlich verkürzt, und so kann man nach ein bis zwei Stunden darauf hoffen, dass der Ärger verraucht ist und ein Gespräch möglich wird.

Entgegen dem explosiven Verhalten des hyperaktiven ADHS-ler sitzt der unaufmerksame Träumer-Typ eher in seinem Mauseloch, fühlt sich minderwertig und oft schon von der kleinsten Kritik in Frage gestellt. In dieser depressiven Phase kultiviert er einen melancholischen, resignierten Weltschmerz, der sich immer wieder zu der Lebenserfahrung verdichtet, dass ihn sowieso niemand liebt und er auch zu nichts fähig ist. Er traut sich nicht heraus aus seinem Mauseloch und bringt sich so um Hilfe und Unterstützung, wie auch um neue, vielleicht positive Erfahrungen.

Der hyperaktive ADHS-ler fühlt sich seinen heftigen Gefühlsstürmen oft wehrlos ausgeliefert und hat nicht die geringste Ahnung, wie er mehr Selbstkontrolle erlernen könnte. Er hat die besten Vorsätze, die solange halten, bis das nächste menschliche Ungeheuer, das ihm nah und lieb ist, ihn reizt und einen erneuten Wutanfall provoziert. Seine Sprunghaftigkeit und sein Jähzorn sind beachtlich und für Außenstehende immer wieder erschreckend. Anderseits kann er im nächsten Moment auch hingebungsvoll und liebevoll sein, selbstlos bis zur Selbstaufgabe.

Für Partner gestalten sich solche Ausraster äußerst schwierig, weil sie den ADHS-ler schlecht einschätzen können und unter seiner Unberechenbarkeit leiden. Sie lieben die liebevolle Seite und hassen die unberechenbare. Nicht selten produziert dies Dauerstress und eine fortwährende Bedrohung. Der Partner sucht Verlässlichkeit und Stabilität, während der ADHS-ler nach Abwechslung und Action sucht und eher Langeweile und Alltag als bedrohlich empfindet. Diese verschiedenen Sichtweisen und Weltbilder sind oft nur schwer zu vereinbaren und machen es häufig schwer miteinander zu leben.

Was Sie selbst für sich tun können

Machen Sie sich klar, dass Ihre heftigen Gefühle für Ihre Mitmenschen sehr kränkend und schwer verdaulich sind. Die meisten anderen sind viel nachtragender, weil sie ihre Gefühle konstanter erleben und nicht wie Sie ständigen Stimmungswechseln unterworfen sind. Gestehen Sie es sich ein, wenn ihr Gaul mal wieder mit Ihnen durchgegangen ist, und entschuldigen Sie sich dafür. Sprechen Sie mit Ihrem Partner, was Sie das nächste Mal tun wollen, wenn Sie wieder die Palme hochgehen. Machen Sie in Friedenszeiten einen Plan, wie Sie beide sich ohne Diskussionen eine Auszeit gewähren können. Entwickeln Sie gemeinsame Regeln, die beide respektieren, z.B. dass, wenn einer von Ihnen »Stopp« sagt, Sie in dieser Situation auseinandergehen und erst einmal für eine halbe bis eine Stunde abkühlen. Es macht auch Sinn, einmal um den Block zu laufen, um sich abzureagieren, damit der Ärger verrauchen kann. Setzen Sie sich danach hin und schreiben Sie auf, um welches Thema es sich überhaupt handelt, welche Sichtweise und welche Gefühle Sie dazu haben und was genau ihr Anliegen ist; erst danach wie der andere das Thema sieht, wie er sich damit fühlt und was sein Anliegen ist. Das hilft, sich zunächst einmal selbst zu zentrieren, und es nimmt viel von der aggressiven Spannung, in der so schnell etwas Verletzendes gesagt wird. In Konfliktsituationen kann viel Porzellan zerschlagen werden, das man hinterher nicht mehr so einfach kleben kann. Wenn in einer Beziehung zu viel Porzellan zu Bruch geht, steht man am Ende vor einem Scherbenhaufen. Da gibt es dann nichts mehr zu kitten.

Wörter können da wie Waffen wirken, auch wenn Sie es gar nicht so gemeint haben, einmal ausgesprochen wirken diese Waffen und verletzen Ihre Mitmenschen. Versuchen Sie in einer Auseinandersetzung auch den richtigen Ton zu finden, denn »der Ton macht die Musik«, und hierauf reagieren Ihre Mitmenschen genauso wie auf Worte. Verdeutlichen Sie sich, dass Sie Ihre Gefühle nicht ungestraft in die Welt schleudern können und dass Sie nicht darauf zählen können, dass ihr Partner dies immer wieder hinnimmt und verzeiht. Vor allem Frauen neigen dazu, Kränkungen sehr lange geduldig hinzunehmen und dann ganz plötzlich aufzugeben und zu gehen. Hier ist dann ein »point of no return« erreicht, der trotz aller Beteuerungen und guten Vorsätze nicht mehr rückgängig zu machen ist.

Vermeiden Sie bei Auseinandersetzungen Stress und Termindruck. Wenn Sie merken, dass Sie unter Druck kommen, ballen Sie in der Hosentasche die Fäuste und sagen Sie zu sich selbst: »Nichts wie weg hier, sonst gibt es wieder Ärger«. Schaffen Sie sich Möglichkeiten, wie Sie sich abreagieren können, z. B. indem Sie sich einen Boxsack kaufen oder ein Kissen, das Sie dann bearbeiten können. Es gibt auch Schläger aus Schaumstoff, mit denen man auf ein Kissen hauen kann. Sagen Sie Ihrem Partner, dass Sie eine Auszeit brauchen und verziehen Sie sich an einen Ort, wo Sie Ihre Aggressionen ungestört loswerden können.

Führen Sie keine Grundsatzdiskussion, wenn Sie gereizt und schlecht gelaunt sind, sonst ist wieder ein Ausraster vorprogrammiert. Warten Sie auf eine gute und entspannte Situation, vielleicht bei einem gemeinsamen Essen in einem Restaurant, und ringen Sie um gemeinsame und faire Lösungen. Verhandeln Sie statt zu kämpfen.

Auch wichtige Entscheidungen sollten Sie nicht aus einem heftigen Gefühl heraus treffen. Versuchen Sie sich realistisch einzuschätzen und sich einzugestehen, dass Sie häufig Situationen unter heftigen Gefühlen verzerrt und einseitig wahrnehmen und dass Sie dann nicht bereit sind, den anderen zu verstehen. Nehmen Sie sich Zeit, schlafen Sie wenigstens einmal darüber, bevor Sie sich entscheiden.

Üben Sie sich öfter in Zurückhaltung. Sagen Sie sich selbst bei Menschen, die Sie ärgern: »Ich lasse mich von dem nicht aus der Fassung bringen«. Gerade ADHS-ler profitieren von dem Satz: »Reden ist Silber, Schweigen ist Gold«. Verkneifen Sie sich Gemeinheiten und Retourkutschen, denn das führt nur wieder in die Eskalation. Denken Sie sich manchmal eine Notbremse wie in der Straßenbahn und ziehen Sie diese wenn nötig.

Versuchen Sie immer wieder, ihr eigenes Verhalten bewusst wahrzunehmen und eine Kontrolle darüber zu bekommen. Trainieren Sie sich, indem Sie sich in Gedanken oder anfangs auch laut Sätze sagen wie: »Cool bleiben bringt mehr« oder »Wer ausrastet, hat immer Unrecht«. Immer wenn es Ihnen gelungen ist, Ihre Fassung zu bewahren, loben Sie sich für Ihren Erfolg und sagen Sie sich: »Ruhe bewahren heißt gewinnen«. Wenn Sie doch wieder entgleist sind, machen Sie sich klar, dass Sie an diesem Tag zu den Verlierern zählen, weil es einem anderen Menschen wieder gelungen ist, Sie Ihrer Fassung zu berauben.

Prägen Sie sich einige wenige Sätze ein, auf die Sie in solchen Situationen zurückgreifen können. Sie können dann wie ein Rettungsanker wirken. Wiederholen Sie die Sätze für sich immer in der gleichen Formulierung, wenn möglich mehrmals täglich, damit Sie diese Affirmationen (Bestätigungen) verinnerlichen.

Stellen Sie eine Liste der Eigenschaften auf, unter denen Sie leiden, und fertigen Sie eine andere Liste von den Verhaltensweisen an, die Sie erlernen möchten. Überprüfen Sie regelmäßig, wie erfolgreich Sie waren.

Versuchen Sie auch Situationen zu analysieren, die Ihnen entglitten sind. Fragen Sie sich, was Sie falsch gemacht haben, wie Sie unter Druck und Spannung geraten sind und versuchen Sie in Ihren Gedanken ein Verhalten durchzuspielen, mit dem Sie die Situation besser hätten meistern können.

Machen Sie sich klar, dass Sie Ihre Mitmenschen sehr verletzen können durch Ihre heftigen Gefühlsausbrüche.

Entwerfen Sie einen Krisenplan für Situationen, in denen der »Gaul« droht Ihnen durchzugehen.

Suchen Sie nach Möglichkeiten, Ihre Gefühle sozialverträglich auszudrücken und bedenken Sie, dass man Gesagtes nicht einfach wieder zurücknehmen kann.

Achten Sie auf Ihren Tonfall.

Versuchen Sie keine Grundsatzdiskussionen zu führen, wenn Sie heftige Gefühle haben. Gönnen Sie sich und anderen dann lieber eine Auszeit.

Nehmen Sie sich Zeit für wichtige Entscheidungen.

Was Sie als Partner tun können

Wenn Sie merken, dass ihr Partner entgleist, lassen Sie ihn stehen, und verlassen Sie den Raum. Niemand hat das Recht, Sie zu beleidigen oder schlecht zu behandeln. Diskutieren Sie mit einem ADHS-ler nicht, wenn er wütend ist, sondern erst, wenn er sich wieder beruhigt hat. Reizen Sie ihn nicht, sondern versuchen Sie, ihm stattdessen z.B. einen Brief zu schreiben und Ihre Sichtweise darzulegen. Zeigen Sie dem ADHS-ler in einer ruhigen Atmosphäre, welche Gefühle er in Ihnen ausgelöst hat und dass Sie verletzt sind. Setzen Sie klare Grenzen. Nichts ist schlimmer, als wenn er merkt, dass er Grenzen immer wieder verrücken kann, denn er ist einfach maßlos. Sie werden krank, wenn Sie sich zu viel gefallen lassen. Akzeptieren Sie ADHS nicht als Ausrede, sondern verlangen Sie von Ihrem Partner, dass er etwas dafür tut, seine Probleme in den Griff zu bekommen. Entschuldigungen und gute Worte nutzen nichts, wenn ihnen nicht Taten folgen.

Notfalls ziehen Sie für ein paar Tage aus. Nicht selten bricht der ADHS-ler dann zusammen, weil er eigentlich oft schwach ist und seine Stärke nicht selten aus der Leidens- und Demutshaltung des Partners bezieht. Auch hier will der ADHS-ler nicht berechnend unterjochen, aber wenn er keinen Widerstand spürt und auch keine ausreichenden Grenzen aufgezeigt bekommt, wird er diese Position ausnutzen und Sie für seine Entgleisungen verantwortlich machen, denn das ist einfacher als in den Spiegel zu schauen.

Wenn ihr Partner droht emotional zu entgleisen, nehmen Sie sich eine Auszeit und lassen Sie sich von den heftigen Emotionen nicht anstecken.

Führen Sie Grundsatzdiskussionen nur, wenn Sie beide gelassen und aufnahmebereit sind, und lassen Sie sich nicht schlecht behandeln.

Setzen Sie Grenzen, und sagen Sie Ihrem Partner, wenn er sich wieder abgekühlt hat, wie Sie sich mit seinem emotionalen Ausbruch gefühlt haben.

Verzeihen Sie nicht alles, sondern ziehen Sie auch mal spürbare Konsequenzen.

Was Sie als Eltern tun können

Führen Sie Auszeiten ein. In aufgeheizten Situationen helfen Diskussionen nicht weiter, aber Auszeit und räumlicher Abstand ermöglichen eine schnelle Deeskalation. Versuchen Sie hinterher dem Kind die Zusammenhänge vereinfacht aufzuzeigen.: »Wenn du das tust, passiert das … oder das …«. Sagen Sie dem Kind, dass wieder sein ADHS-Teufelchen zugeschlagen hat und dass es lernen muss, dieses kleine wütende Teufelchen zu kontrollieren. Zeigen Sie Grenzen auf, und lassen Sie sich von Ihrem Kind nicht schlecht behandeln. Verteidigen Sie Ihre Würde und Selbstachtung, notfalls lassen Sie ihr Kind einfach stehen. Wenn ihr Kind Sie körperlich angreift, verteidigen Sie sich. Bringen Sie ihr Kind, wenn es tobt, schreit oder ausrastet, in sein Zimmer und sagen Sie ihm, dass es jetzt eine Auszeit braucht und erst wieder das Zimmer verlassen darf, wenn es sich beruhigt hat und sich anständig benimmt. Halten Sie ihr Kind nur im Notfall fest, wenn es droht, sich selbst oder andere zu verletzen oder etwas kaputt zu machen. Hier bedarf es einer klaren, unmissverständlichen Durchsetzungskraft.

Grundsätzlich ist es besser, Machtkämpfe zu vermeiden und die Auszeit vorzuverlegen. Probieren Sie, Ihre Stimme zu senken und Blickkontakt zu vermeiden. Versuchen Sie ruhig, mit fester Stimme mit dem Kind zu reden. Konfrontieren Sie das Kind, wenn es sich abreagiert hat, mit Ihren Gefühlen, und schonen Sie es nicht. Andere sind weniger zimperlich als Sie. Denken Sie immer daran, dass das Kind schnell zum Außenseiter werden kann, wenn es ein solches Verhalten bei seinen Mitmenschen zeigt.

Versuchen Sie aber auch immer wieder die Negativschiene, die sich durch häufige Kritik und Maßregelungen entwickelt, zu durchbrechen. Kritisieren Sie ihr Kind nicht nur. Achten Sie genau darauf, wenn es einmal nicht sein Negativverhalten zeigt, z. B. wenn es die Fassung bewahrt, wenn es sein Zimmer aufräumt usw. Bestätigen und loben Sie das Kind dafür, dass es erfolgreich war. Leider nehmen Eltern, zermürbt von ständigen Auseinandersetzungen, nur noch das Negative bei ihrem Kind wahr und können positives Verhalten häufig nicht ausreichend würdigen. Gerade das sensible ADHS-Kind lässt sich dann schnell entmutigen nach dem Motto: »Ich kann sowieso machen, was ich will, denn ich mache es ja eh keinem recht«.

ADHS-Kinder reagieren sehr viel besser auf Belohnung. Gegenüber Strafen haben sie nicht selten einen grimmigen Trotz entwickelt. Das können Sie sich zunutze machen, indem Sie z. B. ein Punktesystem einführen für Wohlverhalten. Wenn das Kind das gewünschte Verhalten zeigt, kann es sich damit einen Punkt verdienen. Hat es dann eine festgelegte Punktzahl erreicht, bekommt es eine vereinbarte Belohnung.

Führen Sie bestimmte Zeiten ein, die Sie mit Ihrem Kind möglichst stressfrei verbringen. Am besten geht das, wenn Sie gemeinsam etwas unternehmen, was Ihnen beiden Spaß macht. Versuchen Sie dabei jeden Leistungsdruck wegzulassen, geben Sie dem Positiven Ihrer Beziehung Raum, damit es sich entwickeln und festigen kann.

ADHS-Kinder fordern ihre Eltern immer wieder heraus, sich in Gelassenheit zu üben. Natürlich lassen sie keine Gelegenheit der Provokation aus, aber wenn Sie als Eltern immer wieder darauf hereinfallen, wird es nur schlimmer. Oberstes Gebot ist »cool zu bleiben« und sich nicht aus der Fassung bringen zu lassen. Wer schreit, hat schon verloren! Bleiben Sie einfach bei Ihrer Forderung, wiederholen Sie sie klar und bestimmt, und wenn ihr Kind ausflippt, setzen Sie eine Auszeit fest. Wenn das Kind sich unmöglich benimmt, strafen Sie es mit Nichtbeachtung, denn diese ist schlimmer als jede Strafe. Wenn ihr Kind erst einmal herausgefunden hat, wie es Sie regelmäßig zum Ausrasten bringen kann, wird es dies ständig nutzen. Das ist dann das Ende jeglicher familiären Harmonie. Die Kunst besteht deshalb darin,

Konflikte möglichst nicht eskalieren zu lassen und den Trotz, den Ärger und die Wut schon im Vorfeld zu entschärfen.

Eine wunderbare, sozial akzeptierte Form der Aggressionsentladung ist Sport. ADHS-Kinder sollten vor allem Mannschaftssportarten wählen, denn hier können die Kinder genau das lernen, was ihnen so schwer fällt: sich an Regeln halten, Fairness, zugunsten der Mannschaft zurückstecken und Teamgeist entwickeln. Wenn es ADHS-Kindern gelingt, ihre Unruhe, Gespanntheit und Aggression im Sport auszuleben, können sie sehr erfolgreich sein in ihrer Sportart und die Negativ-Erfahrungsspirale damit durchbrechen. Sport erzieht zur Toleranz, jeder Sportler muss Niederlagen verkraften, Misserfolge hinnehmen und zum Wohle der Mannschaft das eigene Ego zurückstecken. Teamgeist ist wichtiger als Alleingänge.

Auch Ausdauer und Durchhaltevermögen werden trainiert, denn zum Training muss man auch dann gehen, wenn man mal keine Lust hat.

Bestehen Sie in emotional aufgeladenen Situationen auf einer Auszeit.
Bleiben Sie selbst gelassen, und lassen Sie sich nicht provozieren.
Zeigen Sie Ihrem Kind die Zusammenhänge zwischen seinem Verhalten und Ihren Reaktionen auf.
Setzen Sie Grenzen, und lassen Sie sich nicht schlecht behandeln.
Versuchen Sie Konflikte im Vorfeld zu entschärfen und mögliche Konfliktsituationen durchzusprechen.
Ignorieren Sie soweit möglich unerwünschtes Verhalten.
Schaffen Sie zusammen mit Ihrem Kind stressfreie Zeiten, wo Sie einfach nur miteinander Spaß haben können und eine schöne, gemeinsame Zeit verbringen.

Was Sie als Pädagoge tun können

Versuchen Sie bei Ausrastern das Kind zu beruhigen, eventuell auch hier zunächst mit vorsichtigem Körperkontakt, z. B. durch Antippen.

Versuchen Sie selbst möglichst ruhig zu bleiben, und sprechen Sie mit klarer und fester Stimme. Sagen Sie dem Kind, dass es sich beruhigen soll und, wenn es ihm nicht gelingt, dass Sie es an einen ruhigen Ort bringen werden, wo es sich abreagieren kann. Einen solchen Ruheraum sollte jede Schule einrichten. Stellen Sie das Kind nicht bloß, und geben Sie ihm keine Angriffsfläche, damit es sich nicht noch weiter hineinsteigern kann. Diskutieren Sie nicht in dieser Situation, denn ADHS-Kinder sind in diesem Zustand nicht aufnahmefähig.

Besprechen Sie aber später, wenn das Kind ruhig geworden ist, mit ihm sein Verhalten. Schonen Sie das Kind dann nicht, und sagen Sie ihm ehrlich, wie Sie sein Verhalten erleben. Besprechen Sie mit dem Kind alternative Verhaltensweisen, mit, denen es sich weniger Ärger und Unmut schafft. Suchen Sie dann ein Gespräch mit den Eltern, um gemeinsame Strategien festzulegen.

Vergessen Sie nicht das Kind zu loben, wenn es keine störenden Verhaltensweisen zeigt, damit es die Erfahrung machen kann, dass es auch mit seinen positiven Verhaltensweisen wahrgenommen wird. Geben Sie eventuell Punkte für lobenswerte Verhaltensweisen aus, und stellen Sie eine Belohnung für eine bestimmte Punktzahl in Aussicht.

Bei Ausrastern bleiben Sie ruhig und gelassen und diskutieren in diesen Situationen nicht.
Sagen Sie dem Kind, wenn es sich beruhigt hat, wie Sie sich gefühlt haben.

Stellen Sie das Kind nicht bloß, sondern versuchen Sie lediglich den Gefühlsausbruch zu entschärfen.
Bleiben Sie in engem Kontakt mit den Eltern.

FALLBEISPIEL

Eine Chaotenfamilie

Benny, 8 Jahre alt, und sein Bruder Tom, 13 Jahre, kommen morgens schon nicht aus dem Bett. Erst unter Androhung von Gewalt und allen erdenklichen Strafmaßnahmen sind sie widerwillig bereit, sich mit dem grellen Tageslicht anzufreunden. Mittlerweile ist ihre Mutter schon leicht angespannt, weil sie wieder die Tiefkühlpizzareste beseitigen musste, die Tom achtlos hat liegen lassen, weil ihn gegen Mitternacht der »Bärenhunger« angefallen hat. Nach mehrmaligen Ermahnungen, doch die Zähne zu putzen und sich zu beeilen, weil Toms Bus in fünf Minuten fährt, bekommt die Mutter den ersten Ausraster. Dies führt dazu, dass zumindest Tom sich dazu berufen fühlt, einen Takt schneller in die Hose zu steigen, einen kurzen Blick in den Spiegel zu werfen und noch etwas Gel für seine Haare zu nehmen. Auf das Frühstück möchte er lieber verzichten – ist ja eh keine Zeit mehr. Benny trödelt, weil die Mutter ja ganz mit dem Bruder beschäftigt ist. Gelangweilt und mies gelaunt sitzt er am Frühstückstisch, meckert, motzt und verbreitet schlechte Laune. Welche Fächer er in der Schule heute hat, kann er nicht so genau benennen und überhaupt, mit den Hausaufgaben sei es unglücklich gelaufen, denn er habe sowohl die Hefte wie auch die Bücher in der Schule vergessen. Dies sei aber überhaupt nicht schlimm, versichert er.

Seine Mutter ist gerade wieder dabei, die nächste Wutattacke zu entwickeln, weil sie jeden Tag immer wieder das Gleiche sagt und alles wieder einmal umsonst war. Überstürzt bricht Benny auf, und seine Mutter bemerkt, dass er das Turnzeug vergessen hat und trägt es ihm hinterher. Eine Mütze hat er auch nicht auf, obwohl es draußen ziemlich kalt ist. Er friere nie, meint Benny.

Als die Kinder aus dem Haus sind, fühlt sich die Mutter ziemlich erschöpft, obwohl der Tag erst gerade angefangen hat. Zum Mittagessen kommt Tom eine Stunde zu spät. Er habe noch etwas mit einem Freund bereden müssen und die Zeit darüber vergessen. »Ach übrigens, wir haben heute einen unangekündigten Test geschrieben. Ist ziemlich dumm gelaufen, weil der Lehrer so gemein war und Fragen gestellt hat, die im Unterricht nie drangekommen sind.«

Benny hängt wieder endlos an seinen Hausaufgaben und kaut an seinem Füller. Seine Schrift ist unleserlich, und seine Mutter meint, dass er die ganze Hausaufgabe noch mal schreiben muss. Hierauf bekommt Benny einen Wutanfall, weil er überhaupt nicht einsieht, dass er noch einmal so eine »Scheißaufgabe« machen soll. Und überhaupt, was denn seine Mutter von ihm wolle. Der Buchstabe sei eindeutig ein W, wenn sie ein M darin lese, so sei das ihr Problem. Auch auf mehrmalige Ermahnungen hin, dass die Buchstaben unleserlich seien und die Lehrerin das niemals so akzeptieren werde, ist Benny nicht bereit, die Hausaufgaben neu zu machen. Statt dessen schreit er seine Mutter an, beleidigt sie, dass sie keine Ahnung habe und ihn sowieso nur quälen wolle. Überhaupt könne sie froh sein, dass sie jemals Abitur gemacht habe, denn das sei ein wahres Wunder. Hierauf wird es der Mutter endgültig zu viel. Sie packt laut schreiend Benny am Kragen, verbittet sich diesen Ton und befördert ihn unsanft auf sein Zimmer. Dies führt allerdings auch nicht dazu, dass er die Hausaufgaben noch einmal macht.

Tom sitzt, obwohl er am nächsten Tag eine Schulaufgabe schreiben muss, den ganzen Nachmittag am Computer und telefoniert mit seinen Freunden. Seine Mutter bekommt die Wortfetzen mit: »Die Alte nervt schon wieder.« Hierauf bekommt sie nun auch einen Ausraster und zieht den Stecker des Computers, wobei sie von Tom wüst beschimpft wird, dass sie schuld daran sei, dass der Computer abstürze und dann vielleicht nicht mehr repariert werden könne …

Hier handelt es sich um eine klassische ADHS-Familie, deren Mitglieder sich ständig aneinander reiben und in regelmäßigen Abständen entgleisen. Es fehlt an Strukturen und Regeln, worum die Mutter zwar redlich kämpft, sich aber letztlich nicht durchsetzen kann. Sie reagiert sehr stark auf die Provokationen und die Ignoranz durch ihre Söhne und lässt sich selbst auch immer wieder zu unkontrollierten Gefühlsausbrüchen hinreißen, was das allgemeine Gefühlschaos nur größer werden lässt. Hier braucht das gesamte Familiensystem Hilfe. Die Mutter muss lernen, klare und konsequente Anweisungen zu geben und sich durchzusetzen, und die Kinder müssen lernen, sich besser zu organisieren und ihren täglichen Pflichten nachzukommen.

Schnelle Erschöpfung, Lustlosigkeit – »Null Bock auf gar nichts«

Der ADHS-ler hat nicht selten eine ausgeprägte Antriebsstörung, die sich verschlimmern kann, wenn er auch noch depressiv wird. Besonders die unaufmerksamen ADHS-ler haben große Mühe, in die Gänge zu kommen, und sie leiden unter einer bleiernen Schwere, die für sie das Leben sehr anstrengend macht.

Was Sie selbst für sich tun können

Gestehen Sie sich zunächst selbst diese Antriebsstörung ein. Sie müssen sich klarmachen: Je länger und je mehr ich aufschiebe, desto träger werde ich. Es ist wie beim Hürdenlauf. Je mehr man im Training ist, desto einfacher und leichter kann man die Hürden nehmen. Je länger man vor der Hürde zögert, desto unüberwindlicher wird sie, und desto schwerfälliger und träger wird man selbst.

Sie müssen also buchstäblich lernen, in die Gänge zu kommen und die Hürden des Lebens zu nehmen. Das Aufstehen wird kein bisschen weniger grausam, wenn man dafür eine halbe Stunde benötigt. Man kann es wirklich trainieren, etwas gleich zu tun, und wenn man es schafft, gibt das ein gutes Gefühl.

Sport ist besonders geeignet, um den »inneren Schweinehund« zu überwinden. Beim Waldlauf z.B. kämpft man zunächst gegen sich selbst, gegen den eigenen inneren Widerstand. Und dann kommt eine Phase, wo man wie von selbst über den Boden schwebt. Je mehr man dies trainiert, umso leichter wird es.

Machen Sie es sich zur Angewohnheit, lästige Dinge gleich zu erledigen. Dann können sie sich nicht mehr zu unüberwindlich scheinenden Bergen aufhäufen.

Geben Sie sich öfter einen Schubs, bevor es andere tun, und erlauben Sie sich nicht dauernd Ausreden, mit denen Sie Wichtiges abblocken und verschieben.

Trainieren Sie konsequent in die Gänge zu kommen.
Machen Sie regelmäßig Sport.
Schieben Sie nichts Wichtiges auf: »Was du tun musst, tue gleich, richtig und vollständig«.

Was Sie als Partner tun können

Hier können Sie nicht viel für Ihren Partner tun, außer das Problem benennen und Ihren Partner bitten, sich seiner Problematik zu stellen. Nehmen Sie Ihrem Partner nicht alles ab, denn das löst das Problem nicht und macht ihn nur bequem und träge. Sie können einen ADHS-ler nicht ein Leben lang mitziehen, denn irgendwann brechen auch Sie zusammen. Sagen Sie ihm immer mal wieder, dass auch Sie jeden Tag Dinge tun müssen, die Ihnen keinen Spaß machen und dass sie sich auch nicht dafür bemitleiden.

Machen Sie Ihren Partner aufmerksam auf seine Haltung, aber bedauern Sie ihn nicht, und nehmen Sie ihm nichts ab.

Was Sie als Eltern tun können

Ermutigen Sie ihr Kind immer wieder und sagen Sie ihm, dass Sie fest davon überzeugt sind, dass es erfolgreich sein wird. Erklären Sie ihm immer wieder, dass es Hürden im Leben gibt und dass man oft mehrmals Anlauf nehmen muss, um diese zu bewältigen. Räumen Sie Ihrem Kind nicht die Hürden aus dem Weg, sondern ermutigen Sie es, diese Hürden selbst zu überwinden. Zeigen Sie ihm, dass Sie auch unangenehme Dinge tun müssen, die Ihnen keinen Spaß machen, dass das aber genau so zum Leben gehört. Stellen Sie Ihrem Kind in Aussicht, dass man sich natürlich wieder dem Angenehmen zuwenden kann, wenn das Unangenehme erledigt ist, aber dass keine Zeit für das Angenehme bleibt, wenn man zu lange jammert und klagt.

Ermutigen Sie ihr Kind immer wieder.
Lassen Sie ihr Kind nicht im Selbstmitleid versinken, sagen Sie ihm: »Das ist die normale Härte im Leben, da muss jeder durch«.

Was Sie als Pädagoge tun können

Machen Sie dem Kind Mut, und interpretieren Sie seine Antriebsstörung nicht als Desinteresse und Faulheit, sondern als Teil seiner speziellen Schwierigkeiten. Fordern Sie das Kind, aber in kleinen Schritten, und loben Sie es auch für Teilschritte. Nehmen Sie dem Kind nicht zu viel ab, denn es muss lernen, in die Gänge zu kommen und die Hürden des Lebens selbst zu überwinden. Unterstützen Sie es darin, und trösten Sie es bei Misserfolgen.

Machen Sie Mut und unterstützen Sie das Kind dabei, selbständig zu werden.

Vergesslichkeit – »Aus den Augen, aus dem Sinn«

Dieses Symptom hängt eng mit der Störung der Konzentration und Aufmerksamkeit zusammen und ist sozusagen eine logische Folge davon. Hinzu kommt, dass ADHS-ler ein sehr schlechtes Kurzzeitgedächtnis haben, während sie für lange zurückliegende Ereignisse oft ein Elefantengedächtnis zeigen. Das Denken und das Gedächtnis sind für langweilige Themen willentlich nur schwer abrufbar, was sich besonders negativ in der Schule bemerkbar macht.

ADHS-ler müssen lernen, ihre Gedanken festzuhalten, denn sie haben den lieben langen Tag viele großartige Gedanken, die wieder verpuffen, weil das Kurzzeitgedächtnis sie nicht aufnehmen kann. Häufig haben sie auch nur eine bruchstückhafte Wahrnehmung. Angehörige können hieran verzweifeln, weil sie beschwören können, dass sie über diesen Termin oder jenen Sachverhalt geredet haben, während der ADHS-ler sein Vermögen dagegen wetten würde, dass er diese Informationen nie und nimmer erhalten habe.

Die Unzuverlässigkeit des ADHS-lers hängt damit zusammen, dass er vieles vergisst, keinen Überblick hat und sich verzettelt. Sein Zeitgefühl lässt ihn nicht selten im Stich, er kann sich seine Zeit nicht einteilen, und dann trödelt er viel zu lange oder macht sich zu spät auf den Weg. Der ADHS-ler vergisst auch wichtige Aufgaben und Verabredungen, weil er schlecht organisiert ist und keine eigenen Strukturen und Regeln verinnerlicht hat. Im Großen und Ganzen ist er planlos, lebt in den Tag hinein, macht alles auf den letzten Drücker und hofft darauf, dass ein Wunder geschieht. Leider zeigt er meist zu wenig Initiative, sein Leben in die Hand zu nehmen und verantwortlich mit seiner Zeit, aber auch mit der Zeit der anderen umzugehen. Dies schafft viel Ärger und verscherzt Sympathien. Viele kleine Ärgernisse verderben die Freundschaft und können auch große Lieben zerstören. Der ADHS-ler muss sich immer wieder vor Augen führen, dass der Rest der Menschheit Wert legt auf Vereinbarungen, Pünktlichkeit und Zuverlässigkeit und dass die Mitmenschen sehr gekränkt und wütend sind, wenn sich jemand ständig über diese ungeschriebenen Gesetze hinwegsetzt. Hier gilt der Satz: »Zu lässig ist lästig«.

Was Sie selbst für sich tun können

Nehmen Sie die Themen Pünktlichkeit und Zuverlässigkeit nicht auf die leichte Schulter. Halten Sie Ihre Verabredungen ein. Fahren Sie rechtzeitig weg, und planen Sie den Verkehrsstau ein. Fünf Minuten zu früh sein und warten müssen, ist weniger schlimm als die Hetze und der anschließende Ärger beim Zuspätkommen.

Schaffen Sie sich einen guten Zeitplaner an, den Sie ständig bei sich tragen. Tragen Sie konsequent jeden Termin ein. Bei jedem Termin, der wichtig ist, lassen Sie den Wecker des Timers 30 Minuten vorher piepsen. Dann bereiten Sie sich auf ihr pünktliches Fortgehen vor: keine Telefongespräche mehr annehmen, nicht noch schnell etwas Neues anfangen. Versuchen Sie unbedingt Zeitdruck zu vermeiden.

Schreiben Sie sich Zettel, denn ohne Zettel heißt verzetteln, und listen Sie auf, was erledigt werden muss. Schauen Sie jeden Tag darauf. Streichen Sie abends das Erledigte aus, und machen Sie dann eine neue Liste für den kommenden Tag. Denken Sie daran, dass Ihnen ihr Arbeitsspeicher nur eingeschränkt zur Verfügung steht. Es ist deshalb sehr sinnvoll, ihn dadurch zu entlasten, dass Sie einen Teil der wichtigen Information auf einen Zettel auslagern.

Versuchen Sie Ihre guten Einfälle festzuhalten. Bestücken Sie sich regelmäßig z. B. mit kleinen Zetteln, am besten Klebezettel, die Sie an ihr Portemonnaie kleben, wenn Ihnen irgendwo spontan ein guter Gedanke kommt, und arbeiten Sie diese Gedankenblitze abends regelmäßig ab. Merkspruch: »Ohne Zettel heißt verzetteln!«

Halten Sie Vereinbarungen ein, denn daran werden Sie gemessen. Auch kleine Kränkungen in steter Regelmäßigkeit können zu einem unüberwindbaren Berg von Kränkungen anwachsen. Strapazieren Sie die Geduld Ihrer Mitmenschen nicht unnötig, auch diese ist begrenzt.

Gestehen Sie sich ein, dass Sie vergesslich sind, statt immer auf Ihrem Nichtwissen zu beharren, was Ihnen letztlich nur Ärger und Unverständnis einbringt. Es bricht Ihnen kein Zacken aus der Krone, wenn Sie sich mal entschuldigen oder aber Erklärungen abgeben, warum Sie häufiger mal etwas vergessen. Sie können z.B. sagen: »Mensch, ich stelle doch immer wieder fest, dass ich ein Gedächtnis wie ein Sieb habe«. Es macht Sie sympathisch, Schwächen zugeben zu können, denn auch die anderen wissen um die ihrigen.

Wenn Sie neuen Stoff lernen müssen, benutzen Sie einen Textmarker, und machen Sie eine kurze schriftliche Zusammenfassung. Wiederholen Sie diese öfter oder erklären Sie sich selbst laut, was Sie gelernt haben. Sie müssen häufiger wiederholen als andere. Gehen Sie abends in einer Kurzfassung noch einmal den Stoff durch. Nutzen Sie ihr visuelles Gedächtnis, denn es ist erwiesen, dass ADHS-ler sich sehr viel besser Bilder und Tabellen merken können, wenn sie sich diese in Form eines inneren Bildes wieder ins Gedächtnis rufen können.

Das erfolgreichste Mittel gegen das Vergessen ist, dass man eine Routine darin entwickelt zu lernen und sich zu organisieren. Es bedarf aber einer ständigen Anstrengung, den täglichen Kampf gegen das Vergessen zu führen. Arbeiten Sie effektiv, machen Sie sich Listen von Ereignissen und Sachverhalten, die immer wiederkehren. Führen Sie Urlaubslisten, Listen um Feste zu organisieren, Einkaufslisten, Arbeitslisten (siehe Anhang), auf die Sie immer wieder zurückgreifen können.

Gestehen Sie sich und anderen ein, dass Sie vergesslich sind.
Entschuldigen Sie sich für Ihre Versäumnisse.
Machen Sie sich klar, dass Pünktlichkeit und Verlässlichkeit für Ihre Mitmenschen wichtig sind.

Führen Sie Listen, und schreiben Sie sich wichtige Gedanken auf.
Wenn Sie einen neuen Lernstoff erfassen wollen, arbeiten Sie mit Textmarker, und fassen Sie am Ende den Text möglichst schriftlich zusammen.
Machen Sie sich klar, dass Sie den Text häufiger wiederholen müssen als andere.

Was Sie als Partner tun können

Seien Sie tolerant, verzeihen Sie Ihrem Partner immer mal wieder seine Vergesslichkeit. Nehmen Sie sein Abstreiten nicht persönlich, er macht es nicht mit Absicht, um Sie zu ärgern, sondern er kann leider nicht besonders gut seine Fehler zugeben. Versuchen Sie es auch mit Humor: »Du, deine ADHS hat gerade mal wieder zugeschlagen«. Wichtige Abmachungen sollten Sie immer schriftlich festhalten, und eine neutrale Erinnerung kann auch nicht schaden. Auch wenn es manchmal schwer ist, nehmen Sie die Erinnerungsfähigkeit Ihres Partners nicht als Messlatte, an der Sie ablesen, ob er Sie wirklich liebt. ADHS-ler ticken anders. Besprechen Sie mit Ihrem Partner, wie Sie ihn an etwas Wichtiges erinnern können, ohne dass er gleich beleidigt reagiert.

Eine Möglichkeit sind kleine freundliche Erinnerungszettel oder Listen, die Sie aber unübersehbar aufhängen müssen, damit sie von Ihrem Partner wahrgenommen werden. Wenigstens ersparen Sie sich damit die Diskussionen, ob Sie etwas gesagt oder vereinbart hatten, denn auch ein ADHS-ler kommt nicht so einfach daran vorbei, wenn etwas schwarz auf weiß festgehalten wurde.

Wenn Sie sicher gehen wollen, dass ihr Partner sich an wichtige Vereinbarungen erinnert, schreiben Sie freundliche Merk- und Erinnerungszettel.

Was Sie als Eltern tun können

Helfen Sie Ihrem Kind, indem Sie ihm klare Arbeitsstrukturen aufzeigen: ein sauberes Heft, die Zahlen in die richtigen Kästchen, die Hausaufgaben nach Erledigung abhaken. Treffen Sie eventuell mit den Lehrern die Vereinbarung, dass diese kontrollieren, ob alle Hausaufgaben vollständig im Hausaufgabenheft stehen. Versuchen Sie ihr Kind zu ermutigen, den Stoff mehrmals zu wiederholen. Achten Sie auf ausreichende Pausen, und sorgen Sie auch nachmittags für viel Bewegung. ADHS-Kinder müssen sich austoben, und je mehr sie sich körperlich abreagieren, desto ruhiger können sie dann ihre Arbeiten angehen. Wenn ihr Kind sich überhaupt nichts mehr von Ihnen sagen lässt, erzwingen Sie es bitte nicht. Es macht wenig Sinn, mit einem Kind zu lernen, dass sich mit Händen und Füßen dagegen sträubt. Je mehr Emotionen im Spiel sind, desto größer werden Trotz und Widerstand. Suchen Sie sich eine neutrale Person, der ihr Kind positiv gegenüber steht, und lassen Sie Ihrem Kind von ihr Nachhilfeunterricht geben. Das Kind sollte diese Person respektieren. Oft sind ältere Schüler sehr geeignet, weil sie Respekt genießen und sowieso viel besser als Sie wissen, was gerade dieser Lehrer will. Verderben Sie sich nicht ganz die Beziehung mit Ihrem Kind, indem Sie gemeinsames Lernen erzwingen. Versuchen Sie lieber den Kontakt und den Zugang zu Ihrem Kind zu erhalten, statt es immer weiter in die Enge zu treiben.

Versuchen Sie gute Gewohnheiten und Rituale einzuführen, damit das Kind lernt, diese Strukturen zu verinnerlichen. Diese Gewohnheiten geben Ihrem Kind auch Sicherheit. Lassen Sie

z. B. Ihr Kind immer zur gleichen Zeit und am gleichen aufgeräumten Ort Hausaufgaben machen. Gehen Sie mit Ihrem Kind vorher genaue Schritte durch, wie es sich seine Arbeit gut einteilen kann. Üben Sie immer wieder mit ihm, wie es sich sinnvoll neuen Aufgaben stellen kann. Besprechen Sie zunächst mit Ihrem Kind, welche Aufgaben zu erledigen sind und welche Schritte es benötigt, um eine Aufgabe vollständig zu bearbeiten. Lassen Sie ihr Kind diese Schritte laut sagen und ggf. aufschreiben, damit es sich daran orientieren kann. Ermutigen Sie ihr Kind auch, laut mit sich selbst zu reden und nach der gleichen Methode vorzugehen, wenn es für sich alleine arbeitet. Lassen Sie ihr Kind die Aufgabe selbst fertig stellen, und halten Sie es an, diese bis zum Ende zu bringen. Sagen Sie danach Ihrem Kind, wo noch Fehler stecken, und lassen Sie es Fehler suchen. Wiederholen Sie immer wieder, auf welche Fehler ihr Kind besonders achten muss, so dass es sich diese Fehlerquellen einprägt und auch selbständig darauf zu achten lernt. Loben Sie das Kind, wenn es erfolgreich war, und bringen Sie Ihrem Kind auch bei, dass es sich selbst loben darf. Versuchen Sie zusammen mit Ihrem Kind auftretende Probleme zu analysieren, indem Sie mit ihm eine Problemliste erstellen und es anleiten, nach dem Schema vorzugehen, »welches Problem habe ich, wie und wann tritt es auf, und welche Konsequenzen ergeben sich daraus?«

Wenn Sie Ihrem Kind etwas Wichtiges zu sagen haben, vergewissern Sie sich, ob es Sie wirklich wahrgenommen und verstanden hat. Lassen Sie das Kind am besten die gestellte Aufgabe wiederholen.

Zeigen Sie Ihrem Kind immer wieder auf, wie es eine gute Arbeitshaltung entwickeln kann.
Erstellen Sie zusammen mit dem Kind die einzelnen Arbeitsschritte, und lassen Sie das Kind diese Schritte laut wiederholen.

Üben Sie mit Ihrem Kind immer wieder Schemata, wie es sich selbst kontrollieren kann.
Lassen Sie das Kind seine Fehler selbst suchen.
Zwingen Sie das Kind nicht dazu, mit Ihnen zu lernen, denn das erhöht nur seinen Widerstand. Suchen Sie neutrale Personen, die das für Sie übernehmen können.

Was Sie als Pädagoge tun können

Das ADHS-Kind ist nicht faul und lustlos, sondern hat größte Schwierigkeiten, sich einen Überblick über seine Pflichten zu verschaffen und bei der Sache zu bleiben. Helfen Sie dem Kind, indem Sie das Hausaufgabenheft auf Vollständigkeit kontrollieren und ein Auge auf das Kind haben. Lassen Sie das Kind die von Ihnen gestellte Aufgabe wiederholen, damit Sie sicher sein können, dass es die Aufgabe vollständig erfasst hat.

Nicht Ermahnungen, sondern eher freundliche Erinnerungen sind wirksam. Lassen Sie das Kind Listen anfertigen, die von seinen Eltern gegengezeichnet werden müssen. Versuchen Sie dem Kind ein System an die Hand zu geben, wie es seine Fehlerquellen immer wieder überprüfen kann. Ermutigen Sie das Kind, sich besonders auf Flüchtigkeitsfehler zu kontrollieren, und lassen Sie es seine Fehler selbst suchen. Bleiben Sie häufig im Blickkontakt mit dem Kind, und lassen Sie es in den vorderen Reihen sitzen.

Geben Sie dem Kind Aufgaben, die es gut erledigen kann. Es ist sehr wichtig für ein ADHS-Kind, sich gebraucht zu fühlen und helfen zu können, denn von diesen Erfahrungen hat es viel zu wenige. Lassen Sie es Klassenbücher führen oder regelmäßig etwas erledigen. So kann es auch eine Routine im Alltag erlernen.

Lob ist gerade für das ADHS-Kind elementar. Loben Sie es

bewusst, wenn es etwas gut gemacht hat, auch wenn das für andere Mitschüler eine Selbstverständlichkeit ist.

Einem ADHS-Kind fällt es sehr schwer, schön zu schreiben. Es muss sich ungemein konzentrieren, was doch so schwer fällt, und schon hat es wieder vergessen, richtig in die Zeile zu schreiben. So kann es kaum den Ansprüchen von Ordnung und Sauberkeit im Hausheft genügen. Außerdem hat das ADHS-Kind häufig noch eine Störung in der Feinmotorik. Hier sollten Sie nicht die gleichen Ansprüche an die Heftführung stellen wie bei den anderen Kindern.

Kontrollieren Sie das Kind immer wieder, ob es Aufgaben vollständig erfasst hat, und erinnern Sie das Kind freundlich daran, wenn es etwas vergessen hat.
Geben Sie dem Kind Aufgaben, bei denen es auch Erfolgserlebnisse haben kann.
Stellen Sie nicht die gleichen Ansprüche an Heftführung, Schrift und Ordnung wie an andere Schüler.

Selbstzweifel – »Immer geht alles schief«

Hier hat der ADHS-ler des unaufmerksamen Typs seine Schwierigkeiten, denn er hat besonders viele Misserfolge zu verkraften. Der ADHS-ler mit Hyperaktivität hat zumindest immer die Beachtung und Aufmerksamkeit, nicht immer positiv, aber er steht im Mittelpunkt und wird wahrgenommen. Der verträumte ADHS-ler hat sehr oft die Erfahrung gemacht, dass er übersehen und überhört wird und dass er sich nicht selbst behaupten kann. Ihm mangelt es an Durchsetzungsvermögen, und er gibt auf, ehe er überhaupt angefangen hat zu kämpfen. Er ist der freiwillige Verlierer oder aber eine Person, die immer übersehen und von niemandem zur Kenntnis genommen wird.

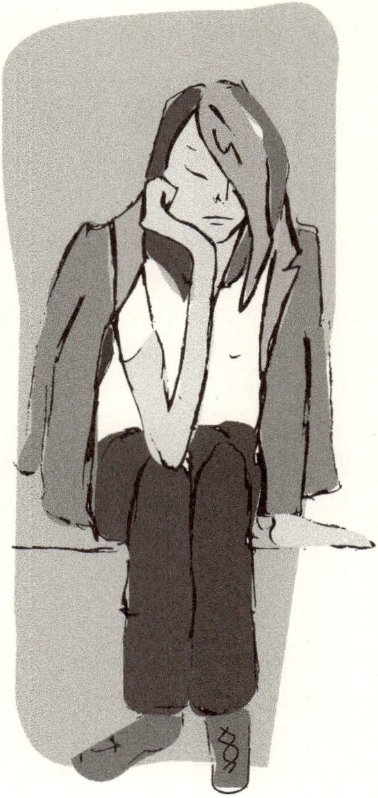

Das kränkt ungemein und verfestigt Minderwertigkeitsgefühle. Leider ergibt sich hier immer auch ein Wechselspiel: Wenn man sich selbst nichts zutraut und voller Selbstzweifel ist, dann vermittelt man auch seinen Mitmenschen genau dieses zweifelnde Selbstbild und wird von ihnen genauso behandelt, wie man mit sich selbst umgeht. Es gilt der Satz: »Jeder gibt sich seinen Wert selbst«. Von außen kann keine Rettung kommen, denn wenn man nicht an sich glaubt, kann man auch Ermunterungen und Komplimente anderer nicht annehmen.

Was Sie selbst für sich tun können

Bei einer ausgeprägten Selbstwertproblematik ist eine Psychotherapie zu empfehlen. Hier kann man Kränkungen der Kindheit und aktuelle Verletzungen aufarbeiten und sich auch intensiv mit der Symptomatik der ADHS auseinandersetzen. Letztlich geht es darum, dass Sie lernen, sich anzunehmen und wertzuschätzen. Selbstvertrauen wächst in dem Maße, in dem Sie sich trauen und sich Ihren Schwierigkeiten stellen. Dazu bedarf es viel Geduld und der ernsthaften Auseinandersetzung mit den eigenen Problemen.

Sehr zu empfehlen ist eine Gruppentherapie, weil man hier ehrliche Rückmeldung bekommt, wie man auf andere wirkt, und auch lernen kann, sich zu behaupten und mit anderen auseinanderzusetzen. Es geht in der Therapie auch darum, dass Sie ihr Anderssein annehmen und sich nicht mehr ständig dafür verurteilen müssen. Sie können lernen, mit Ihren Defiziten umzugehen und eigene Strategien zu entwickeln. Wichtig ist auch, dass Sie Ihre Möglichkeiten realistisch einschätzen, dass Sie lernen, Kritik zu geben und zu ertragen, und dass Sie an Ihren Schwierigkeiten wachsen und nicht resignieren.

Sind Ihre Selbstzweifel nicht zu stark ausgeprägt, so kann es schon helfen, wenn Sie sich bewusst immer wieder loben und bestätigen für das, was Sie gut gemacht haben. Sprechen Sie sich selbst Mut zu, mit Sätzen wie: »Ich schaffe es, denn ich habe schon ganz andere Sachen bewältigt«, und lernen sie mit sich selbst gnädiger und unterstützender umzugehen, statt sich ständig selbst fertigzumachen. Hören Sie auf, sich mit anderen zu vergleichen und sich damit zu entwerten.

Trauen Sie sich mit anderen, die Ihnen wichtig sind, über Ihre Schwierigkeiten zu sprechen, denn so haben Sie eine viel höhere Chance verstanden zu werden. Die meisten Menschen können sich unter ADHS nichts vorstellen, sind aber dankbar, dafür Erklärungen oder ggf. Gebrauchsanweisungen zu erhalten, wie sie in bestimmten Situationen besser mit Ihnen umgehen können. Stehen Sie zu sich selbst, und verstecken Sie sich nicht hinter einer Maske, denn das ist auf die Dauer sehr anstrengend und verhindert, dass Sie tiefe und echte Beziehungen aufbauen können. Machen Sie sich immer wieder klar, dass kein Mensch perfekt ist und dass uns Schwächen erst menschlich und liebenswert machen.

Versuchen Sie immer wieder, sich selbst anzunehmen und sich zu verstehen.
Denken Sie daran, dass sich jeder seinen Wert selbst gibt, und loben Sie sich ganz bewusst für Dinge, die Sie gut gemacht haben.
Trauen Sie sich etwas, denn das schafft Selbstvertrauen.
Hören Sie auf, sich mit anderen zu vergleichen.
Geben Sie anderen Menschen eine Gebrauchsanweisung, wie Sie gerne behandelt werden möchten.
Stehen Sie auch zu Ihren Schwächen.

Was die anderen, Partner, Eltern und Pädagogen tun können

Sie können hier nur ermutigen und unterstützen. Sie müssen sich jedoch immer wieder klar machen, dass Sie nur dann erfolgreich sind, wenn der ADHS-ler bereit ist, die positiven Verstärkungen anzunehmen und auch an sie glauben möchte.

Indem Sie auch kleine Fortschritte würdigen, können Sie dem ADHS-ler helfen, seinen Blick für seine positiven Veränderungen zu schärfen.

Geben Sie Unterstützung und Ermutigung, und würdigen Sie auch die kleinen Schritte.

Emotionale Störungen wie Ängste oder Depressionen – »Ich schaffe es sowieso nicht«

Ich habe schon betont, dass Menschen mit ausgeprägter ADHS ein deutlich höheres Risiko für die Entwicklung von Ängsten oder Depressionen haben als Menschen, die nicht unter diesem Syndrom leiden. Bei auftretenden Anzeichen muss ein erfahrener Facharzt zu Rate gezogen werden, denn nicht selten muss man die Depression mit Antidepressiva behandeln und gleichzeitig die ADHS mit Stimulanzien. Wenn man ADHS übersieht, wird sich die Depression nicht nachhaltig bessern können, weil der ADHS-ler ja weiter seine ADHS-Symptome hat und seine Problematik immer noch nicht verstehen und angehen kann.

Konsultieren Sie bei Depressionen und Ängsten in jedem Falle einen Facharzt oder Psychologen.

Risikobereitschaft, Langeweile, innere Leere – »Lust auf Action und Abenteuer«

Hier geht es vor allem um den ADHS-ler mit Hyperaktivität. Dieser ist eigentlich immer untererregt und fühlt sich erst lebendig, wenn in sein Leben Spannung und Sensationslust kommen. Langeweile quält ihn mehr als alles andere, und so sucht er sich nicht selten seine Kicks in zu schnellem Autofahren, Bungeespringen, riskanten Sportarten und extremen Erlebnisurlauben. Durch den Nervenkitzel schafft es der ADHS-ler, dass sein Gehirn große Mengen von adrenalin-ähnlichen Stoffen freisetzt. Adrenalin ist den Stimulanzien, die bei ADHS medikamentös eingesetzt werden, sehr ähnlich. Man könnte sagen, dass der Körper die eigene Produktion von Adrenalin ankurbelt und der ADHS-ler sich dadurch klarer, ruhiger und ausgeglichener fühlt. Auch das könnte man als Selbstheilungsversuch bezeichnen, allerdings einen gefährlichen, ähnlich wie die Drogensucht.

Was Sie selbst für sich tun können

Sie sollten es sich eingestehen, wenn Sie diese Kicks häufiger brauchen. Vielleicht ist es besser, eine regelmäßige Stimulanzientherapie zu machen, als andauernd Kopf und Kragen zu riskieren. Und zumindest beim Autofahren riskieren Sie auch das Leben anderer. Hinterfragen Sie sich kritisch, ob Sie sich schon wieder in Gefahr bringen wollen, und gestehen Sie sich das damit verbundene Risiko ehrlich ein.

Versuchen Sie auch einmal bewusst Langeweile auszuhalten, ohne sich sofort in das nächste Ereignis zu stürzen. Langeweile kann sehr kreativ sein, weil man sich selbst besser wahrnimmt, und nicht selten hat man in dieser Zeit gute Ideen.

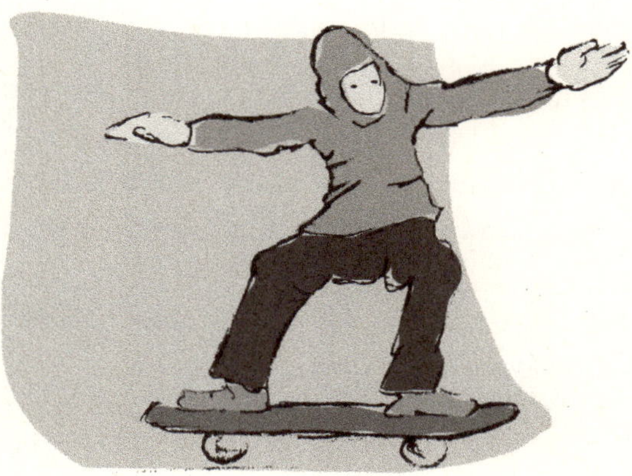

Gestehen Sie sich ein, dass Sie sich ständig neue Kicks produzieren und dass dies gefährlich und für Ihre Mitmenschen auch sehr belastend ist.
Versuchen Sie auch einmal Langeweile auszuhalten.

Was Sie als Partner tun können

Setzen Sie klare Grenzen, und weigern Sie sich, bei gefährlichen Situationen mitzumachen. Wenn ihr Partner die Autobahn wieder mit einem Autorennen verwechselt, steigen Sie bei der nächsten Gelegenheit aus oder fahren Sie gleich mit einem eigenen Auto. Bleiben Sie bei Ihrem gesunden Menschenverstand, und lassen Sie sich nicht zu einem unvernünftigen Verhalten überreden. Ertragen Sie Vorwürfe wie Langeweiler und Angsthase mit Gelassenheit, und kontern Sie mit »Adrenalinjunkie« oder damit, dass Sie ihr Leben schon abwechslungsreich und aufregend genug finden.

Lassen Sie sich nicht zu gefährlichen Handlungen verleiten, und grenzen Sie sich gut ab.

Was Sie als Eltern tun können

Achten Sie darauf, dass ihr Kind nicht allzu risikoreiche Unternehmungen wagt. Lassen Sie es Sport machen, dort kann es einen gesünderen Nervenkitzel erleben. Machen Sie sich aber auch klar, dass Sie nicht alle Katastrophen verhindern können.

Versuchen Sie Ihrem Kind den Kick auf gesunde Weise bei Sport und Spiel zu ermöglichen.

Suchtverhalten – »Auf der Suche nach mehr«

ADHS-ler können wahre »Suchtkrüppel« sein und einfach alles zur Sucht machen: die Arbeit, die Frauen, den Alkohol, das Einkaufen, das Spielen, Rauchen, Essen und natürlich die klassischen Drogen.

Ihre Maßlosigkeit lässt sie anfällig werden für das schnelle Glück, das scheinbar einfach zu haben ist. In ihrer unbekümmerten Begeisterungsfähigkeit und ihrem Schwarz-Weiß-Denken blenden sie die Risiken aus und bagatellisieren das Suchtmittel. Das schnelle Glück ist sehr verlockend, aber natürlich auch sehr gefährlich. In den illegalen Drogen vereinen sich für den ADHS-ler viele Impulse. Er kann seinen infantilen Trotz ausleben, weil er ja etwas Verbotenes tut. Er hat seinen Kick und seinen Nervenkitzel, weil er ja regelmäßig Gefahr läuft, er-

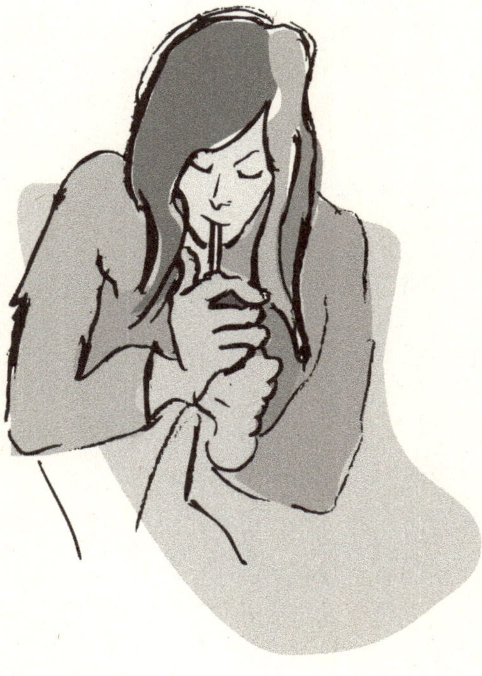

wischt zu werden. Er hat auch genügend extreme Gefühle, unter Drogen kann er sich total *high* fühlen, während im Entzug das ganze Jammertal des Lebens durchschritten werden muss.

Die Kombination Drogen und ADHS ist aber sehr ungünstig und besorgniserregend. Häufig wird ADHS nicht erkannt und nur die Drogenabhängigkeit behandelt. Mit einer unbehandelten ADHS-Symptomatik kann es dann aber immer wieder zu Rückfällen kommen, weil die Grundproblematik, die ADHS, nicht ausreichend beachtet wurde.

Was Sie selbst für sich tun können

Machen Sie den ersten Schritt, und gestehen Sie sich Ihre Drogenabhängigkeit ein. Suchen Sie sich dringend Hilfe. Gehen Sie zum Facharzt, zu Selbsthilfegruppen, oder machen Sie einen stationären Entzug mit einem anschließenden Aufenthalt in einer Suchtklinik. Nehmen Sie Ihre Drogenabhängigkeit nicht auf die leichte Schulter. Diese ruiniert Sie, und Sie bekommen noch weniger auf die Reihe. Suchen Sie auch Suchtberatungsstellen auf. Lassen Sie sich helfen, und hören Sie auf, Ihre Drogenabhängigkeit zu verheimlichen.

Gestehen Sie sich Ihre Drogenabhängigkeit ein, und holen Sie sich Hilfe.
Machen Sie sich klar, dass das schnelle Glück ohne Gegenleistung auf Dauer nicht zu haben ist.
Akzeptieren Sie, dass das Leben Freud und Leid beinhaltet und dass es keinen Anspruch auf Dauerglück gibt.
Verdeutlichen Sie sich, dass der einfache Weg meist nicht der Beste ist.

Was die anderen, Partner, Eltern und Pädagogen tun können

Decken Sie die Sucht nicht, sondern benennen Sie sie. Konfrontieren Sie Ihren Angehörigen oder Ihren Schüler mit seiner Abhängigkeit. Sie sind damit kein Spielverderber, sondern Sie sagen nur die Wahrheit und hören auf damit, sich genauso selbst zu belügen wie es der Drogenabhängige tut.

Besuchen Sie Selbsthilfegruppen für Angehörige, und holen Sie sich dort Hilfe. Setzen Sie Ihrem Partner die Pistole auf die Brust. Es ist angemessen, wenn Sie von ihm eine Entscheidung fordern und ihn vor die Wahl stellen: »Du musst dich entscheiden, denn du kannst nur mich und unsere Familie haben oder die Sucht«. Wenn der Süchtige keine Anstalten macht, etwas an seiner Sucht zu ändern, dann hat man auch das Recht, ihn zu verlassen. Ein Süchtiger ist wie ein sinkendes Schiff. Wenn man das Schiff nicht rechtzeitig verlässt, geht man mit unter. Oft geht es den Angehörigen schlechter als den Abhängigen, weil sie ja das Leid unmittelbar mitbekommen und nicht durch Drogen betäubt sind. Nicht wenige Angehörige entwickeln ausgeprägte seelische Krankheiten.

Decken Sie den Drogenabhängigen nicht, sondern konfrontieren Sie ihn mit seiner Sucht.
Holen Sie sich selbst Hilfe, und schließen Sie sich einer Selbsthilfegruppe an.
Man darf Süchtige verlassen, wenn sie nicht drogenfrei leben wollen.
Denken Sie an Ihre eigene Gesundheit.

Dissoziale Entwicklung – »Ist der Ruf erst ruiniert, lebt es sich völlig ungeniert«

Leider sind ADHS-ler sehr beeinflussbar. Schlechter Umgang kann sie mit in den Abgrund ziehen. Da sie so gerne nach Kicks, Abenteuern, Spannung und Erlebnissen suchen, können sie schnell auf die schiefe Bahn geraten. Besonders wenn ADHS-ler in der Kindheit schon sehr impulsiv und aggressiv gewesen sind, haben sie ein Risiko für eine solche Entwicklung. Sie sind dann sowieso dauernd in körperliche Auseinandersetzungen verwickelt, weil ihnen ihr Gaul ständig durchgeht, und nicht selten machen sie ja auch die Erfahrung, dass sie sich mit Brutalität und Gewalt durchsetzen können. Sie nehmen sich so das Recht des Stärkeren, können andere bedrohen und drangsalieren. Da sie wie immer nur sehr schwer ihre Grenzen finden, können sie es auch hier maßlos übertreiben. Sie genießen es, den Außenseiter zu spielen, denn das waren sie sowieso schon immer. Aber wenigstens haben jetzt die anderen Angst, und dieses Wissen schafft dann häufig einen enormen Auftrieb des Selbstwertgefühls.

Ich möchte betonen, dass nur ein kleiner Teil der von ADHS Betroffenen eine dissoziale Karriere oder eine Drogenlaufbahn macht, aber es gehört zum Spektrum der möglichen Entwicklung. Besonders ungünstig wirkt sich hier eine lasche, inkonsequente Erziehung aus, in der der Jugendliche keine Grenzen erfahren kann und nicht ausreichend Respekt für andere entwickelt. In mancher Beziehung ist hier auch unser Jugendstrafrecht zu stumpf, zu träge und für den Jugendlichen zu wenig eindrucksvoll. Meist passiert nach einer Straftat erst einmal gar nichts, vor allem dann, wenn Jugendliche unter 14 Jahre alt sind. Bleiben dann auch Konsequenzen und Sanktionen der Eltern und Erziehenden aus, so macht der Jugendliche die Erfahrung, dass er sich ganz viel leisten kann, ohne Grenzen einhalten zu müssen. Er reizt die Grenzen immer weiter aus und macht erneut die Erfahrung, dass nicht viel passiert. Die Jugendrichter verhängen soziale Dienste, bei denen oft genug nicht einmal kontrolliert wird, ob der Jugendliche sie auch ausgeführt hat. Viel zu spät erfolgen dann ernsthafte Konsequenzen, die durchaus auch aus pädagogischer Sicht in Frage zu stellen sind. Statt Jugendgefängnis zu verhängen, wäre es sehr viel besser, die Jugendlichen sofort oder zeitnah zur Rechenschaft zu ziehen. Wir benötigen harte soziale Trainingskurse, in denen die Jugendlichen sich mit ihren Straftaten und ihren Opfern auseinandersetzen müssen und in denen sie mit sich selbst konfrontiert werden. Oft sind Eltern heute zu einer solchen Auseinandersetzung gar nicht mehr in der Lage.

Hier ist ein anderer Umgang mit Gewalt gefordert. Wir brauchen eine Gesellschaft, die frühzeitig Grenzen setzt und konsequent mit Strafmaßnahmen reagiert. Das Mindeste, was man Jugendlichen zumuten sollte, sind Entschuldigungen, Konfrontation, Wiedergutmachung und eine angemessene Strafe, die sie ohne Wenn und Aber abzuleisten haben.

Was Partner, Eltern und Pädagogen tun können

Da gerade ADHS-ler mit ihrem Mangel an Kurzzeitgedächtnis und ihren gut entwickelten Verdrängungsfunktionen dazu neigen, ihr eigenes Verhalten zu beschönigen, wenn nicht total zu negieren, bedarf es der sofortigen Auseinandersetzung und Reaktion von allen Betroffenen. Eltern sollten ihre Kinder nicht decken, sondern sie zur Rechenschaft ziehen. Lehrer sollten Kontakt zu den Eltern aufnehmen und sich Unterstützung holen, und jeder Einzelne unserer Gesellschaft ist dazu aufgerufen nicht wegzuschauen, sondern einzuschreiten, wenn ein Jugendlicher rabiat oder gewalttätig wird. Grundsätzlich sollte man versuchen, den Jugendlichen immer zur Verantwortung zu ziehen, weil er viel mehr aus Konsequenzen und Unannehmlichkeiten lernt als aus Standpauken und Moralpredigten. Der Jugendliche sollte begreifen, das er zu seinen Fehlern stehen muss und den Schaden wiedergutzumachen hat. Was für den Jugendlichen gilt, kann natürlich auch auf erwachsene Gewalttäter übertragen werden.

Schwierigkeiten im Umgang mit Geld – »Ohne Moos nix los«

Die ADHS-Probleme zeigen sich selbstverständlich in allen Lebensbereichen, natürlich auch in Bezug auf die finanzielle Situation. Häufig sind ADHS-ler verschuldet und zwar aus mehreren Gründen. Zum einen fehlen ihnen das Konzept und der Überblick. Rechnungen lassen sie liegen, und unverhofft kann dann schon einmal der Gerichtsvollzieher vor der Tür stehen. Sie schieben alles auf, und das Finanzamt hat schon so manche Lohnsteuerrückzahlung gespart, weil es einem ADHS-ler nicht gelungen ist, rechtzeitig seine Steuererklärung abzugeben. So kann der ADHS-ler auch leicht vergessen, eigene Forderungen geltend zu machen oder ausgeliehenes Geld zurückzufordern.

Zum anderen neigt der ADHS-ler aber auch in seiner impulsiven Maßlosigkeit dazu, alles »jetzt sofort« und »immer alles« haben zu wollen. Er sieht etwas Schönes, und gleich möchte er es besitzen. Kreditkarten vernebeln den aktuellen Kontostand, und bezahlt wird erst später, häufig erst dann, wenn der ADHS-ler sich schon gar nicht mehr an das Gekaufte erinnern kann. Oft borgt der ADHS-ler sich auch leichtfertig Geld, weil er sich keine Gedanken macht, wie er es zurückzahlen kann. Hauptsache, das Problem ist im Moment bewältigt, was später kommt, das wird sich weisen. Nicht selten bricht dann für den ADHS-ler alles auf einmal zusammen. Da ist die Welt so gemein, und alle wollen auf einmal ihr Geld zurück, und auch die Banken wollen nun nicht mehr einspringen. Zu viel ist schon auf Kleinkredite gekauft worden, und die Schufa verhindert eine neue Kontoeröffnung. Das ist dann wieder diese unangenehme Stunde der Wahrheit, in der der ADHS-ler von allen vorangegangenen Versäumnissen eingeholt wird.

Was Sie selbst für sich tun können

Verschaffen Sie sich zunächst einen schriftlichen Überblick über Ihre Finanzen. Scheuen Sie sich nicht, hierfür Hilfe von Freunden oder einer Schuldnerberatung in Anspruch zu nehmen, denn Planung und Bestandsaufnahme sind nicht Ihre Stärken.

Machen Sie eine genaue Liste über Ihre laufenden Kosten, die Sie unbedingt bezahlen müssen. Prüfen Sie, ob Sie wirklich alle Versicherungen und Abonnements brauchen, die man Ihnen einmal aufgeschwatzt hat. Trennen Sie sich von Kosten, die nicht so wichtig sind, denn das schafft Ihnen wieder Luft. Später können Sie sich das dann vielleicht einmal wieder leisten.

Machen Sie von allen unabdingbaren laufenden Kosten Daueraufträge, die direkt von Ihrem Konto abgehen. Überweisen Sie sich und Ihrem Partner ein angemessenes Taschengeld, mit dem Sie den ganzen Monat auskommen müssen. Achten Sie darauf, dass das Geld gerecht und fair verteilt wird. Legen Sie monatlich von Anfang an auch per Dauerauftrag eine bestimmte Summe für Unvorhergesehenes weg. Verschieben Sie große Investitionen, und machen Sie es sich zur absoluten Regel, dass Sie nur das Geld ausgeben können, das Sie auch haben. Hören Sie auf, sich selbst ständig in die Tasche zu lügen, denn das rächt sich hinterher bitter. Machen Sie besser einen konkreten Finanzplan, wie Sie Ihre Schulden ratenweise und realistisch tilgen können, und reden Sie offen mit den Personen, denen Sie Geld schulden. Stellen Sie sich der Problematik, laufen Sie vor dieser unangenehmen Aufgabe nicht davon.

Machen Sie es sich zur Angewohnheit, Ihre Rechnungen pünktlich zu bezahlen, denn das erspart Ihnen eine Menge Ärger und macht Sie auch vertrauenswürdiger. Es ist für andere absolut unerfreulich, wenn sie ihrem Geld hinterherlaufen müssen, und das kann so manche Freundschaft kosten. Eine Checkliste zum Thema Finanzen finden Sie im Anhang.

Machen Sie eine finanzielle Checkliste.
Bezahlen Sie Ihre Rechnungen pünktlich, und planen Sie Geld für Unvorhergesehenes ein.
Geben Sie nur das Geld aus, das Sie haben, machen Sie keine Schulden.

Was Sie als Partner tun können

Versuchen Sie, das Thema Geld in einem ruhigen Moment ohne Vorwurf zu thematisieren. Seien Sie ehrlich, und beschönigen Sie die Situation nicht.

Versuchen Sie gemeinsam mit Ihrem Partner einen Finanzierungsplan zu erstellen, wie dies bereits im Abschnitt für den ADHS-ler vorgeschlagen wurde. Leihen Sie ihm kein Geld mehr, ohne dass ihr Partner Ihnen glaubhaft einen Entschuldungsplan vorlegen kann.

Lassen Sie sich nicht von Spontankäufen Ihres Partners begeistern, und bremsen Sie ihn, wenn er schon wieder Schulden machen möchte. Versuchen Sie Ihren Partner immer wieder zu entschleunigen, indem Sie mit ihm eine Vereinbarung treffen, dass größere Einkäufe erst nach Überlegungen und Diskussionen getätigt werden und wenn er mindestens eine Woche darüber geschlafen hat. Sie werden dann öfter die Erfahrung machen, dass seine Begeisterungsfähigkeit schnell erlahmt und dass sein brennendes Interesse vergeht. Sagen Sie öfter auch einmal, dass man nicht alles haben muss, was man sieht, und dass man trotzdem ein glücklicher Mensch sein kann.

Erstellen Sie gemeinsam einen Finanzplan.
Teilen Sie das gemeinsame Geld gerecht auf, und zahlen Sie sich für jeden ein Taschengeld aus.
Lassen Sie sich nicht zu voreiligen Käufen überreden, sondern widerstehen Sie der Begeisterungsfähigkeit Ihres Partners, und fragen Sie sich selbst, ob diese Anschaffung wirklich notwendig ist.

Was Sie als Eltern tun können

ADHS-Kinder haben nie Geld, weil sie es für Nebensächlichkeiten ausgeben, es verlieren oder Spontankäufe getätigt haben. Helfen Sie dem Kind, einen Überblick über seine Finanzen zu erhalten. Eventuell ist es für das Kind eine Hilfe, das Geld nur wochenweise ausgezahlt zu bekommen. Es ist wichtig, dass das Kind die Erfahrung machen kann, dass Geld nicht beliebig vermehrbar ist, auch nicht durch Besuche bei den Großeltern. Es schadet gar nichts, wenn ein Kind auch einmal die Erfahrung macht, dass es etwas nicht machen kann, weil es all sein Geld schon ausgegeben hat.

Wenn Sie Ihrem Kind Geld leihen, lassen Sie es unbedingt zurückzahlen, denn es muss lernen, dass geliehenes Geld nicht sein eigenes ist. Gegebenenfalls muss das Kind zusätzliche Aufgaben übernehmen, um das Geld zu verdienen. Aber fangen Sie nicht an, Selbstverständlichkeiten im Haushalt, die sowieso jedes Kind tun muss bzw. sollte, auch noch zu bezahlen. Kinder haben sonst schnell das Gefühl, dass ihnen für jeden Handgriff, den sie tun, Geld zusteht. Sie bekommen ja die tägliche Hausarbeit auch nicht bezahlt. Wenn das Kind aber zusätzliche Arbeit verrichtet, dann kann es seine Schulden abarbeiten. Es ist sowieso nicht gut, Kindern alles zur Verfügung zu stellen. Viel besser ist es, wenn Kinder auch die Erfahrung machen können, dass sie manchmal hart und lange arbeiten müssen, um sich eine begehrte Sache zu kaufen. Diese wird dann mehr geschätzt und pfleglicher behandelt, und die Kinder sind stolz auf ihre sichtbare Leistung und ihren Verdienst.

Gerade für ADHS-ler ist es ja so wichtig, dass sie die Erfahrung machen, dass sie sich etwas erarbeiten müssen, dass sie auch abwarten und sich engagieren müssen. Der einfache, bequeme Weg führt in eine Anspruchshaltung und Passivität. Denken Sie daran, dass Eltern Kindern, die sie zu sehr verwöhnen, Nachteile verschaffen, weil sie sie daran hindern, selbständig zu werden und stattdessen eine Anspruchshaltung gegenüber anderen unterstützen.

Bestehen Sie darauf, dass ihr Kind nur das Geld ausgeben kann, das es zur Verfügung hat.
Lassen Sie das Kind in jedem Fall geliehenes Geld zurückzahlen.
Wenn das Kind etwas Teures unbedingt haben möchte, entwickeln Sie mit ihm einen Ansparplan, und lassen Sie es sich erarbeiten.
Erfüllen Sie nicht alle finanziellen Wünsche.

Zusammengefasst: Selbstmanagement im Alltag praktisch umgesetzt

Ich komme noch einmal zurück auf das Wildpferd, das ich ganz am Anfang beschrieben habe. Es geht darum, dieses ADHS-Wildpferd zu zähmen und ihm eine gute Erziehung angedeihen zu lassen. Am besten erzieht man sein Wildpferd selbst, denn es ist besser, selbstbestimmt zu sein als sich von anderen erziehen zu lassen. Erinnern wir uns: Die ADHS hat viele Potentiale, und diese können Sie nutzen! In den vorangegangenen Abschnitten habe ich zu den einzelnen Kernsymptomen jeweils Anregungen gegeben. Hier sollen diese noch einmal als Trainingsprogramm zusammengefasst dargestellt werden. Damit auch Ihr ADHS nicht nur Schicksal bleibt, sondern integriert als Teil Ihrer Persönlichkeit bewusst gelebt werden kann. Dies geht aber nur mit Selbsterziehung, Selbstdisziplin und einem konsequenten Selbstmanagement.

Als Erstes ist es nötig, dass Sie etwas über Ihr ADHS-Wildpferd, über Ihre Eigenschaften, Stärken und Schwächen lernen, damit Sie sich so akzeptieren können, wie Sie sind. Das bedeutet nicht, dass man sich schicksalhaft den eigenen Schwächen ergibt, sondern dass man aufhört zu hadern und sich danach zu sehnen, jemand anderer zu sein. Die ADHS wird ein ständiger Begleiter im Leben bleiben, und man hat nur die Wahl, es zu ignorieren oder mit ihm Freundschaft zu schließen und an ihm zu arbeiten.

Bestandsaufnahme

Zunächst muss eine Bestandsaufnahme gemacht werden. Am besten, Sie nehmen dieses Buch und schreiben alle die Eigenschaften auf, die Sie in dem Buch als die ihrigen erkennen. Vergessen Sie bitte auch nicht, Ihre Stärken zu gewichten, denn Sie haben mit Sicherheit welche. Machen Sie sich nun klar, welche Ihrer Eigenschaften und Schwächen Ihnen am meisten Probleme bereiten. Versuchen Sie Prioritäten zu setzen. Wenn Sie diese erst einmal erkannt haben, haben Sie nur noch ein Umsetzungsproblem. Versuchen Sie festzulegen, was Sie in der nächsten Zeit angehen möchten, und setzen Sie sich Ziele. Versuchen Sie auch hier wieder zu gewichten. Wählen Sie höchstens drei wichtige Problemfelder aus, und schreiben Sie so konkret wie möglich auf, was Sie verändern wollen, warum Sie das tun wollen, welches Ziel Sie haben und welche Teilschritte hierfür nötig sind.

Zeitplan

Vergegenwärtigen Sie sich, dass das Geheimnis des Erfolges in klaren Zielen und konkreten Schritten liegt. Schieben Sie nichts auf die lange Bank, denn je größer der Abstand von Ihren guten Vorsätzen bis zu der Durchführung ist, desto geringer sind Ihre Erfolgschancen. Machen Sie sich also einen realistischen Zeitplan, und fangen Sie so schnell wie möglich an. Tun Sie jeden Tag etwas für ihr Ziel und lassen Sie es nicht aus den Augen. Fragen Sie sich genau, was Sie wann, wo und wie tun wollen, wer Sie dabei unterstützen kann, welche Informationen und welche Teilschritte dabei zu berücksichtigen sind. Versuchen Sie sich dabei immer wieder selbst zu kontrollieren. Führen Sie am besten jeden Abend darüber Buch, was Sie an konkreten Schritten unternommen haben und mit welchem Erfolg, und schreiben Sie sich auch wieder Teilschritte für den nächsten Tag auf. Erlahmen Sie nicht in Ihren Bemühungen, denn die meisten Menschen scheitern daran, dass sie gute Vorsätze nicht lange genug durchhalten und sehr schnell wieder in alte Verhaltensweisen zurückfallen. Bedenken Sie, dass Menschen »Gewohnheitstiere« sind und dass es intensiver Übung bedarf, sich bessere Lebensstrategien anzutrainieren.

Coach

Ein Coach, z.B. ein Freund oder ihr Partner, kann eine große Unterstützung sein. Bitten Sie ihn, Sie bei Ihrem Vorhaben zu unterstützen. Ermutigen Sie ihn dazu, Ihnen ehrliche Rückmeldungen zu geben, wie er Sie erlebt, wie ernsthaft Sie an Ihrem Vorhaben arbeiten und versuchen Sie seine Kritik als »Geschenk« anzunehmen.

Arbeitsroutine

Es ist wichtig, dass Sie immer wieder versuchen, den Überblick zu behalten. Denken Sie an den so wichtigen ADHS-Satz: »Was du tun musst, tue gleich und richtig«. Statt sich zu verzetteln, machen Sie eine Sache richtig und beginnen erst dann die nächste. Mehrere Sachen gleichzeitig anzugehen, führt schnell ins Chaos. Erst wenn Sie etwas abgeschlossen haben, ist der Kopf wieder frei für neue Aufgaben.

Denken Sie bitte immer wieder daran, alles aufzuschreiben. Gewöhnen Sie sich dazu eine konsequente Routine an, denn: »Ohne Zettel heißt verzetteln!«

Achten Sie immer wieder auf ihr Tempo. Wenn Sie ein hyperaktiver ADHS-ler sind, dann ist es oft gut, das eigene Tempo zu drosseln und sich erst einmal die Zeit und Ruhe für ein Konzept zu nehmen. Machen Sie nichts überstürzt und überhastet. Auch hier gilt, dass weniger manchmal mehr ist. Und vergessen Sie nicht: »In der Ruhe liegt die Kraft!«

Wenn sie eher ein verträumter hypoaktiver ADHS-ler sind, müssen Sie sich öfter einen Schubs geben und sich antreiben. Stellen Sie sich einen Wecker, und fangen Sie an zu arbeiten, wenn er klingelt. Verschieben Sie wichtige Sachen nicht. Je mehr Zeit Sie verstreichen lassen, bis Sie unangenehme Sachen erledigen, desto geringer ist die Wahrscheinlichkeit, dass Sie es wirklich tun.

Wenn Ihnen etwas misslungen ist, nehmen Sie es mit Humor, denn den können Sie sowieso gut gebrauchen. Wenn Sie mit sich selbst liebevoll umgehen und so aus den eigenen Fehlern lernen, bekommt es Ihrer Psyche und Ihrem Selbstwertgefühl besser, als wenn Sie sich bei jedem Fehler gleich selber bemitleiden oder verfluchen.

Achten Sie immer wieder auf scheinbare Kleinigkeiten, diese sind anderen häufig sehr wichtig. Seien sie pünktlich, bemühen Sie sich um Zuverlässigkeit, und übernehmen Sie Verantwortung. Machen Sie keine Versprechungen, die Sie nicht halten können. Versuchen Sie, Ihren Mitmenschen mit Respekt und Wertschätzung zu begegnen.

Berufs- und Lebensplanung

Die Wahl des Berufes ist für Sie als ADHS-ler eine große Herausforderung. Für Sie ist es besonders wichtig, einen passenden Beruf zu finden, der Ihnen genügend Spannung und Kreativität verheißt, um Sie zu fesseln und zu motivieren. Tugenden, wie Ordnung, Genauigkeit und Pünktlichkeit, sollten weniger gefragt sein. Eine Buchhaltertätigkeit wird für die meisten ADHS-ler wohl eher als Qual empfunden, weil sie Langeweile schlecht aushalten können, und es ihnen nur schwer gelingt, Interesse und Begeisterung für eine Sache aufzubringen, die sie nicht wirklich interessiert. Die meisten ADHS-ler brauchen Freiräume, in die hinein sie sich entwickeln können, aber gleichzeitig auch eine Struktur und Kontrolle, die sie zwingt, Termine einzuhalten und sich einen einigermaßen geregelten Tagesablauf zu geben. Es ist gut, wenn sie Menschen finden, die sie wegen ihrer Kreativität zu schätzen wissen. Versuchen Sie auch hier, in Ruhe vorzugehen: Schauen Sie sich die Berufsfelder genau an, machen Sie wenn möglich Praktika, um den Berufsalltag nachvollziehen zu können.

ADHS-ler können oft in engagierten Berufen brillieren, als Politiker oder aber als Künstler, Entertainer oder in anderen Bereichen in der Medienbranche. Hier kommt ihnen ihre Flexibilität, Kreativität und Spontaneität zugute. Häufig sind sie unter absoluten Spezialisten zu finden wie in der Datenverarbeitung als Computerfachleute oder als Forscher, die sich einem Thema intensiv widmen. Dann steht ihre Fähigkeit zu hyperfokussieren im Vordergrund. Auch hier kann Ihnen ein systematisches Vorgehen nützen: Listen Sie Ihre Stärken und Schwächen auf, und versuchen Sie, mit Lehrern, den Eltern und Freunden herauszufinden, ob Ihre Selbstwahrnehmung mit deren Einschätzung übereinstimmt.

Für den Berufsalltag ist es hilfreich, wenn Sie sich mit Menschen zusammentun, die genau das können, was Ihnen so schwer fällt. Der kreative Chaot kann erheblich von einem zwanghaften Bauern profitieren oder umgekehrt, und beide zusammen können ein unschlagbares Team werden.

Partnerwahl

Diese Kunst, sich im Leben das Fehlende zu suchen und sich auf diese Weise gemeinsam zu ergänzen, gilt auch für die Partnerwahl. Wenn beide Partner ADHS haben, sind Schwierigkeiten und heftige Gefühlsausbrüche vorprogrammiert. Meist lässt sich eine Verbindung zwischen einem ADHS-ler und einem strukturierten und ausgeglichenen Partner besser leben, jedenfalls wenn beide bereit sind, voneinander zu lernen und zu profitieren. ADHS-ler haben zwar eine Seelenverwandtschaft füreinander, doch ihre Schwierigkeiten können sich zu zweit beträchtlich potenzieren. Hinzu kommt, dass Kinder von ADHS-Eltern ein hohes Risiko haben, ebenfalls eine ADHS zu entwickeln. Aber »wo die Liebe hinfällt«, lässt sich die Realität nicht immer der Theorie anpassen, wichtig ist, dass Sie sich die Problematik bewusst machen und offen mit Ihrem Partner darüber reden und gemeinsam handeln können.

Dritter Teil:

ADHS – nicht nur ein individuelles Problem: Auswirkungen auf Beziehungen und Gesellschaft

Menschen mit ADHS in Beziehungen und Partnerschaft

ADHS ist der unbekannte Dritte in einer Beziehung – wie ein Phantom, das sich einschleicht und sein Unwesen treibt. Solange man nichts davon weiß, ist man ihm hilflos ausgeliefert. Aus diesem Grund ist es für Menschen mit ADHS und ihre Angehörigen lebenswichtig, sich mit diesem Phantom zu beschäftigen, denn je besser man den Störenfried kennt, desto eher kann man Gegenstrategien entwickeln. Dann verliert ADHS an Bedrohlichkeit und Einfluss. Voraussetzung ist allerdings, dass beide Partner dazu bereit sind. Der ADHS-ler darf weder für sein Anderssein verurteilt werden, noch darf er die ADHS als willkommene Ausrede benutzen, um sich dahinter zu verstecken. Beziehungsregeln sind für alle Menschen unabdingbar, aber für ADHS-ler, die sich ohnehin schwer damit tun, Regeln zu akzeptieren und zu befolgen, stellen sie eine besondere Herausforderung dar.

ADHS-ler können nicht auf ihre Intuition zurückgreifen, sie müssen intensiver als andere Menschen erst einmal Beziehungsregeln lernen, um überhaupt eine Beziehung aufbauen und eine enge Bindung halten zu können. Das ist ziemlich mühevoll und schwierig, aber lohnend.

10 Regeln für lebendige Beziehungen

Regel I: Auf gerechte Verteilung achten

Stabile Beziehungen zeichnen sich dadurch aus, dass die Arbeit, die Zeit, das Engagement, die Verantwortung und die finanziellen Ressourcen gerecht aufgeteilt sind. ADHS-ler haben hier oft kein Maß und neigen dazu, ihr Engagement und ihre Arbeiten zu überschätzen und sich benachteiligt zu fühlen, wie z.B. bei der finanziellen Aufteilung. Hier können Freunde helfen, wenn sie als unbeteiligte Dritte bei einer solchen Auseinandersetzung anwesend sind und ihre Sichtweise einbringen.

Regel II: Eine Beziehung pflegen heißt daran arbeiten

Eine wichtige Erkenntnis lautet, dass Beziehungen anstrengend sind und ständiger Pflege bedürfen. Eine Beziehung lebt davon, dass jeder der Partner immer wieder etwas dafür tut, dass sich die Beziehung erneuert. Es reicht nicht für ein ganzes Leben, sich einmal verliebt zu haben. Gerade der ADHS-ler hat oft die Vorstellung, dass die heftigen Gefühle am Anfang einer Beziehung ein Leben lang konserviert werden können, ohne dass man dafür immer wieder daran arbeiten muss. Beziehungen sind aber nur dann stabil, wenn beide Partner sich regelmäßig füreinander Zeit nehmen, neue Ideen und Ansichten einbringen und bereit sind, den anderen auch in seinem Anderssein zu verstehen. Engagement in der Beziehung heißt, dass jedem das Wohlergehen des anderen am Herzen liegt und dass er auch etwas dafür einsetzt, damit es dem anderen gut geht oder er ihm eine Freude machen kann. Langeweile, tägliche Routine und permanentes Fernsehen lassen Beziehungen erstarren und Gleichgültigkeit gedeihen. Eine Beziehung pflegen ist wirkliche Arbeit, die nicht zu Gunsten des Berufes oder des Hobbys vernachlässigt werden darf. Dazu ist es gut, sich positive Rituale zu schaffen. Ein Ritual könnte sein, dass jeder der Partner einen Tag in der Woche übernimmt, an dem er sich etwas Besonderes ausdenkt, womit er den anderen überraschen oder erfreuen könnte.

Da es keine Beziehungen ohne Krisen und Konflikte gibt, ist es immer nur eine Frage der Zeit, wann diese eintreten und wann es zu ernsthaften Schwierigkeiten kommt. Beziehungsfähigkeit heißt nicht, Konflikte grundsätzlich zu vermeiden oder vor ihnen wegzulaufen, sondern sich ihnen zu stellen und sie anständig und fair zu lösen. Eine Beziehung kann von Zeit zu Zeit wirklich mal eine Zumutung sein, und dann bedarf es gerade des Mutes, sich diesen Schwierigkeiten zu stellen. Der Heiratsspruch »in Freud und Leid« greift genau diese Spannbreite auf, und hier setzen die Schwierigkeiten des ADHS-lers an, denn er möchte sich nicht mit den unangenehmen und anstrengenden Seiten des Lebens auseinandersetzen. Er reagiert schnell missmutig und genervt, weil er nach Spaß strebt und Unlust vermeiden will.

Regel III: Kritik äußern und annehmen lernen

Für gut funktionierende Beziehungen ist es wichtig, dass beide Partner lernen, kritikfähig zu werden. Kritik ist dann konstruktiv und gewinnbringend, wenn sie ehrlich ist und mit Interesse und Wertschätzung gegeben wird. Eine gute Kritik bezieht sich immer auf ein bestimmtes Ereignis zu einer bestimmten Zeit. Sie kann sehr unangenehm sein und wehtun, aber man kann auch eine Menge aus ihr lernen. Negativ ist Kritik dann, wenn sie geäußert wird, um zu verletzen oder um Rundum-Schläge auszuteilen. Sätze mit »nie …« oder »immer hast du …« sind Totschlagargumente, die jede Diskussion im Keim ersticken.

Beide Partner sollten versuchen, ehrlich aber schonend miteinander umzugehen. Man kann den anderen vorher fragen, ob er die Kritik in diesem Moment hören möchte und hinterher gemeinsam darüber reden, wie jeder sich fühlt. Der Umgang mit Kritik ist immer eine wichtige Rückmeldung und Messlatte für die Stimmung in einer Beziehung, an der sich die Partner orientieren können.

Regel IV: Wahrnehmung sensibilisieren

Menschen mit ADHS können die Gestik und Mimik anderer schlecht deuten, weil sie diesen »Nebensächlichkeiten« häufig bisher keine besondere Beachtung geschenkt haben. Es ist gut, häufiger einmal nachzufragen, in welcher Verfassung der Partner gerade ist und diese Rückmeldung mit der eigenen Wahrnehmung abzugleichen. Statt sich »den Kopf über den Partner zu zerbrechen«, ist es leichter, ihn danach zu fragen, was er möchte und wie er sich fühlt.

Regel V: Toleranz entwickeln

Der ADHS-ler muss lernen, sich nicht zum Maßstab aller Dinge zu erheben, sondern Demut und Toleranz zu entwickeln gegenüber den vielen Sichtweisen im Leben und den vielen verschiedenen Gefühlen, die Menschen empfinden können und die den seinen vielleicht diametral entgegenstehen. Was er empfindet, muss der Partner nicht genauso empfinden. Deshalb ist die Kommunikation zwischen den Partnern wichtig; der Partner sollte nach seiner Meinung, seiner Sichtweise und seinen Gefühlen gefragt werden, und der ADHS-ler sollte sich damit ernsthaft auseinandersetzen statt von vornherein alles besser zu wissen und entsprechende Statements abzugeben. Ein wahrer Durchbruch in der Beziehungsfähigkeit ist es für den ADHS-ler, wenn er begreift, dass es in Beziehungen nicht um das Rechthaben geht, sondern um den gegenseitigen Austausch. Beziehungen sind keine Schlachtfelder, und es geht gerade nicht um Macht, Siegen oder Verlieren, auch wenn viele Menschen (auch ohne ADHS) genau das täglich in ihren Beziehungen leben.

Es kann soviel Entspannung und Frieden schaffen, zwei Meinungen nebeneinander stehen lassen zu können: »Du siehst es so, und ich sehe es anders, und in diesem Punkt haben wir einfach keine Übereinstimmung.« Wenn jeder darauf verzichtet,

Recht zu haben, kann das für eine Beziehung einen hoffnungsvollen Neuanfang bedeuten.

Regel VI: Empathie zeigen

Zum großen Thema Toleranz gehört auch das Verstehen wollen, das Mitempfinden, die Empathie. Um Verständnis für das Erleben des anderen aufbringen zu können, muss der ADHS-ler lernen zuzuhören, statt spontan und impulsiv, oft auch ungefragt, überall »seinen Senf dazuzugeben«. Es ist hilfreich, sich immer wieder zu fragen, ob die Beziehung ausgewogen ist. Hat er sich zurücknehmen können, hat er seinem Partner ausreichend zugehört, hat er ihn genauso viel reden lassen, wie er das für sich selbst in Anspruch genommen hat?

Nicht nur er braucht Anerkennung, Beachtung und Wertschätzung, sondern auch sein Partner. Es geht in Beziehungen immer um ein ICH und ein DU. Hierzu muss der ADHS-ler seine egozentrische Weltsicht korrigieren und dem anderen Raum lassen. Er muss lernen, auch einmal bewusst auf etwas zu verzichten, Kompromisse zu machen und sich zurückzunehmen. Dabei können Fragen helfen, die er sich immer wieder stellt und die den Partner und seine Befindlichkeit einbeziehen: »Wie geht es meinem Partner? Wie ist seine Sichtweise? Was braucht mein Partner von mir? Wann habe ich das letzte Mal etwas Nettes und Aufbauendes zu ihm gesagt?«

Regel VII: Ehrlich miteinander sein

Der ADHS-ler verfügt über vielfältige Tricks, die seinen Partner zur Verzweiflung treiben können, denn er zieht sich nur zu gerne aus der Verantwortung, überlässt dem Partner die Entscheidungen, die Arbeit und all die unangenehmen Dinge im Leben, zu denen er keine Lust hat. Wenn etwas schief geht, dann hat die Schuld und die Verantwortung grundsätzlich der

Partner, denn der ADHS-ler kann sagen, dass er vollkommen unschuldig sei, weil er ja gar nichts gemacht habe.

Es ist wichtig, in der Beziehung immer ehrlich zu seinem Partner zu sein. Hier kommt es besonders darauf an, wie man diese Wahrheit formuliert. Wenn man die eigenen Wahrheiten und Ansichten auch als solche kennzeichnet, statt auf Allgemeinplätze wie »alle denken …« und »immer machst du …« zurückzugreifen, wird diese Wahrheit erträglicher. Es gilt Sätze zu formulieren wie »ich fühle mich …« oder »ich denke …« statt, »du machst …«. Diese sogenannten Ich-Botschaften vermitteln dem Partner, wo das Problem steckt. Vorwürfe und Anklagen, als Du-Botschaften formuliert, kommen als Schmetterschläge zurück und verändern nichts zum Positiven.

Beim Austausch von Argumenten oder Empfindungen spielt auch der Ton eine große Rolle. Grundsätzlich gilt, wer schreit und ausflippt, hat Unrecht, auch wenn die Argumente noch so klar und gut sind.

Regel VIII: Rituale einführen

Auch die unangenehmen Dinge und Konflikte müssen in einer Beziehung benannt werden, denn tabuisierte Themen können sich verselbständigen und eine unkontrollierte Dynamik entfalten. Probleme löst man, indem man sie anschaut und darüber redet und nicht, indem man dazu schweigt und hofft, dass sie sich von selbst erledigen. Hier kann ein Ritual sehr helfen, z. B. die Vereinbarung, dass man sich einmal in der Woche zu einer festgelegten Zeit zusammensetzt und dann jeder Partner 5–10 Minuten Redezeit erhält, in der er seine momentane Befindlichkeit und seine Sichtweisen darlegen kann. Der andere darf nicht hineinreden, muss ruhig zuhören und hinterher das zusammenfassen, was er gehört hat. Das schult die Wahrnehmung und das aktive Zuhören, was gerade für ADHS-ler besonders wichtig ist. Anschließend sollten die Rollen getauscht werden.

Regel IX: Konstruktiv streiten

Bei Meinungsverschiedenheiten sollte die Auseinandersetzung immer in Ruhe erfolgen und nicht dann, wenn die Emotionen schon hochgekocht sind. Gerade der ADHS-ler ist versucht, in seinen Gefühlsstürmen alles zu übertreiben und sich so immer weiter in Extrempositionen hineinzusteigern. Dann gibt ein Wort das andere, und so manche Bemerkungen oder Gemeinheiten hätte er im Nachhinein besser doch für sich behalten, weil sie verletzend für den anderen waren. In solch aufgeheizten Situationen sollte man sich erst einmal eine Auszeit nehmen, den Ärger abkühlen lassen und den Konflikt zunächst mit sich selbst klären. Man sollte sich erst einmal genau fragen, um was für ein Thema es eigentlich geht, welche Position man hier einnimmt, wie man sich mit dem Partner fühlt und was das zu klärende Anliegen ist. Vor jeder Konfliktklärung steht also zunächst einmal die Selbstklärung. Dazu kann auch ein Brief geschrieben werden, denn das schriftliche Formulieren zwingt zu Klarheit und Exaktheit. Die Suche nach Sündenböcken hilft nicht weiter, man sollte sich eher eingestehen, dass an einem Konflikt jeder seinen Anteil hat und es gut ist, nach den eigenen Anteilen an diesem Konflikt zu suchen.

Gesprächs- und Klärungsbedarf sollte man ankündigen und einen festen Termin hierfür ausmachen. Der ADHS-ler ist in besonderem Maße von einer guten Gesprächsatmosphäre abhängig, die ihn nicht von vornherein in die Defensive treibt.

Regel X: Kompromisse leben, sich entschuldigen und verzeihen lernen

Eine stabile Beziehung stellt immer auch hohe Anforderungen an die Kompromissfähigkeit beider Partner. In jeder Beziehung treffen völlig unterschiedliche Menschen mit unterschiedlichen Bedürfnissen, Interessen, Weltanschauungen und Gefühlen aufeinander. Eine gute Beziehung wird langfristig nur möglich sein, wenn sich beide aufeinander zubewegen und immer wieder um gerechte Kompromisse ringen.

Beziehung ohne Verletzungen gibt es nicht. Viele Kränkungen passieren, ohne dass der Partner dies beabsichtigt. Auch hier gibt es nur den Weg darüber zu reden, sich gegenseitig die Gefühle mitzuteilen, zu klären und sich auch immer mal wieder zu entschuldigen, wenn man den Partner durch ein unüberlegtes oder zu impulsives Verhalten verletzt hat. Und dazu gehört auf der anderen Seite natürlich die Bereitschaft, zu verzeihen und dem anderen die Chance zu geben, es das nächste Mal besser zu machen.

Fallbeispiel

Beziehungschaos

Kim, eine 35-jährige Frau, stellte sich vor zwei Jahren in meiner Praxis vor. Sie berichtet, dass sie auf ganzer Linie gescheitert sei und alle Menschen unglücklich mache. Sie sei sehr verzweifelt darüber, aber sie habe nicht die geringste Ahnung, was sie im Leben falsch mache. Sie habe schon drei Psychotherapien hinter sich. Dort habe sie unheimlich viel geredet, aber außer einer kurzfristigen Entlastung habe das nicht viel gebracht. Sie sei sauer auf ihren Vater, weil sie in den Therapien herausgefunden habe, dass ihr Vater sie nie geliebt habe und häufig ausgerastet sei. Manchmal habe er sie geschlagen.

Die Mutter habe dauernd in der Schule vorsprechen müssen, weil die Lehrer am Ende waren. Dies habe sie heimlich stolz gemacht. Sie habe immer den Unterricht geschmissen und Lehrer provoziert. Diese seien dann ganz fies und gemein gewesen und hätten ihr häufig die schlechtere Note gegeben. In der zweiten Klasse sei sie zum ersten Mal sitzengeblieben, in der siebten

Klasse zum zweiten Mal. Dem Unterricht habe sie nie folgen können, und sie sei vorwiegend damit beschäftigt gewesen, zu schwätzen oder aber Streiche auszuhecken. Zunächst sei sie in der Klasse wegen ihres Muts und ihrer Respektlosigkeit den Lehrern gegenüber bewundert worden, dann aber hätten sich die Klassenkameraden zurückgezogen. Zuhause habe es auch nur Ärger gegeben. Schon früh habe ihre Mutter resigniert, und sie habe sich völlig über deren Verbote hinweggesetzt. Die Mutter habe öfter geäußert, sie hätte gerne mehrere Kinder gehabt, Kim sei aber so schwierig gewesen, dass ihr die Lust am Kinderkriegen vergangen sei. Der Vater habe versucht sich durchzusetzen. Er sei ein brutaler, gemeiner Kerl, tyrannisch und unberechenbar. Häufig seien sie heftig aneinandergeraten, und die Fetzen seien geflogen. Als sie älter geworden sei, habe sie sich gewehrt, so dass es nun auch häufiger zu Handgreiflichkeiten gekommen sei.

Mit 16 Jahren habe sie nach einer sehr schlechten Schulkarriere die Schule geschmissen und sei ausgezogen, weil sie den autoritären Vater nicht ertragen konnte. Sie sei spontan zu einem Freund gezogen. Mehrere Monate habe sie überhaupt nichts gemacht, dann schlecht bezahlte Gelegenheitsjobs. Als Kind habe sie keine Freundin gehabt und darunter gelitten, dass andere sie gemieden hätten. Nie sei sie zu einem Kindergeburtstag eingeladen worden. Auch in ihrer ersten Beziehung sei es zu Handgreiflichkeiten gekommen, und sie habe immer wieder sehr heftig bei Auseinandersetzungen reagiert. Sie habe die Beziehung dann geschmissen, weil ihr alles zu schwierig geworden sei.

Einige Zeit habe sie von Sozialhilfe gelebt und dann in einem Arbeitsamtsprogramm eine Ausbildung als Friseurin angefangen. In der Ausbildung habe sie immer wieder Schwierigkeiten gehabt pünktlich zu sein. Als besondere Schikane habe sie es empfunden, immer nach dem Willen der Chefin springen zu müssen. Eine Kundin habe sich dann über sie beschwert, weil sie so ruppig und unfreundlich gewesen sei. Diese Beschwerde sei total ungerecht gewesen. Sie habe es nicht eingesehen, solche Vorwürfe zu bekommen, und so habe sie ihren Kittel ausgezogen und die Arbeit hingeworfen. Danach habe sie nur noch kleine Jobs gehabt.

Auch die Beziehungen zu Männern seien chaotisch verlaufen. Immer wieder habe sie sich in Männer heftig verliebt, und meist seien sie gleich zusammengezogen. Nach kurzer Zeit habe es handfeste und lautstarke Streitereien gegeben, und sie habe immer wieder das Gefühl gehabt, übervorteilt oder ausgenutzt zu werden. In der Zwischenzeit hätten sich die Schulden angehäuft, und sie habe wieder nach Hause zurückziehen müssen. Das sei die Hölle gewesen, weil der Vater ihre finanzielle Abhängigkeit abermals ausgenutzt habe und ihr ständig Vorschriften machen wollte. Sie sei dann zu einem anderen Mann geflohen und nach drei Wochen absichtlich schwanger geworden. Sie habe den ernsthaften Versuch unternommen, ein neues Leben anzufangen.

Seit der Geburt des Kindes seien die Probleme noch schlimmer geworden. Das Kind habe nur geschrien, und sie habe große Schlafdefizite gehabt. Zunehmend sei sie gereizt und unausstehlich geworden und bei jeder Kleinigkeit ausgeflippt. Zeitweise habe sie ihr Kind geschlagen, wenn es keine Ruhe gegeben habe. Jedes Mal habe sie dann heftige Schuldgefühle gehabt und sich geschämt. In der Ehe habe es ständig Streit gegeben. Ihr Ehemann habe sich darüber beschwert, dass sie keinen Haushalt führen könne. Tatsächlich sei es ihr nicht gelungen, das Kind zu betreuen, zu kochen und Ordnung zu halten. Oft habe sie den Impuls wegzulaufen gehabt. Ihr Mann habe hier wenig Verständnis gezeigt. Zunehmend habe sie sich unfähig gefühlt und sei depressiv geworden.

Ein Nervenarzt habe ihr Antidepressiva aufgeschrieben, und sie habe die Therapien begonnen. Dort habe sie erkannt, dass sie zu wenig von ihrem Mann unterstützt werde. Sie habe ihm heftige Vorwürfe gemacht, und immer wieder sei es zu unschönen Szenen gekommen. Ihr Mann habe dann immer mehr gearbeitet und sei immer seltener nach Hause gekommen. Wenn er mal da gewesen sei, habe es in kürzester Zeit Meinungsverschiedenheiten gegeben.

Eines Tages sei sie dahinter gekommen, dass ihr Mann eine Freundin habe. Dies habe sie in rasende Wut versetzt. Sie sei zu dieser Freundin gegangen und habe ihr ihre Handtasche auf den Kopf geschlagen, sie verprügelt und an den Haaren gezogen. Sie habe einfach nicht anders gekonnt, weil sie so außer sich gewesen sei. Jetzt habe sie eine Strafanzeige wegen Körperverletzung, und ihr Mann wolle sich nun endgültig von ihr trennen.

Mit ihrem Kind komme sie auch überhaupt nicht zurecht. Es mache was es wolle, und ständig gäbe es Beschwerden und Klagen über ihren nun fünfjährigen Sohn. Dieser sei einfach unerziehbar, höre überhaupt nicht und reize sie, wo er nur könne. Er lasse keine Gelegenheit aus, sie zu provozieren, und damit sei er auch wirklich erfolgreich. In letzter Zeit schreie sie nur noch herum und erlebe sich als unmögliche Mutter. Manchmal habe sie Selbstmordgedanken, weil ihr Leben ihr keine Freude mehr mache und sie nur noch ihr Scheitern und Versagen sehen könne. Obwohl sie mit ihrem Mann nur gestritten habe, sei ihr erst jetzt wirklich deutlich geworden, wie sehr sie ihn liebe, und dass sie sich ein Leben ohne ihn nicht vorstellen könne.

Kim hatte im Verlauf ihrer Patientenkarriere zahlreiche Diagnosen erhalten: Borderline-Störung, histrionische Persönlichkeit, mittelschwere depressive Episode und gereizte Manie, zuletzt akute Dekompensation bei chronischem Partnerschaftskonflikt. Bei genauer Krankheitserhebung fand sich schon in den Zeugnissen der Volksschule die immer wiederkehrende Beurteilung: »Kim stört den Unterricht und hat erhebliche Konzentrationsstörungen. Sie ist leicht ablenkbar und im Unterricht wenig zu motivieren. Ihr Sozialverhalten könnte besser sein«.

Die Beschreibung der Eltern über ihre frühe Kindheit hört sich folgendermaßen an: Kim war ein sehr anstrengendes Kind. Man konnte sie keine Minute alleine lassen, weil sonst schon wieder ein Unheil drohte. Ständig war sie in Bewegung, und sie konnte nicht in den Schlaf finden. Nie sei sie gehorsam gewesen und nicht durch Bestrafungen zu beeindrucken. Oft hätten die Eltern an sich selbst gezweifelt, weil sie Kim nirgendwohin problemlos mitnehmen konnten. So sei man lieber zuhause geblieben. Dem Vater sei des Öfteren die Hand ausgerutscht, weil Kim nie aufgegeben habe und immer wieder von neuem provoziert habe. Ständig habe eine gereizte Stimmung geherrscht, und Kim sei bei den geringsten Anlässen ausgeflippt. Ihre Jähzornanfälle seien von der ganzen Familie gefürchtet gewesen. Einmal habe sie in einem Wutausbruch eine wertvolle Vase absichtlich zerschmettert. Die Mutter sei darunter depressiv geworden und habe sich in psychiatrische Behandlung begeben. Ein zusätzliches Unglück sei es, dass der Enkelsohn nun ähnliche Schwierigkeiten mache wie damals Kim.

Dies ist eine vortreffliche Beschreibung eines ADHS-Syndroms, das bisher unerkannt geblieben war und wie ein Schatten auf Kims Leben lag. Zunächst habe ich mit Kim eine gründliche Lebensgeschichte erhoben. Es stellte sich heraus, dass sowohl ihr Vater wie auch ihr Sohn eine ähnliche Symptomatik haben und es sich hier wohl um eine Familienerkrankung handelt. Dies erschwert eine Therapie, da in der Regel gilt, je mehr ADHS-ler zusammenkommen, desto mehr Chaos und Entgleisung sind zu erwarten.

Die durchgeführten Tests bestätigten die Diagnose. Kim war zusätzlich depressiv, weil all ihre Erfahrungen und aktuellen Lebensumstände eine schwere chronische Belastung darstellten. Zunächst habe ich Kim auf Methylphenidat eingestellt, und sie konnte damit deutlich ruhiger, konzentrierter und planvoller ihr Leben angehen. Es gelang ihr besser den Überblick zu behalten, eine Tätigkeit zu Ende zu führen, und sie hatte den Eindruck, dass sich der Nebel lichte, der sie seit ihrer Kindheit begleitet hatte.

Zusätzlich machte Kim eine Gruppentherapie. Hier hatte sie sowohl Kontakt zu ADHS-lern, von denen sie sich verstanden und unterstützt fühlte, als auch zu Nicht-ADHS-lern, die sehr ähnlich wie ihr Mann reagierten. Nach und nach konnte sie verstehen, dass sie in einer speziellen Welt lebte, die von den Nicht-ADHS-lern nicht verstanden wurde. Sie begann zu begreifen, welch große Belastung ihre Impulsivität für andere bedeutete und wie wichtig es für die anderen war, dass sie Vereinbarungen einhielt und Regeln respektierte. Sie konnte sehen, dass sie ihren Mann überfordert hatte und ihm zu viel zumutete. So hatte sie immer nur ihr Leid wahrgenommen, ohne zu bemerken, wie stark auch er litt. Sie musste sich auch eingestehen, dass sie ihrem Mann über Jahre hinweg nur Vorwürfe gemacht hatte und häufig sehr gereizt, manchmal sogar ungenießbar gewesen war. Nicht selten habe sie schon die Mücke an der Wand zur Weißglut gebracht, und all ihren Frust habe sie an ihrem Mann ausgelassen.

Sogar den Hass und den Ärger auf die Freundin des Mannes konnte sie relativieren. In der Gruppe lernte sie, angemessen um den Verlust ihres Ehemannes zu trauern und ihren Anteil an dem Scheitern der Ehe zu erkennen. Insbesondere lernte sie, sich anderen angemessen mitzuteilen. Von großem Wert war es für sie, die Sichtweise der Nicht-ADHS-ler zu verstehen und sich einzugestehen, dass diese auch schwer an ihren Stimmungsschwankungen und ihrer Unberechenbarkeit zu tragen hatten.

Die Aussöhnung mit ihren Eltern war für sie sehr wichtig. Sie hat aufgehört, ihnen Vorwürfe zu machen und sie für ihr schwieriges Leben verantwortlich zu machen. Es gelang ihr sogar zu würdigen, dass die Eltern es mit ihr auch schwer hatten, letztlich konnten sich alle doch ein wenig versöhnen. Besonders einschneidend erlebte Kim es, dass sie nun endlich ihre Schwierigkeiten als ADHS-lerin begreifen konnte. Es stellte für sie eine große Entlastung da, dass auch ihre Eltern sich mit der Diagnose beschäftigten und auch der Vater zögernd eingestand, dass er von ähnlichen Problemen betroffen war. Kim und ihre Eltern konnten noch ein Stück mehr wieder zusammenfinden, weil sie gemeinsame Vereinbarungen trafen, wie sie mit dem Sohn umgehen wollten, der ebenfalls von ADHS betroffen ist. Bei allen Familienmitgliedern erfolgte eine Entlastung durch das Verstehen der Problematik der anderen.

Insgesamt reifte Kim in der Gruppe deutlich nach. Sie erlebte, dass Beziehungen aus Geben und Nehmen bestehen und dass sie nicht immer im Mittelpunkt stehen konnte. So konnte sie die wichtige Erfahrung machen, dass Beziehungen ausgewogen sein müssen und dass sie anderen Menschen das gleiche Maß an Zeit, Raum und Beachtung einräumen musste, wie sie das für sich selbst in Anspruch nahm. Sie lernte ferner, sich um die Sorgen und Nöte der anderen Gruppenmitglieder zu kümmern, ihre Bedürfnisse zurückzustellen und Kompromisse zu machen. Zudem gelang es ihr, ihr Leben besser zu ordnen und ihren Alltag zu strukturieren.

In dem Maße, in dem sie sich stabilisierte, konnte die Dosis von Methylphenidat zurückgefahren werden. Sie nimmt aber das Medikament weiterhin, da sie sonst unruhig, gespannt und sprunghaft werde. Mittlerweile hat Kim ihr Leben ganz gut im Griff. Die ADHS ihres Sohnes wird ebenfalls behandelt, und sie besucht eine Selbsthilfegruppe für Eltern von ADHS-Kindern. Sie lebt jetzt allein und ist gerade dabei, ihre mittlere Reife nachzuholen. Ein Intelligenztest ergab eine überdurchschnittliche Intelligenz, die sie sich selbst überhaupt nicht zugetraut hätte. Ihr Leben verläuft jetzt in relativ geordneten Bahnen, wenngleich sich an so manchen Tagen noch immer das Chaos oder der Frust einschleichen. Diesen beiden Wegbegleitern gibt sie aber nicht mehr so viel Macht und Bedeutung in ihrem Leben wie früher.

Kinder mit ADHS – Herausforderung für Eltern und Lehrer

Wenn Sie vermuten, ihr Kind könne eine ADHS haben, lassen Sie es von einem Fachmann abklären. Wenn die Diagnose gesichert ist, schließen Sie sich einer Selbsthilfegruppe an und informieren Sie sich umfassend.

Erkennen Sie zunächst einmal selbst an, dass Sie bisher erzieherische Schwerstarbeit geleistet haben. Sie sind zu beglückwünschen, dass Sie ihr Kind nie aufgegeben haben und ohne zu zögern dazu bereit waren, für ihr Kind und dessen Zukunft zu kämpfen. Hierfür gebührt Ihnen viel Respekt. Ihr Kampf ist Ausdruck Ihrer Liebe und Ihres Interesses für ihr Kind, und es ist nur natürlich, dass man mit einem ADHS-Kind wiederholt an die eigenen Grenzen stößt. Fast jede Mutter hört unter Stress und Daueranspannung auf, immer alles zu verstehen und ihrem Kind liebevoll und unterstützend zu begegnen. Verzeihen Sie sich, dass es Situationen gab, in denen Sie wenig Geduld und Verständnis für ihr Kind hatten, denn Sie sind auch nur ein Mensch.

Lassen Sie sich nicht von anderen Eltern, die keine Erfahrung mit ADHS-Kindern haben, in die Erziehung Ihrer Kinder hineinreden, denn diese können sich nicht in Ihre Situation hineinversetzen. Gestehen Sie sich zu, dass Sie es häufig schwer haben und dass Ihre Erschöpfung oft gerechtfertigt ist. Verdeutlichen Sie sich, dass ein ADHS-Kind die Energie für drei Kinder kostet, denn dann verstehen Sie besser, warum Sie sich so oft ausgebrannt fühlen.

Schauen Sie in Ihrer Familie genau, wer noch von ADHS betroffen sein könnte. Sind Sie es selbst, holen auch Sie sich bei einem Fachmann Hilfe, und lassen Sie das Ausmaß und die Behandlungsbedürftigkeit abklären. Für Sie ist es dann ganz wichtig zu lernen, ihr eigenes Leben zu ordnen und klare Regeln einzuführen. Wenn Sie den Verdacht bei Ihrem Partner haben, reden Sie mit ihm, ohne Vorwürfe zu machen, und geben Sie ihm Literatur über ADHS. Wenn Sie mehrere ADHSler in Ihrer Familie haben, brauchen Sie eventuell therapeutische Hilfe, denn eine solch angespannte Lage stellt eine enorme Belastung dar. Es ist dann notwendig, dass Sie lernen, sich klar abzugrenzen und gut für sich zu sorgen. Sie müssen sehr genau auf Ihre Kraftreserven achten, denn Sie laufen ein hohes Risiko, ein Burnout-Syndrom zu entwickeln.

Es gibt mittlerweile spezielle Schulungen für Eltern von ADHS-Kindern, die sehr hilfreich sind. Diese Elterntrainings kann man über Selbsthilfegruppen oder Fachärzte und Beratungsstellen erfragen.

Strategien für die Erziehungsarbeit

Grundsätzlich ist zur Erziehung von ADHS-Kindern ganz klar Folgendes zu sagen: »Beim ADHS-Kind funktionieren antiautoritäre Erziehungsmaßnahmen nicht.«

Im Gegenteil, je weniger Struktur, Orientierung und Kontrolle die Kinder erfahren, desto eher schlagen sie über die Stränge und verirren sich im Urwald ihrer vermeintlichen

Möglichkeiten. Erstes Gebot in der Kindererziehung ist also, verlässliche und nachvollziehbare *Regeln* zu setzen. Da ADHS-Kinder einen ausgeprägten Gerechtigkeitssinn haben, müssen die Regeln gerecht sein.

ADHS-Kinder können sich sehr viel leichter orientieren, wenn sie Halt auch im übertragenen Sinn finden. Halt im Sinne von »Stopp«, aber auch von »gehalten werden«. Kinder brauchen einen *Rahmen*, der mit ihnen wächst. Innerhalb des Rahmens haben sie Bewegungs- und Entscheidungsfreiheit. Der Rahmen wird aber von den Eltern in Form von Regeln gesetzt und darf nicht dauernd von den Kindern in Frage gestellt werden. Es macht keinen Sinn, jeden Tag eine Diskussion darüber zu führen, warum das Kind die Spülmaschine ausräumen muss. Eltern sollten ein- oder zweimal Erklärungen abgeben, aber dann ist die Sache klar und jede weitere Diskussion hierüber überflüssig.

Am besten kommen Kinder mit Eltern und Lehrern zurecht, die streng, aber herzlich sind, konsequent und gerecht. Es tut ihnen nicht gut, wenn sie immer wieder Grenzen verrücken können, weil sie sich im Dauerkampf gegen die Eltern verschleißen, zumal die Eltern damit sehr strapaziert werden. Außerdem brauchen die Kinder *Verhaltensregeln* für den Rest ihres Lebens, und sie können sie umso besser verinnerlichen, je früher sie diese Regeln lernen. Es stellt hohe Anforderungen an Eltern und Erziehende, immer wieder klar und deutlich Grenzen zu setzen und sich nicht beirren zu lassen.

Zur Illustration kann man sich das Bild eines großen Dampfschiffes vorstellen, das seinen Kurs hält, auch wenn um es herum der Sturm und das Unwetter toben oder wenn es von Kanonenkugeln beschossen wird. Je ruhiger und bestimmter der Kurs gefahren wird, je unbeirrter an der Richtung festgehalten wird, desto stabiler ist der Kurs des Schiffes, und desto mehr Halt und *Orientierung* kann es geben. Es versteht sich von selbst, dass es keine Eltern gibt, die immer zu einer solchen Haltung in der Lage sind.

Verderben Sie sich nicht die Beziehung mit Ihrem Kind, indem Sie ständig mit ihm lernen oder Lernen erzwingen wollen. Meist kommt außer Trotz und Ärger sowieso nicht viel dabei heraus, denn wenn ADHS-ler nicht wollen, dann wollen sie nicht. Man kann niemanden zum Lernen zwingen. Neutrale Personen können diese Aufgaben eventuell viel entspannter und besser übernehmen. Je emotionaler die aktuelle Situation ist, desto weniger wird ihr Kind lernfähig und aufnahmebereit sein. Diesen Kampf werden Sie in jedem Falle verlieren.

Noch einmal zur Wiederholung: Gerade bei ADHS-Kindern ist es sehr wichtig, dass Erziehende klar, konsequent und eindeutig sind und sich durch nichts vom vorgegebenen Kurs abbringen lassen. Kurshalten ist eine der wichtigsten Strategien. Das erfordert von den Eltern Stabilität und innere Gelassenheit. Das ADHS-Kind wird seine Eltern immer wieder auf die Probe stellen, denn mehr als andere Kinder probt es immer wieder den Aufstand und sucht den Machtkampf. Ständig versucht es, andere zu entwerten, um so eine bessere Position zu erreichen. Fatal ist, wenn es dem Kind gelingt, sich gegen die Eltern durchzusetzen und »Chef« zu werden. Das führt zu tyrannischen, aufgeblasenen, maßlosen und unerträglichen Kindern und zu erschöpften, depressiven Müttern mit heftigen Schuldgefühlen.

Die Familie sollte einer ganz klaren *Hierarchie* folgen: Auf der obersten Stufe stehen die Eltern und zwar beide auf der gleichen Stufe und einige Stufen darunter die Kinder. Je älter ein Kind ist, desto höher kann es die Stufen erklimmen, und wenn es auf gleichen Stufe mit den Eltern steht, dann ist es erwachsen und muss gehen und das eigene Leben gestalten. Es ist auch klar, dass ältere Geschwister auf den Stufen weiter oben stehen. Leider erfolgt heute nicht selten eine *Rollenumkehr.* Die Kinder sind der Chef und die Eltern zu willfährigen Dienern mutiert, die ihr letztes Hemd dafür geben, die Kinder zufriedenzustellen, was leider von vornherein zum Scheitern verurteilt ist. Kinder lernen auf diese Weise keinen Respekt und keine Wertschätzung Erwachsenen gegenüber, ja, sie verachten eventuell ihre Eltern sogar dafür. Kinder können dann überhaupt nicht mehr realistisch ihre Fähigkeiten einschätzen. Sie glauben, alles zu können, nehmen sich das Recht zu bestimmen, haben aber noch keine ausreichende Reife und vor allem keinen Überblick. Verantwortung für ihr Tun können sie noch nicht übernehmen, und das Leben besteht ja nicht nur aus Rechten, sondern auch aus Pflichten, die sie natürlich nicht übernehmen wollen. Es ist gerade für ADHS-Kinder nicht gut, wenn sie zu früh und zu viel selbst bestimmen dürfen, weil das Risiko besteht, dass sie sich in ihrer Maßlosigkeit schnell über alle Grenzen hinwegsetzen.

Eltern dürfen und sollen darum mit gutem Gewissen und mit Klarheit für alle anderen der Chef in der Familie sein, sich nicht von Kindern auf der Nase herumtanzen lassen und stattdessen klare Regeln setzen, deren Einhaltung sie aber auch einfordern und kontrollieren müssen.

Die Zauberworte für ADHS-Kinder sind *Kontrolle, Klarheit, Konsequenz* und *Liebe.* Klare und verstehbare Anleitungen und das Engagement ihrer Eltern fördern die Selbststruktur und das Selbstbewusstsein von Kindern – mit und ohne ADHS. Geben Sie ihnen deshalb so konkret wie möglich Anweisungen, und sprechen Sie wenn nötig klare *Sanktionen* aus. Diese Sanktionen müssen unangenehm sein und das Kind treffen, und sie sollten möglichst zeitnah erfolgen. Nicht die Eltern müssen dauernd das Problem und die Arbeit damit haben, sondern für das Kind muss es ungemütlich werden, wenn es Anweisungen nicht befolgt. Geben Sie Ihrem Kind aber nur Anweisungen, wenn es Ihnen möglich ist, diese Anweisungen auch durchzusetzen, denn sonst lernt ihr Kind, Sie nicht ernst zu nehmen.

Natürlich geht es in der Eltern-Kind-Beziehung nicht nur um Regeln, sondern auch um verständnisvolle und liebevolle *Hilfe und Anleitung*, wie Probleme bewältigt werden können. ADHS-Kinder profitieren sehr von *Schemata und Listen*, die sie immer wieder durchgehen können. Sie können z. B. mit den Kindern zusammen Listen darüber anfertigen, was abends alles für den nächsten Tag in den Schulranzen gepackt sein muss. Oder das Kind dazu anleiten, alle die Sachen, die es morgens für das Aufstehen und für die Schule benötigt, am Vorabend in eine Kiste zu räumen. Das nimmt morgens den Zeitdruck und verkürzt die Anlaufphase. Sie können dem Kind auch Listen für den Tagesablauf oder für die Schule Schemata an die Hand geben, z. B. wie man Aufsätze schreibt und worauf das Kind dabei besonders achten muss. Es ist immer abhängig vom einzelnen Kind zu entscheiden, was notwendig und sinnvoll ist. Generell hilft es, immer wieder Gebrauchsanleitungen zu geben und Zusammenhänge im Leben zu erklären. ADHS-Kinder brauchen ständig *Wiederholungen und Kontrollen*, bis sie bestimmte Verhaltensweisen verinnerlicht haben. Als Eltern sollten Sie versuchen, bei Misserfolgen gemeinsam mit Ihren Kindern die Fehler zu analysieren. So können sie erfahren, dass man aus Fehlern lernen kann, dass andere auch Fehler machen und dass man auch an Misserfolgen wachsen kann. Sagen Sie Ihrem Kind genau, was es falsch gemacht hat und warum Sie ärgerlich sind. Das ist eine wichtige Orientierung.

Gerade ADHS-Kinder brauchen viel *Ermutigung*. Sie müssen lernen, immer wieder aufzustehen, Frustrationen, Niederlagen und Kränkungen einzustecken, und sie bedürfen deshalb der ganz besonderen Unterstützung ihrer Eltern, damit sie nicht resignieren und scheitern. *Lob* tut ihnen extrem gut, gerade bei ADHS-Kindern gerät dies oft in Vergessenheit, weil sie so anstrengend sind oder so viel Ärger machen, dass die Mühen mehr im Vordergrund stehen. Leider vergessen gestresste und genervte Eltern deshalb leicht, ihre Kinder dafür zu loben, wenn sie etwas richtig gemacht haben. So bekommt das Kind schnell den Eindruck, dass es den Eltern sowieso nichts recht machen kann und resigniert schnell, wenn seine Anstrengungen scheinbar nicht gewürdigt werden. Nehmen Sie sich Zeit, lassen Sie abends den Tag Revue passieren, notieren Sie vielleicht in einer Art Tagebuch positive und negative Begebenheiten des Tages, das schärft die Empfindung auch für die problemlosen Zeiten.

Das ADHS-Kind, das eher unaufmerksam und verträumt ist, wird häufig einfach übersehen und nicht wahrgenommen. Als Erziehender muss man darauf achten, dass Lob auch für kleine Erfolge erteilt wird.

Wichtig ist es, dass das Kind eine ehrliche *Kritik und Rückmeldung* bekommt und hierbei nicht geschont wird. Es muss erleben, welche Reaktionen seine Verhaltensweisen bei anderen auslösen, denn nur so kann es Zusammenhänge zu seinem eigenen Verhalten erkennen. Die Kunst für Eltern besteht darin, die Ruhe zu bewahren, nicht auszuflippen oder gar mitzuagieren, wenn das ADHS-Kind ausrastet, es aber sehr wohl mit dem eigenen Ärger, der Kränkung und der Wut zu konfrontieren, die es ausgelöst hat. Kinder müssen schon im Elternhaus erfahren, dass sie andere nicht einfach kränken können, ohne dass dies zu unangenehmen Reaktionen führt. Wenn das Kind zu heftig reagiert, braucht es zunächst eine Auszeit, um sich abzukühlen. Erst wenn es wieder ruhiger ist, sollte eine Auseinandersetzung über die zurückliegende Situation erfolgen. Dann ist es notwendig, die Kinder mit den eigenen Gefühlen zu konfrontieren und ihnen mitzuteilen, was sie selbst mit ihrem Verhalten produziert haben.

Man kann es so zusammenfassen: ADHS-Kinder brauchen viel Ermutigung und Zuspruch, weil sie schon so viele negative Erfahrung gemacht haben. Sie benötigen die Geduld ihrer Eltern, deren Verständnis und ein offenes Ohr für ihre Sorgen und Nöte. Es hilft den Kindern, immer wieder die gleichen Sätze zu benutzen und diese in einem ruhigen und neutralen Ton zu formulieren. Da ADHS-Kinder aus Erfahrung lernen und Alltagssituationen nur schwer für sie auszuwerten sind, können sie von gebetsmühlenartig wiederholten Erklärungen profitieren; vor allem, wenn Sie Zusammenhänge deutlich machen: Wenn du das tust, wird das … oder das … passieren.

ADHS-Kinder sind oft verzweifelt darüber, dass ihnen immer wieder die gleichen Fehler unterlaufen, z.B. dass sie heftig mit Wutanfällen darauf reagieren, dass sie schon wieder etwas verloren oder vergessen haben, die Hausaufgaben schon wieder wegen Flüchtigkeitsfehlern daneben gingen.

Lassen Sie die Kinder einmal aufschreiben, was sie selbst bei sich verändern wollen und helfen Sie ihnen dann, Strategien zu entwickeln. Am besten gibt man ihnen dazu prägnante Sätze vor, auf die sie immer wieder zurückgreifen können, wie:

- lege alles an seinen richtigen Platz, bevor du gehst,
- kontrolliere immer, ob du alles dabei hast,
- was du tun musst, tue gleich und richtig bis zum Ende.

Auch für die Schule können solche Sätze dem Kind Sicherheit geben:

- schau genau hin, wie die Aufgabe ist,
- höre genau hin, was die Lehrerin sagt,
- schreibe deine Aufgaben vollständig ins Heft,
- behalte die Kontrolle, auch wenn die anderen ärgern.

Machen Sie dem Kind klar, was passiert, wenn es zu impulsiv handelt, ohne zu überlegen und die Konsequenzen zu bedenken. Auch hier kann es unterstützend sein, immer wieder die Gleichen Sätze zu formulieren:
– denke erst, bevor du handelst,
– zähle erst bis zehn, bevor du reagierst.

Fragen Sie das Kind, was es glaubt, falsch gemacht zu haben. Es ist oft ein großes Erfolgserlebnis für die Kinder, wenn sie ihre Fehler selbst analysieren können. Das Kind soll so lernen, seine Verhaltensweisen und Gefühle bewusster wahrzunehmen. Fragen Sie das Kind zwischendurch, was es gerade macht, was es eigentlich beabsichtigt und was es gerade dabei fühlt. Das hilft dem Kind, klarer und konkreter zu werden, sich besser wahrzunehmen und dies auch zu vermitteln.

Manchmal lässt sich ein Donnerwetter nicht vermeiden. Dann ist die Luft Zuhause so schwül und schneidend dick, dass es eines echten Ausbruchs bedarf, um all die Spannung zu entladen. Merkwürdigerweise ist nach einem solchen Gewitter die Luft oft sehr klar und rein, und das ADHS-Kind erscheint wie ausgewechselt. Das ist einfach zu erklären, denn bei einer solchen Entladung produziert der Körper eine große Menge Adrenalin, das auf das ADHS-Kind ganz ähnlich wie Methylphenidat wirkt. Danach kann es wieder ruhig, klar und beherrscht sein. Und es merkt natürlich auch, dass die Grenzen ausgereizt wurden und das hat oft etwas sehr Heilsames.

Wichtig ist, dass Sie als Eltern nicht zu lange warten, bis sie *Grenzen setzen* und sich dann in einem unkontrollierten Wutausbruch verausgaben. Das sind die Situationen, in denen es dann auch zu körperlicher Gewalt kommen kann und die sehr unschön enden können. Es ist nicht so schlimm, wenn Eltern mal ausrasten, aber körperliche Gewalt sollte in jedem Fall vermieden werden. Für ein ADHS-Kind sind Ausraster gar nicht so bedrohlich, da sie diese selbst ja auch permanent haben. Glücklicherweise sind ADHS-ler nicht nachtragend. Wenn ein Elternteil häufig ausrastet, braucht er dringend Hilfe und sollte neben anderem auch abklären lassen, ob er nicht selbst von ADHS betroffen ist.

Wenn Kinder sich in ihrem Trotz festgefahren haben, sind sie oft sehr bockig und verbissen im Widerstand. In diesen Situationen geht mit Gewalt gar nichts, zunächst sollten Sie für eine *Auszeit* und Abkühlung sorgen. ADHS-Kinder können nur sehr schwer einsehen, dass sie Unrecht haben. Sie wollen auch auf keinen Fall ihr Gesicht verlieren, und so kämpfen sie wie die Löwen, nur um nicht nachgeben zu müssen, selbst wenn sie längst auf verlorenem Posten stehen. Je mehr man in einer solchen Situation diskutiert, desto mehr treibt man das Kind in den Widerstand. Meiden Sie dann direkten Blickkontakt, zeigen Sie stattdessen mit kleinen körperlichen Berührungen zumindest etwas Sympathie und Mitgefühl. Das ist sehr viel besser als es auf einen Machtkampf ankommen zu lassen.

Manchmal gelingt es, einen ADHS-ler zum Nachdenken zu bewegen, indem man sich betont gleichgültig gibt und ihm dabei die Meinung sagt, mit der Bemerkung, er könnte einmal darüber nachdenken. ADHS-ler und gerade die Kinder sind umso *neugieriger* je mehr man ein Geheimnis aus etwas macht oder aber je desinteressierter man sich zeigt. Ein Kind wird z. B. eher etwas lesen, wenn man das Buch oder die Notiz scheinbar achtlos liegen lässt, als wenn man es darum bittet oder versucht, es dazu zu zwingen. Genauso kann es im Gespräch weiterführen, die wichtigen Aussagen nicht in den Vordergrund zu stellen, sondern sie in Nebensätze zu verpacken und beiläufig, scheinbar lässig zu erwähnen. Manchmal bekommt das ADHS-Kind solche Informationen viel präziser mit, als wenn man um seine Aufmerksamkeit kämpft.

Versuchen Sie auch, dem Kind *Wahlmöglichkeiten* zu geben, dann verliert es in seinen Augen nicht an Würde, weil es ja selbst entscheiden konnte. So kann man z. B. anbieten, dass sie ihr Zimmer jetzt aufräumen können und dann Fernsehen schauen dürfen oder aber dass sie bis 20 Uhr das Zimmer aufräumen können, dann entfällt aber das Fernsehen. Es steht nicht zur Diskussion, dass sie das Zimmer aufräumen müssen, aber den Zeitpunkt können sie selbst wählen. Das gibt dem Kind ein Gefühl von Respekt und Selbstbestimmung.

Wenn ADHS-Kinder sich unmöglich benehmen, provozieren oder die Geschwister ärgern, ist es mitunter besser, dieses *Verhalten zu ignorieren* und mit *Nichtbeachtung* zu strafen, solange nichts Dramatisches dabei passieren kann. Das Schlimmste für ein ADHS-Kind ist die Nichtbeachtung, denn es drängt danach, immer im Mittelpunkt zu sein, notfalls mit negativer Aufmerksamkeit. Wenn die Familie nun konsequent ein negatives Verhalten mit Ignoranz und Nichtbeachtung bestraft, oder aber das Kind in die Auszeit geschickt wird, kann es von seinen heftigen Gefühlen leichter herunterkommen.

Wenn es in der Schule zu Schwierigkeiten kommt, sollten Eltern versuchen, zunächst *neutral zu bleiben* und ihr Kind nicht sofort gegen die Lehrer verteidigen. Lehrer sind auch nur Menschen und haben es mit ihrem Beruf nicht leicht. Hören Sie zunächst einmal dem Lehrer zu, lassen Sie sich erklären, worin genau die Schwierigkeiten bestehen. Es kann das gegenseitige Verständnis sehr befördern, wenn die Eltern dem Lehrer eingestehen können, dass sie immer wieder Probleme mit dem Kind haben und auch schon an ihre Grenzen gekommen sind. Eltern und Lehrer sollten sich klarmachen, dass es Sinn macht, sich in ein gemeinsames Boot zu setzen mit dem Ziel, dem Kind zu helfen und gemeinsame Strategien dazu abzusprechen. ADHS-Kinder sind Meister im Spalten und sobald sie merken, dass Eltern und Lehrer uneins sind, werden sie alles dafür tun, dass der Graben noch größer wird – wenn zwei sich streiten, freut sich das ADHS-Kind, denn es ist zumindest in diesem Moment aus der Schusslinie.

ADHS-Kinder sollten mit ihren Verhaltensstörungen nicht ständig im *Mittelpunkt* stehen und die ganze Schule auf Trab halten. Der Reiz, etwas Besonderes zu sein, ist für ADHS-ler so groß, dass eine solche Stellung nur ungern wieder aufgegeben wird.

Oft fühlt sich das ADHS-Kind auch deshalb ungerecht behandelt, weil es soviel Strenge und Konsequenz herausfordert. Es bekommt mehr Strafen, mehr Kritik und auch mehr Ärger als andere. Eltern sollten ihr Kind immer wieder wissen lassen, dass sie all den Ärger und die Auseinandersetzungen auf sich nehmen, weil sie das Kind lieb haben und es ihnen wichtig ist, dass es etwas über sich und das Leben lernt, um sich später in der Welt behaupten zu können und erfolgreich zu sein. Grenzen sind geradezu ein Ausdruck von *Liebe und Interesse* und sie zu setzen ist so unendlich viel anstrengender als ein »resigniertes Laufenlassen« und Zuschauen. Gerade das ADHS-Kind ist auf *engagierte Eltern* angewiesen, die jeden Tag aufs Neue den Kampf um Regeln, Ordnung und Organisation auf sich nehmen und das Kind eben nicht seinem Schicksal überlassen. Dieser Elternjob ist keinesfalls erfreulich und wird auch nicht mit Dankbarkeit bedacht, und er ist noch dazu ungeheuer anstrengend. Eltern sollten sich immer wieder klarmachen, dass das Kind sie nicht persönlich und absichtlich kränken will, sondern dass es auf Grund des ADHS über keine ausreichenden Problemlösestrategien und nur über eine unzureichende Selbstkontrolle verfügt.

Sagen Sie deshalb Ihrem Kind, dass Sie all die Mühen und den Ärger täglich auf sich nehmen, weil Ihnen seine Entwicklung nicht egal ist und weil Sie wollen, dass es in seinem Leben später zurechtkommt: »Weil du uns wichtig bist, führen wir den täglichen Kampf mit dir«.

Eltern sind immer auch ein *Vorbild*, denn Kinder lernen von Eltern nicht nur, was sie sagen, sondern vor allem aus ihrem Handeln. Es ist für Kinder entlastend, wenn Eltern ihre Schwächen und Schwierigkeiten offenlegen, wenn Eltern sich auch mal entschuldigen und über eigene Misserfolge berichten. Eltern werden von Kindern daran gemessen, wie gerecht und konsequent sie sind und ob sie ihre Vereinbarungen und Versprechungen einhalten.

Auf jeden Fall sollten *Vater und Mutter gemeinsam* ihre Erziehungsstrategien abstimmen. Wenn Sie sich einig in Ihren Erziehungsmaßnahmen sind, schont das ihre Beziehung untereinander, die bei Dissonanzen sehr leiden kann, zumal wenn Sie sich gegenseitig aufreiben und von den Kindern gegeneinander ausspielen lassen. Holen Sie sich frühzeitig Hilfe und Unterstützung. Viele Eltern tun das nie oder zu spät, so erklärt sich auch die viermal höhere Scheidungsrate von Familien mit einem ADHS-Kind.

Besonders die Mütter neigen dazu, sich ganz aufzugeben und die eigenen Interessen und Bedürfnisse zugunsten der Kinder zurückzustecken. Dies ist ein unsinniges Opfer und führt Mütter nicht selten in die Depression. Mütter dürfen auch egoistisch sein und ihren Anteil an Spaß, Unterstützung und Rücksichtnahme von ihren Kindern fordern. Auch Eltern haben Bedürfnisse, auf die Kinder Rücksicht nehmen müssen, und Müttern tut es gut, sich ihre Rechte wieder zu nehmen, die sie nur allzu oft freiwillig für das vermeintliche Wohl ihrer Kinder aufgegeben haben.

ADHS in unserer Gesellschaft – Chancen und Konsequenzen

Das ADHS-Syndrom hat eine hohe gesellschaftliche Relevanz, denn ein Drittel aller ADHS-ler macht einen schlechteren Schulabschluss als es ihrer Intelligenz entspricht, und die Scheidungs- und Trennungsquote ist bei ihnen deutlich erhöht. Unerkannt und unbehandelt hat die deutlich ausgeprägte ADHS oft eine schlechte Prognose und wirkt sich auf den ganzen Lebensweg des Betroffenen und seiner Angehörigen aus.

Die Arbeitslosenrate ist bei ADHS-lern erheblich höher, weil sie schlechtere Ausbildungen haben und sich durch ihre mangelnde Sozialkompetenz nur wenig anpassen und eingliedern können. Es könnte sich lohnen, Langzeitarbeitslose auf ADHS zu untersuchen und ihnen gegebenenfalls entsprechende Therapieangebote zu machen. Hier könnte es von großem Vorteil sein, gezielt ihre soziale Kompetenz zu schulen und Durchhaltevermögen und Verlässlichkeit zu trainieren.

Ein gescheitertes und von Kränkungen und Niederlagen gezeichnetes Leben begünstigt weiterhin eine depressive Entwicklung, die sich bis zu einer totalen Ausweglosigkeit steigern kann. Auch Selbstmorde und Selbstmordversuche kommen bei ADHS-lern gehäuft vor, weil sie sich ihr Scheitern allzu oft eingestehen müssen und seltener über tragfähige Beziehungen verfügen, die in solchen Situationen ein Auffangnetz darstellen.

Nicht wenige angeblich untherapierbare Depressive oder Menschen mit sogenannten Borderline-Störungen sind eigentlich ADHS-Betroffene. Sie ahnen nichts von ihrer Grundstörung und ihr behandelnder Arzt oder Psychologe auch nicht. Ich habe nicht wenige austherapierte, völlig verzweifelte Patienten behandelt, denen hervorragend mit einer Stimulanzientherapie und einem gut angeleiteten Selbstmanagement-Training geholfen werden konnte.

Gerade das Übersehen der ADHS-Symptome bringt für die Betroffenen viel Leid mit sich und möglicherweise jahrelange Falschbehandlungen. Dies kostet den Betroffenen viel Zeit und die Solidargemeinschaft viel Geld. Es ist immer wieder sehr bitter für solche Patienten, feststellen zu müssen, wie viele Jahre sie mit falschen Therapien zugebracht haben und dass sie in dieser Zeit nur wenig weitergekommen sind. Sogar einige der ADHS-Folgeerkrankungen könnten bei richtiger Diagnosestellung und rechtzeitiger Behandlung vermieden werden.

Das Risiko für Konflikte mit Mitmenschen ist deutlich erhöht. ADHS ist ein Risikofaktor für dissoziale Verhaltensweisen (Verwicklung in Schlägereien, Kriminalität usw.). Wir wissen heute, dass ein Teil der Straffälligen, vor allem diejenigen, die aus dem Affekt heraus völlig unkontrolliert handeln, von ADHS betroffen sein können. Sie begehen im Affekt Straftaten, weil sie zu impulsiv reagieren und die Kontrolle verlieren.

Sogar einige der politischen Extremisten rekrutieren sich aus der Gruppe der ADHS-ler. Gerade der Rechtsradikalismus eignet sich als Projektionsfläche für alles erlittene, vermeintliche Unrecht. In solchen Randgruppen finden sich häufig Menschen zusammen, die ihre Identität daraus beziehen, dass sie sich als Außenseiter der Gesellschaft fühlen und diese ständig provozieren müssen. Der ADHS-ler ist anfällig für einfache Erklärungen, und er genießt das vermeintlich familiäre Klima mit den autoritären Strukturen, das ihm Halt gibt. Er neigt dazu, Sündenböcke für seine Misere zu suchen.

Angehörige sind von der ADHS-Problematik meist erheblich mitbetroffen und können selbst an den Dauerkonflikten erkranken. Zu viele Kränkungen und Chaos verbunden mit dem Gefühl, jeden Tag von neuem wieder am Nullpunkt anfangen zu müssen, können zermürben und ernsthaft krankmachen.

Seltener kann es in ADHS-Familien zu Kindsmisshandlungen kommen. Dies kann passieren, wenn die Eltern völlig erschöpft und ausgebrannt sind, weil ihre Nerven durch Dauerschreien eines Säuglings oder aber durch ständig provozierende Haltung eines ADHS-Kindes überstrapaziert wurden. Es kann aber auch sein, dass die Geburt und die Erziehung eines Kindes einen ADHS-ler überfordert und zunehmend unter Druck setzt. Manche ADHS-ler verlieren dann unter der ständigen Anspannung die Kontrolle über sich und lassen ihre aggressiven Gefühle an dem Kind aus.

Vor einer besonderen Problematik stehen die Alleinerziehenden. Gerade wenn ihr Kind ADHS hat, braucht es eigentlich eine Großfamilie, in die es integriert ist und die es erzieht. Alleinerziehende stoßen hier schnell an ihre Grenzen und sind oft völlig überfordert, weil die anstehende Erziehungsarbeit nur sehr schwer von einem Elternteil allein geleistet werden kann. Besonders problematisch wird es natürlich, wenn die alleinerziehende Mutter bzw. der alleinerziehende Vater selbst von der Diagnose ADHS betroffen sind und zunehmend überfordert reagieren. Häufig geht die Beziehung der Eltern in die Brüche, weil ein Elternteil ADHS hat und der Partner dadurch erheblich belastet wurde. Gerade Mütter, die sich mühevoll und schmerzhaft von ihrem Partner getrennt haben, müssen nicht selten erleben, dass ihr Kind genau die gleichen väterlichen Eigenschaften und Eigenarten entwickelt, die ihnen all diese Probleme bereitet haben. Hier fehlt für alleinerziehende Eltern die gesellschaftliche Unterstützung.

Nicht selten produzieren Menschen mit ADHS auch schwere Verkehrsunfälle, weil sie riskant fahren und ihr eigenes Können überschätzen. Sie suchen den Kick und finden ihn, indem sie über die Autobahn rasen, haarsträubende Überholmanöver machen oder aber als ein Aggressionsbündel hinter dem Steuer sitzen, geneigt jedem die Stoßstange abzufahren, der nicht augenblicklich von der Überholspur weicht. So manch schwerer Autounfall könnte vermieden werden, wenn der Betroffene um seine ADHS-Problematik wüsste, sein Risikoverhalten sich eingestehen und entsprechende Behandlungsangebote annehmen könnte. Es gibt mittlerweile Studien, die eindeutig belegen, dass die Unfallrate der ADHS-ler deutlich reduziert wird, wenn eine Stimulanzienbehandlung erfolgt.

In der Gruppe der hyperaktiven ADHS-ler finden sich auch Extremsportler, die bereit sind, ihr Leben für Augenblicke der Spannung und des Abenteuers zu riskieren. So mancher Bungeespringer braucht die Todesangst, um sich seinen Adrenalinschub zu holen. Sie fühlen sich nur wohl, wenn sie sich immer wieder in gefährliche Situationen begeben, durchaus auch mit entsprechendem Risiko für Unbeteiligte wie z. B. Unfälle von Extremskisportlern zeigen.

Warum ADHS gerade heute so relevant für unsere Gesellschaft ist

Unsere Zeit verstärkt das ADHS durch eine ungeheure Reizüberflutung, der wir unablässig ausgesetzt sind. Unsere Welt dreht sich so schnell, unsere Kontakte sind so schwindelerregend globalisiert, und wir ersticken unter einer Informationsflut, die allen Menschen zunehmend Schwierigkeiten bereitet.

Unsere Multitasking-Gesellschaft, die immer mehr Tätigkeiten zeitgleich fordert, die ständige Hetze und Getriebenheit impliziert, bringt die ADHS-ler noch schneller an ihre Dekompensationsgrenze. Da der ADHS-ler ohnehin eine Stressintoleranz hat und die Informationsflut deshalb schwer bewältigen kann, kann es leicht zu impulsiven Ausbrüchen und Entgleisungen kommen, zu Konzentrationsstörungen oder völligem sozialen Rückzug bis hin zu Depressionen.

Verstärkt wird dieser ganze Prozess noch durch einen enormen Medienkonsum, durch Internet und Computer. Besonders ADHS-ler scheinen dafür anfällig zu sein, finden den »Aus-Knopf« einfach nicht mehr und versacken vor diesen Geräten. Gerade für Kinder zeigt sich hier eine bedenkliche Entwicklung.

Denn unsere Mediengesellschaft lässt die Flucht in Scheinwelten zu, die einigen Jugendlichen wohl den Verlust an Realitätssinn beschert. Jugendliche können heute mit Computerspielen, Kabelfernsehen und Internet in ihrer eigenen Welt leben und sich so von allen Außenkontakten abschirmen. Gelebte Auseinandersetzungen und Begegnungen finden kaum noch statt. Diese Entwicklung verstärkt die ADHS-Defizite und verhindert die Entwicklung einer sozialen Kompetenz.

Gesichert ist die Erkenntnis, dass mit der Dauer des Fernsehkonsums die Aggressivität steigt. Da ADHS-Kinder sowieso häufig brutale Fernsehsendungen bevorzugen, die mehr Action verheißen, ist dies ein weiterer Risikofaktor.

Erschwerend kommt hinzu, dass viele Jugendliche es vorziehen, die Fernbedienung zu betätigen, statt aktiv Sport zu treiben und sich dabei auszutoben. So stauen sich Spannungen und Aggressionen, die nicht abgebaut werden können, zumal in unseren heutigen Städten wohnnahe Möglichkeiten aktiver Freizeitgestaltung häufig fehlen.

Schließlich spielt die Tendenz unserer Laissez-faire-Gesellschaft, sich auf den Einzelnen zurückzuziehen und keine Verantwortung für andere wie für Werte und Normen innerhalb des gesamtgesellschaftlichen Gefüges zu übernehmen, eine zunehmende Rolle. Genau hinschauen, Grenzen setzen, Unrecht benennen und sanktionieren, sind schon lange keine selbstverständlichen Aufgaben mehr. Für den ADHS-ler ist das fatal, denn gerade er ist darauf angewiesen, Grenzen und Regeln zu spüren, damit er sich Orientierung und den Überblick verschaffen kann. Eine Gesellschaft, deren Mitglieder sich zunehmend der gesellschaftlichen Verantwortung entziehen, wirkt sich negativ auf ADHS-ler aus und nicht nur auf diese.

Voneinander lernen, besser miteinander leben

Es ist mir ein großes Anliegen, zum Schluss noch einmal auf all die positiven Eigenschaften der ADHS aufmerksam zu machen. ADHS-ler verfügen über eine ungeheure Sensibilität und eine messerscharfe Wahrnehmung für all das, was ihnen wichtig erscheint. Sie sind schnell, flexibel, besitzen eine mitreißende Begeisterungsfähigkeit und einen beflügelnden Aktivismus. Sie können Berge versetzen und vieles gleichzeitig tun, und ihre Originalität und Kreativität kann beeindruckend sein. ADHS-ler sind oft Streiter für Gerechtigkeit, und sie besitzen wahre Größe und Einsatzbereitschaft für ihre Ideale und Überzeugungen. Sie haben eine blitzschnelle Auffassungsgabe und meist viel Humor.

Ihr kritischer Geist hinterfragt so manche Konvention, und schon viele gesellschaftliche Erneuerungsprozesse sind von ihnen eingeleitet worden. Nicht selten sind ADHS-ler der Motor für neue Entwicklungen und Bewegungen, und sie garantieren, dass die Welt nicht so bleiben kann, wie sie ist – alles andere wäre Stillstand und Lähmung.

Ich wünsche allen ADHS-lern, dass sie lernen sich selbst anzunehmen und dass sie auf Menschen treffen, die sie in ihrem Anderssein akzeptieren. Ich halte es aber auch für wichtig, dass ADHS-ler darüber Bescheid wissen, was den Umgang mit ihnen schwierig macht und wie sehr sie manchmal die Geduld ihrer Mitmenschen strapazieren können. ADHS ist eine besondere Art zu sein, aber jeder ADHS-ler muss auch verstehen, dass 95 % der Menschen anders »getaktet« sind als er. Deshalb muss er die Toleranz aufbringen, den Rest der Menschheit verstehen zu wollen, ohne sich selbst in Frage stellen zu müssen.

Anhang

ADHS-Fragebögen

Tages-Checkliste

Checkliste für

Finanzen

Adressen Selbsthilfe-

gruppen und Verbände

Internetadressen

Literatur

Sie finden im Folgenden zwei *Elternfragebögen* abgedruckt. Diese helfen Ihnen, sich darüber klar zu werden, ob die Schwierigkeiten Ihres Kindes auf ADHS zurückgehen können oder nicht. Der erste Fragebogen (DSM-IV) spricht vor allem Ihre Einschätzung der aktuellen Situation an, während der zweite Fragebogen nach den Verhaltensweisen Ihres Kindes im Alter von 6–7 Jahren fragt.

Elternfragebogen nach DSM-IV

Füllen Sie bitte den folgenden Fragebogen über ihr Kind aus:

Unaufmerksamkeit:

Das Kind oder der Jugendliche

a) beachtet häufig Einzelheiten nicht, macht Flüchtigkeitsfehler in der Schule und bei anderen Tätigkeiten;
b) hat Schwierigkeiten, längere Zeit beim Spielen und anderen Tätigkeiten aufmerksam zu sein;
c) scheint häufig nicht zuzuhören, wenn andere es ansprechen;
d) führt Anweisungen anderer nicht vollständig aus, kann Arbeiten oft nicht zu Ende bringen;
e) hat Schwierigkeiten, Aufgaben und Aktivitäten zu organisieren;
f) vermeidet häufig oder beschäftigt sich nur widerwillig mit Aufgaben, die eine längerandauernde geistige Anstrengung erfordern;
g) verliert häufig Gegenstände, die er für Aufgaben oder Aktivitäten benötigt;
h) lässt sich öfter durch äußere Reize leicht ablenken;
i) ist bei Alltagstätigkeiten häufig vergesslich.

Auswertung des Fragebogenteils Unaufmerksamkeit:
Wenn sechs der oben genannten Symptome in den letzten sechs Monaten deutlich vorhanden sind, besteht der Verdacht auf ein ADHS des unaufmerksamen, hypoaktiven Typs.

Hyperaktivität und Impulsivität:

Das Kind oder der Jugendliche

a) zappelt häufig mit Händen und Füßen und rutscht auf dem Stuhl herum;
b) steht in der Klasse oder in Situationen, in denen Sitzen bleiben erwartet wird, häufig auf;
c) läuft häufig herum und klettert in Situationen, in denen das unpassend ist;
d) hat Schwierigkeiten, ruhig zu spielen oder sich ruhig mit Freizeitaktivitäten zu beschäftigen;
e) ist häufig auf Achse oder handelt, als wäre er getrieben;
f) redet übermäßig viel;
g) platzt häufig mit den Antworten heraus, bevor die Frage zu Ende gestellt ist;
h) kann nur schwer warten, bis er an der Reihe ist;
i) unterbricht und stört andere häufig.

Auswertung des Fragebogenteils Hyperaktivität und Impulsivität:
Wenn sechs der oben genannten Symptome in den letzten sechs Monaten deutlich vorhanden sind, besteht der Verdacht auf ein ADHS des hyperaktiven Typs.

Wenn Sie in einem der beiden Teile des Fragebogens sechs oder mehr Symptome angekreuzt haben, sollten Sie von einem Fachmann abklären lassen, ob ADHS vorliegt. Versuchen Sie, diesen Fachmann so genau wie möglich darüber zu informieren, ob

- einige der oben genannten Symptome bereits vor dem siebten Lebensjahr aufgetreten sind,
- die Symptome sich in mehr als zwei Bereichen (Schule, Spielplatz, zu Hause) zeigen,
- es sich um eine deutliche Beeinträchtigung der sozialen und schulischen Funktionsfähigkeiten handelt,
- andere ernste psychische Erkrankungen ausgeschlossen sind.

Beachten Sie immer, dass ein ADHS-Test nur Hinweise auf ein ADHS gibt und eine genaue Diagnose nur von einem Fachmann gestellt werden kann.

Elternfragebogen nach Wender

(aus Paul H. Wender, *Attention-Deficit Hyperactivity Disorder*, New York, University Press, 1995)

Name: geb.: Datum:

Der Fragebogen sollte wenn möglich von der Mutter ausgefüllt werden bzw. von der Person, die das Kind hauptsächlich erzieht.
Lesen Sie den Fragebogen ausführlich durch, und entscheiden Sie, ob und in welchem Umfang diese Merkmale bei Ihrem Kind im Alter von 6–7 Jahren zugetroffen haben, und kreuzen Sie diese an.

	gar nicht 0 Punkte	wenig 1 Punkt	ziemlich 2 Punkte	häufig 3 Punkte
1. Ruhelos und überaktiv	☐	☐	☐	☐
2. Erregbar, impulsiv	☐	☐	☐	☐
3. Stört andere Kinder	☐	☐	☐	☐
4. Kann Dinge nicht zu Ende führen, kurze Aufmerksamkeitsspanne	☐	☐	☐	☐
5. Zappelig	☐	☐	☐	☐
6. Unaufmerksam, ablenkbar	☐	☐	☐	☐
7. Forderungen müssen sofort erfüllt werden, reagiert schnell frustriert	☐	☐	☐	☐
8. Schreit	☐	☐	☐	☐
9. Stimmung ändert sich schnell	☐	☐	☐	☐
10. Wutausbrüche (explosives und unvorhersehbares Verhalten)	☐	☐	☐	☐

Auswertung des Elternfragebogens nach Paul H. Wender:
Bei einem Punktwert über 16 sollte ADHS abgeklärt werden.

Lehrerfragebogen

(von Manfred Döpfner und Gerd Lehmkuhl, Universität Köln)

Name des Kindes: geb.:

Klasse: Datum:

Bitte beantworten Sie die Fragen über das oben genannte Kind, und kreuzen Sie die Ausprägung der auftretenden Schwierigkeiten an. Ein Kriterium ist nur dann erfüllt, wenn es erheblich häufiger auftritt als bei der Mehrzahl der Kinder gleichen Alters und Intelligenz.

	nein 0 Punkte	wenig 1 Punkt	ziemlich 2 Punkte	häufig 3 Punkte
1. Hat Mühe, still sitzen zu bleiben, zeigt Unruhe, die nur schwer zu begrenzen ist	☐	☐	☐	☐
2. Ist leicht ablenkbar, unaufmerksam, und beendet angefangene Dinge nicht	☐	☐	☐	☐
3. Haben die Probleme spätestens nach der Einschulung begonnnen?	☐	☐	☐	☐
4. Kann nur schwer warten, ist sehr impulsiv, platzt mit den Antworten heraus	☐	☐	☐	☐
5. Sind die Probleme insgesamt sehr belastend?	☐	☐	☐	☐
6. Beeinträchtigen diese Probleme das Kind in seinen schulischen Leistungen und seinen Beziehungen zu anderen?	☐	☐	☐	☐
7. Bestehen noch weitere Probleme, welche?	☐	☐	☐	☐

	nein 0 Punkte	wenig 1 Punkt	ziemlich 2 Punkte	häufig 3 Punkte
8. Folgt nicht, zeigt aggressives Verhalten oder hat Wutausbrüche	☐	☐	☐	☐
9. Hat Leistungsprobleme in der Schule wie schlechte Noten oder hat Entwicklungsrückstände bei Malen, Sprechen, Spielen	☐	☐	☐	☐
10. Wirkt oft unsicher, ängstlich, traut sich wenig zu oder weint	☐	☐	☐	☐
11. Wirkt meist traurig, kann sich nicht freuen oder zieht sich von anderen zurück	☐	☐	☐	☐
12. Hat kaum Freunde oder wird von anderen nicht gemocht	☐	☐	☐	☐
13. Wechselt häufig Tätigkeiten ohne die vorhergehenden zu beenden	☐	☐	☐	☐
14. Kann schwer still spielen und redet sehr viel	☐	☐	☐	☐
15. Seinen Forderungen kann nur sehr schwer nachgekommen werden	☐	☐	☐	☐
16. Kann nur schwer abwarten und ist schnell enttäuscht	☐	☐	☐	☐
17. Hat abrupte Stimmungswechsel	☐	☐	☐	☐
18. Hat Wutausbrüche und explosives oder unvorhergesehenes Verhalten	☐	☐	☐	☐

Auswertung des Lehrerfragebogens:
Wenn mehr als 50 % der Fragen mit »ziemlich« oder »häufig« beantwortet werden und das Kind in der Schule ein problematisches Verhalten oder Leistungsstörungen zeigt, sollte ein ADHS vom Facharzt abgeklärt werden.

ADHS-Fragebogen für Erwachsene

(Quelle: Paul H. Wender, University of Utah School of Medicine, Salt Lake City, UT 84132, USA, autorisierte deutsche Bearbeitung von Prof. G. E. Trott, 1997)

Name: geb.: Datum:

Bitte kreuzen Sie Ihre Symptome nach dem Ausprägungsgrad an. Beachten Sie bitte, dass nach Ihren Symptomen in der Kindheit gefragt wird.

Als Kind war ich oder hatte ich:

	nein 0 Punkte	wenig 1 Punkt	mäßig 2 Punkte	ziemlich 3 Punkte	ausgeprägt 4 Punkte
1. Aktiv, unruhig, sprunghaft	☐	☐	☐	☐	☐
2. Angst vor vielen Dingen	☐	☐	☐	☐	☐
3. Konzentrationsprobleme, leicht ablenkbar	☐	☐	☐	☐	☐
4. Ängstlich, besorgt	☐	☐	☐	☐	☐
5. Nervös, zappelig	☐	☐	☐	☐	☐
6. Unaufmerksam, Tagträumer	☐	☐	☐	☐	☐
7. Hitzig, aufbrausend	☐	☐	☐	☐	☐
8. Schüchtern, empfindlich	☐	☐	☐	☐	☐
9. Zornausbrüche, Wutanfälle	☐	☐	☐	☐	☐
10. Schwierigkeiten begonnene Dinge zu Ende zu führen	☐	☐	☐	☐	☐
11. Eigenwillig, stur	☐	☐	☐	☐	☐

	nein 0 Punkte	wenig 1 Punkt	mäßig 2 Punkte	ziemlich 3 Punkte	ausgeprägt 4 Punkte
12. Unglücklich, traurig, depressiv	☐	☐	☐	☐	☐
13. Unvorsichtig, draufgängerisch, am Streiche aushecken	☐	☐	☐	☐	☐
14. Unzufrieden, schwer zu begeistern	☐	☐	☐	☐	☐
15. Den Eltern gegenüber ungehorsam, aufmüpfig	☐	☐	☐	☐	☐
16. Ein schlechtes Bild von mir selbst	☐	☐	☐	☐	☐
17. Leicht irritierbar	☐	☐	☐	☐	☐
18. Freundlich, anderen zugewandt, gerne in Gesellschaft anderer	☐	☐	☐	☐	☐
19. Schlampig, unordentlich	☐	☐	☐	☐	☐
20. Häufige Stimmungswechsel	☐	☐	☐	☐	☐
21. Häufig wütend	☐	☐	☐	☐	☐
22. Beliebt, viele Freunde	☐	☐	☐	☐	☐
23. Reinlich, ordentlich	☐	☐	☐	☐	☐
24. Oft Dinge gemacht, ohne nachzudenken, impulsiv gehandelt	☐	☐	☐	☐	☐
25. Tendenziell eher unreif	☐	☐	☐	☐	☐

	nein 0 Punkte	wenig 1 Punkt	mäßig 2 Punkte	ziemlich 3 Punkte	ausgeprägt 4 Punkte
26. Schuldgefühle, vieles bereuen müssen	☐	☐	☐	☐	☐
27. Häufig Kontrolle über mich verloren	☐	☐	☐	☐	☐
28. Häufig irrational gehandelt	☐	☐	☐	☐	☐
29. Bei anderen Kindern wenig beliebt, kurzfristige Freundschaften	☐	☐	☐	☐	☐
30. Tollpatschig, wenig bei sportlichen Aktivitäten mitgemacht	☐	☐	☐	☐	☐
31. Häufig Angst, die Selbstbeherrschung zu verlieren	☐	☐	☐	☐	☐
32. Motorisch geschickt	☐	☐	☐	☐	☐
33. Ein ausgesprochener Wildfang (Frage nur für Frauen)	☐	☐	☐	☐	☐
34. Oft von zuhause weggelaufen	☐	☐	☐	☐	☐
35. Oft in tätliche Auseinandersetzungen verwickelt	☐	☐	☐	☐	☐
36. Oft andere Kinder gehänselt	☐	☐	☐	☐	☐
37. Der Anführer oder Boss bei anderen Kindern	☐	☐	☐	☐	☐

	nein 0 Punkte	wenig 1 Punkt	mäßig 2 Punkte	ziemlich 3 Punkte	ausgeprägt 4 Punkte
38. Schwierigkeiten mit dem Wachwerden	☐	☐	☐	☐	☐
39. In der Gruppe anderer Kinder ein ausgesprochener Mitläufer	☐	☐	☐	☐	☐
40. Schwierigkeiten mich in andere hineinzuversetzen	☐	☐	☐	☐	☐
41. Schwierigkeiten mit Autoritäten, Schule, Disziplinarstrafen	☐	☐	☐	☐	☐
42. Schwierigkeiten mit der Polizei, Vorstrafen, Verurteilungen	☐	☐	☐	☐	☐
Beschwerden:					
43. Kopfschmerz	☐	☐	☐	☐	☐
44. Bauchschmerzen	☐	☐	☐	☐	☐
45. Verstopfung	☐	☐	☐	☐	☐
46. Durchfall	☐	☐	☐	☐	☐
47. Allergien	☐	☐	☐	☐	☐
48. Nahrungsunverträglichkeiten	☐	☐	☐	☐	☐
49. Einnässen	☐	☐	☐	☐	☐
50. Ein guter Schüler, schneller Lerner	☐	☐	☐	☐	☐
51. Ein schlechter, langsamer Schüler	☐	☐	☐	☐	☐

	nein 0 Punkte	wenig 1 Punkt	mäßig 2 Punkte	ziemlich 3 Punkte	ausgeprägt 4 Punkte
52. Ein langsamer Leser	☐	☐	☐	☐	☐
53. Schwierigkeiten Briefe zu beantworten	☐	☐	☐	☐	☐
54. Schwierigkeiten beim Buchstabieren	☐	☐	☐	☐	☐
55. Langsam das Lesen gelernt	☐	☐	☐	☐	☐
56. Schwierigkeiten mit der Mathematik und Zahlen	☐	☐	☐	☐	☐
57. Eine schlechte Handschrift	☐	☐	☐	☐	☐
58. Zwar gut lesen können, das Lesen aber nie gemocht	☐	☐	☐	☐	☐
59. Eig. Leistungsgrenze nie erreicht	☐	☐	☐	☐	☐
60. Klasse wiederholt ... welche?	☐	☐	☐	☐	☐
61. Zeitweilig oder ganz der Schule verwiesen	☐	☐	☐	☐	☐

Auswertung des Fragebogens für Erwachsene:
Addieren Sie die Punktzahlen. Bei über 90 Punkten sollte eine ADHS von einem Fachmann abgeklärt werden. Beachten Sie bitte immer, dass ein Test nur Hinweise, aber keinen Beweis für ein ADHS geben kann.

ADHS-Fragebogen nach aktuellen spezifischen Symptomen

Bitte kreuzen Sie Ihre aktuellen Probleme mit dem entsprechenden Ausprägungsgrad an:

	nie	wenig	ziemlich	häufig
Es fällt mir schwer, genau und korrekt zu arbeiten	☐	☐	☐	☐
Ich mache viele Flüchtigkeitsfehler	☐	☐	☐	☐
Ich bin häufig unbegründet schlecht gelaunt und frustriert	☐	☐	☐	☐
Ich kann oft nicht längere Zeit zuhören und bei der Sache bleiben	☐	☐	☐	☐
Ich kann nur schwer Anleitungen befolgen und bei der Sache bleiben	☐	☐	☐	☐
Ich kann nur schwer das behalten, was ich gerade gelesen habe	☐	☐	☐	☐
Ich kann mich gut auf Dinge konzentrieren, die mich interessieren. Mir fällt es aber sehr schwer, mich mit Dingen zu beschäftigen, die ich als langweilig und uninteressant erlebe	☐	☐	☐	☐
Ich bin zerstreut und schnell ablenkbar und vergesslich	☐	☐	☐	☐
Ich verliere oft wichtige Gegenstände oder versäume wichtige Termine	☐	☐	☐	☐
Ich bin oft begeistert, erlahme dann aber schnell	☐	☐	☐	☐
In meinen Gedanken springe ich sehr schnell und habe viele Ideen	☐	☐	☐	☐
Beim Sex muss ich häufig an andere Sachen denken	☐	☐	☐	☐
Langeweile und Ruhe erlebe ich oft als quälend	☐	☐	☐	☐

	nie	wenig	ziemlich	häufig
Ich verliere öfter den Faden oder vergesse, was ich sagen wollte	☐	☐	☐	☐
Ich habe in meinem Leben keinen Überblick	☐	☐	☐	☐
Ich produziere häufiger Chaos, und mir fällt es schwer, meinen Alltag zu bewältigen	☐	☐	☐	☐
Mein Chaos ist mir häufig peinlich, und ich versuche es vor anderen zu verbergen	☐	☐	☐	☐
Ich mache häufiger mehrere Sachen gleichzeitig	☐	☐	☐	☐
Ich kann mich schlecht organisieren	☐	☐	☐	☐
Mein Leben gerät häufiger aus den Fugen	☐	☐	☐	☐
Ich kann nur schwer Ordnung halten und Routineaufgaben erledigen	☐	☐	☐	☐
Ich komme mir manchmal vor, als stehe ich im Nebel und habe keine Orientierung	☐	☐	☐	☐
Ich lese nur ungern Gebrauchs-anweisungen, und versuche es zunächst erst einmal ohne	☐	☐	☐	☐
Es fällt mir schwer, mir selbst eine Struktur zu geben wie z. B. einen Terminplaner oder Arbeitslisten	☐	☐	☐	☐
Oft mache ich das Notwendige auf den letzten Drücker	☐	☐	☐	☐
Ich kann mich oft nur schwer alleine beschäftigen	☐	☐	☐	☐
Ich bin sehr ungeduldig und kann nicht warten	☐	☐	☐	☐
Meine Hände und Füße sind oft in Bewegung, und mir fällt es schwer, stillzusitzen	☐	☐	☐	☐

	nie	wenig	ziemlich	häufig
Ich bin oft unruhig und nervös und kann nur schwer abschalten	☐	☐	☐	☐
Ich platze mit den Antworten heraus oder unterbreche andere	☐	☐	☐	☐
Ich rede viel und mir fällt es schwer, auf andere einzugehen	☐	☐	☐	☐
Ich kann fantasievoll und kreativ sein mit ungewöhnlichen Ideen	☐	☐	☐	☐
Ich bin manchmal rastlos und getrieben	☐	☐	☐	☐
Mir fällt es schwer, Prioritäten zu setzen	☐	☐	☐	☐
Ich erfasse oft sehr schnell intuitiv das Wesentliche	☐	☐	☐	☐
Ich bin neugierig und möchte immer etwas Neues ausprobieren	☐	☐	☐	☐
Ich bin häufig unsicher und traue mir nur wenig zu	☐	☐	☐	☐
Ich bin schüchtern und gehemmt	☐	☐	☐	☐
Ich bin ein Tagträumer und bekomme oft das Wesentliche nicht mit	☐	☐	☐	☐
Ich bin sehr langsam und umständlich	☐	☐	☐	☐
Ich habe oft Schwierigkeiten mit der Zeiteinteilung und bin so oft unter Zeitdruck oder aber komme zu spät	☐	☐	☐	☐
Ich hatte Prüfungsängste oder Schulunlust	☐	☐	☐	☐
Ich hatte als Kind das Gefühl, anders zu sein als die anderen	☐	☐	☐	☐
Ich habe Schwierigkeiten, ein Buch zu Ende zu lesen	☐	☐	☐	☐

	nie	wenig	ziemlich	häufig
Als Kind habe ich schnell geweint und war leicht aus der Fassung zu bringen	☐	☐	☐	☐
Ich habe öfter das Gefühl, zu kurz zu kommen oder ungerecht behandelt zu werden	☐	☐	☐	☐
Ich habe öfter Schuld- oder Reuegefühle	☐	☐	☐	☐
Ich habe als Kind viele Unfälle erlitten	☐	☐	☐	☐
Ich kann schnell wütend und jähzornig werden	☐	☐	☐	☐
Ich leide unter Schlafstörungen	☐	☐	☐	☐
Es fehlt mir an Ausdauer und Durchhaltevermögen	☐	☐	☐	☐
Ich mache mir öfter über das Leben Gedanken und habe pessimistische Einstellungen zum Leben	☐	☐	☐	☐
In meiner Familie sind Menschen, die mir ähnlich sind	☐	☐	☐	☐
Meine Familie war chaotisch	☐	☐	☐	☐
Ich bin manchmal zwanghaft und muss mich dauernd kontrollieren	☐	☐	☐	☐
Ich habe oft den Arbeitsplatz und die Beziehungen gewechselt	☐	☐	☐	☐
Ich liebe Nervenkitzel und Aufregung	☐	☐	☐	☐
Ich fahre oft zu schnell Auto	☐	☐	☐	☐
Ich trödele viel	☐	☐	☐	☐
Ich versacke schnell am Fernseher	☐	☐	☐	☐
Ich kann nur schwer bei einer Fernsehsendung bleiben, sondern zappe mich durch die Programme	☐	☐	☐	☐

	nie	wenig	ziemlich	häufig
Ich habe Suchtprobleme	☐	☐	☐	☐
Mit Alkohol, Drogen, Nikotin (bitte unterstreichen)	☐	☐	☐	☐
Ich bin oft maßlos und gierig (z.B mit kaufen, essen etc.)	☐	☐	☐	☐
Ich habe nur wenig Überblick über meine Finanzen	☐	☐	☐	☐
Ich überziehe häufig mein Konto	☐	☐	☐	☐
Mir fällt es schwer, verantwortlich und verlässlich zu sein	☐	☐	☐	☐
Ich bin launisch und sprunghaft, und Kleinigkeiten können mich aus der Fassung bringen	☐	☐	☐	☐
Meine Stimmung gleicht oft einer Achterbahn – himmelhoch-jauchzend – zu Tode betrübt	☐	☐	☐	☐
Ich bin oft erschöpft und überlastet	☐	☐	☐	☐
Ich konsumiere viel Kaffee	☐	☐	☐	☐
Unter Stress bin ich ungenießbar	☐	☐	☐	☐
Ich lebe in Extremen und kann nur schwer meine Mitte finden	☐	☐	☐	☐
Ich reagiere sehr empfindlich auf Kritik und Ablehnung	☐	☐	☐	☐
Ich kann mich nur schwer an Regeln halten	☐	☐	☐	☐

Auswertung:
Wenn Sie über 50 % der Fragen mit ziemlich oder häufig beantwortet haben, sollte ADHS abgeklärt werden. Aber es gilt auch umgekehrt: Ein negativer ADHS-Test kann eine ADHS nicht ausschließen. ADHS-Tests sind immer nur ein Puzzleteil der ADHS-Diagnostik.

Tages-Checkliste

Datum:

Was du tun musst, tue gleich und vollständig oder schreibe es auf!
Das Wichtigste zuerst.
Das Unerledigte in den nächsten Tag mitnehmen.
Erst die Arbeit, dann das Vergnügen.
Denke immer daran, das Wichtigste gleich aufzuschreiben, denn: »aus den Augen, aus dem Sinn!«

Termine:	Kontakte, Telefon:
Unbedingt zu erledigen:	Aufgaben:

Tagesmotto:	
Belohnung, Freizeit:	

Checkliste für Finanzen

Wie viel Geld haben Sie monatlich zur Verfügung?

Was sind Ihre fixen Kosten, die monatlich bezahlt werden müssen?

Bitte machen Sie eine genaue Aufstellung über die Höhe dieser Kosten, und richten Sie hierfür einen Dauerauftrag ein.

Wie viel Rücklagen möchten Sie monatlich bilden, um Geld für unerwartete Ereignisse zur Verfügung zu haben, und was möchten Sie sparen, um eine bestimmte Sache kaufen zu können?

Machen Sie auch hierfür eine Dauerüberweisung auf ein Spar- und Rücklagenkonto.

Wie viel Taschengeld steht Ihnen und Ihren Angehörigen monatlich zur Verfügung?

Bitte teilen Sie das Geld gerecht mit Ihrem Partner, und planen Sie das Taschengeld der Kinder mit ein.

Welche Schulden haben Sie in welcher Höhe?

Machen Sie sich einen Plan, wie Sie jeden Monat einen Teil der Schulden abbezahlen wollen.

Welche Ausgaben haben Sie, auf die Sie verzichten könnten?

Seien Sie ehrlich zu sich selbst und prüfen Sie, ob Sie wirklich jede Versicherung und jede abonnierte Zeitschrift brauchen.

Was sind Ihre Wünsche? Entsprechen diese Wünsche Ihren finanziellen Möglichkeiten oder müssen Sie von ihnen Abstand nehmen?

Schreiben Sie sich über mehrere Monate auf, wie, wann und für was Sie ihr Geld ausgeben, und analysieren Sie ehrlich, ob Sie wirklich alles gebraucht haben.

Geben Sie nur das Geld aus, das Sie haben, und machen Sie keine Schulden.

Adressen

Dr. med. Astrid Neuy-Lobkowicz,
früher Neuy-Bartmann
Tal 21
80331 München
Tel.: 089/22800912
Fax: 089/22800910
www.neuy-bartmann.de
und
Dr. med. Astrid Neuy-Lobkowicz,
früher Neuy-Bartmann
Herrleinstr. 43
63739 Aschaffenburg
Tel.: 06021/22169
www.neuy-bartmann.de
astrid@neuy.eu

ADHS Deutschland e. V.
Bundesgeschäftsstelle
Postfach 410724
12117 Berlin
Tel.: 030/85605902
Fax: 030/85605970
E-Mail: info@adhs-deutschland.de
www.adhs-deutschland.de
Hier erhält man wichtige Informationen, wo die nächsten Selbsthilfegruppen vor Ort stattfinden, sowie wichtige Informationen aus Wissenschaft und Forschung. Man kann mit anderen Betroffenen Kontakt aufnehmen und an den Bundesverband Fragen stellen.

Weitere Internetadressen

International

www.adhdeurope.eu Europäischer Dachverband der ADHS-Selbsthilfe

adapt.at Arbeitsgruppe zur Förderung von Personen mit ADHS und Teilleistungsschwächen, Österreich

www.elpos.ch ADHS-Selbsthilfe in der Schweiz

ADHS-Informationen

www.adhs.info Betreiber: zentrales adhs-netz, gefördert durch das Bundesministerium für Gesundheit

www.adhs.info/tr/veliler-icin.html Elternbereich des ADHS Infoportals in türkischer Sprache

www.adhs-lebenswelt.de Informationen und Tipps rund um das Thema ADHS für Kinder/Jugendliche, Eltern, ErzieherInnen/LehrerInnen und ÄrztInnen

https://adhspedia.de ein Projekt zum Aufbau einer Online-Spezialenzyklopädie mit dem Kernthema ADHS

www.adhs-studien.info Informationen zu ADHS bei Kindern und Erwachsenen

www.bzga.de Bundeszentrale für gesundheitliche Aufklärung (BzfgA)
Broschüre »adhs … was bedeutet das?« als PDF oder zum Bestellen

Selbsthilfe Begleitstörungen

https://tokol.de TOKOL e. V. ist ein Verein für Menschen mit AD(H)S, Asperger-Autismus und/oder Hochbegabung und deren Angehörige

www.seht.de SeHT e. V. ist eine Selbsthilfevereinigung von Kindern, Jugendlichen und Erwachsenen mit Teilleistungsschwächen – ADHS, sowie deren Eltern, Freunden und Förderern

www.juvemus.de Juvemus e. V.= Vereinigung zur Förderung von Kindern und Erwachsenen mit Teilleistungsschwächen e. V.

www.aspies.de Aspies e. V. ist eine Selbsthilfeorganisation von und für Menschen im Autismusspektrum

www.autismus.de Autismus Deutschland e. V., Bundesverband zur Förderung von Menschen mit Autismus

www.bvl-legasthenie.de Bundesverband Legasthenie und Dyskalkulie e. V.

www.zwaenge.de Deutsche Gesellschaft Zwangserkrankungen e. V.

www.iv-ts.de Interessenverband Tic & Tourette Syndrom e. V.

http://tourette-gesellschaft.de/ Tourette-Gesellschaft e. V.

www.elternimnetz.de Familie, Erziehung, Gesundheit und Ratgeber der öffentlichen Kinder und Jugendhilfe

www.bfarm.de Bundesinstitut für Arzneimittel und Medizinprodukte, aktuelle Informationen über gesetzliche Bestimmungen, Download für das Mitführen von BTM Medikamentenformular im Ausland

https://www.check-dein-spiel.de Online-Beratungsprogramm bei Glücksspielproblemen und Glücksspielsucht

www.adhs-chaoten.net Community für Erwachsene mit ADHS, Foren Chats für Betroffene und Angehörige

www.rehakliniken.de Handbuch für Reha- und Vorsorgeeinrichtungen

Berufsverbände und Netzwerke

www.ag-adhs.de Arbeitsgemeinschaft Aufmerksamkeits-Defizit-Hyperaktivitäts-Störung der Kinder- und Jugendärzte e. V.

http://www.zentrales-adhs-netz.de Bundesdeutsches Netzwerk zur Verbesserung der Versorgung von Kindern, Jugendlichen und Erwachsenen mit ADHS

www.bundesaerztekammer.de Arbeitsgemeinschaft der Deutschen Ärztekammern, Spitzenorganisation der ärztlichen Selbstverwaltung

www.kinderpsychiater.org Berufsverband für Kinder- und Jugendpsychiatrie, Psychosomatik und Psychotherapie in Deutschland e. V. (BKJPP)
Bundesarbeitsgemeinschaft der Leitenden Klinikärzte für Kinder- und Jugendpsychiatrie, Psychosomatik und Psychotherapie e. V. (BAG)

www.dgkjp.de Deutsche Gesellschaft für Kinder- und Jugendpsychiatrie, Psychosomatik und Psychotherapie

www.dgppn.de Deutsche Gesellschaft für Psychiatrie, Psychotherapie und Nervenheilkunde

Leitlinien für die Diagnostik und Behandlung von ADHS, Bundesärztekammer:
http://www.bundesaerztekammer.de/fileadmin/user_upload/downloads/ADHSLang.pdf

Literatur

Baer, Nina/Kirsch, Peter: *Alles nach Plan. ADHS im Erwachsenenalter meistern*, Beltz 2012.

Barkley, Russell A./Christine M. Benton: *Das große Handbuch für Erwachsene mit ADHS*, Huber 2012.

Barkley, Russel A./Fischer, Mariellen: *Hyperactive Child Syndrome and Estimated Life Expectancy at Young Adult Follow-Up: The Role of ADHD Persistence and Other Potential Predictors* Journal of attention disorders 2018; Dec 10:1087054718816164. doi: 10.1177/1087054718816164

Beerwerth, Christine: *Suche dir Menschen, die dir guttun: Coaching für Erwachsene mit ADS*, Herder 2013.

Brackmann, Andrea: *Jenseits der Norm – hochbegabt und hoch sensibel?*, Klett-Cotta 8. Aufl. 2007.

Chen, Qi et al.: *Common psychiatric and metabolic comorbidity of adult attention-deficit/hyperactivity disorder: A population-based cross-sectional study* PLoS ONE 2018;13(9): e0204516. https://doi.org/10.1371/journal.pone.0204516

Claus, Dieter et al.: *ADS – Das Erwachsenenbuch*, Oberstebrink 2006.

D'Amelio, Roberto et al.: *ADHS im Erwachsenenalter. Strategien und Hilfen für die Alltagsbewältigung*, Kohlhammer 2016.

D'Amelio, Roberto et al. (Hrsg.): *Psychoedukation und Coaching ADHS im Erwachsenenalter: Manual zur Leitung von Patienten- und Angehörigengruppen*, Urban&Fischer 2008.

Dietrich, Karsten: *Das Aufmerksamkeitsdefizit-Syndrom. ADHS – die Einsamkeit in unserer Mitte*, Schattauer 2013.

Döpfner, Manfred et al.: *Aufmerksamkeitsdefizit-/Hyperaktivitätsstörung (ADHS)*, Hogrefe 2. Aufl. 2012.

Döpfner, Manfred et al.: *Therapieprogramm für Kinder mit hyperkinetischem und oppositionellem Problemverhalten THOP.* Beltz 4. Aufl. 2007.

Döpfner, Manfred et al.: *Wackelpeter und Trotzkopf*, Beltz 2. Aufl. 2000.

Drüe, Gerhild: *ADHS kontrovers – Betroffene Familien im Blickfeld von Fachwelt und Öffentlichkeit*, Kohlhammer 2006.

Edel, Marc-Andreas: *Aufmerksamkeitsdefizit-/Hyperaktivitätsstörung bei Erwachsenen*, Springer 2006.

Fitzner, Thilo/Werner Stark (Hrsg.): *ADS – verstehen, akzeptieren, helfen: Das Aufmerksamkeitsdefizitsyndrom mit Hyperaktivität und ohne Hyperaktivität*, Beltz 4. Aufl. 2011.

Freitag, Christine M.: *ADHS und komorbide Erkrankungen: Neurobiologische Grundlagen und diagnostisch-therapeutische Praxis bei Kindern und Erwachsenen*, Kohlhammer 2007.

Hallowell, Edward M./John Ratey: *Zwanghaft zerstreut oder Die Unfähigkeit, aufmerksam zu sein*, rororo 15. Aufl. 1999.

Hartmann, Thom: *Eine andere Art, die Welt zu sehen: Das Aufmerksamkeits-Defizit-Syndrom*, Schmidt-Römhild 12. Aufl. 2009.

Häßler, Franz: *Das ADHS Kaleidoskop: State of the Art und bisher nicht beachtete Aspekte von hoher Relevanz*, MWV 2008.

Hesslinger, Bernd et al.: *Psychotherapie der ADHS im Erwachsenenalter: Ein Arbeitsbuch*, Hogrefe 2004.

Huss, Michael: *Langzeiteffekte der Stimulanzientherapie.* In: Schulte-Markwort, Michael/Warnke, Andreas (Hrsg). Methylphenidat, Springer 2004, S. 34–42.

Kahl, Kai G. et al.: *Praxishandbuch ADHS: Diagnostik und Therapie für alle Altersstufen*, Thieme 2. Aufl. 2011.

Kooij, Sandra: *Adult ADHD: Diagnostic Assessment and Treatment*, Springer 3. Aufl. 2012.

Krause, Johanna/Klaus-Henning Krause: *ADHS im Erwachsenenalter. Symptome – Differenzialdiagnose – Therapie*, Schattauer 4. Aufl. 2014.

Lauth, Gerhard W./Wolf-Rüdiger Minsel: *ADHS bei Erwachsenen. Diagnostik und Behandlung von Aufmerksamkeits-/Hyperaktivitätsstörungen*, Hogrefe 2009.

Neuhaus, Cordula: *ADHS bei Kindern, Jugendlichen und Erwachsenen: Symptome, Ursachen, Diagnose und Behandlung*, Kohlhammer 3. Aufl. 2012.

Neuhaus, Cordula: *Lass mich, doch verlass mich nicht: ADHS und Partnerschaft*, dtv 2005.

Neuy-Bartmann, Astrid et al.: *AD/HS Praxishandbuch. Ein praktischer Leitfaden für Kinder, Jugendliche und ihre Eltern, Erwachsene, Lehrer und Therapeuten*, AZM 2. Aufl. 2011.

Neuy-Bartmann, Astrid et al.: *AD/HS Spots – Ein Lernprogramm für Erwachsene mit AD/HS*, AZM 2011.

Neuy-Bartmann, Astrid et al.: *My ADHS.com*, AZM 2010.

Nyberg, Elisabeth: *Ratgeber ADHS bei Erwachsenen. Informationen für Betroffene und Angehörige*, Hogrefe 2013.

Ohlmeier, Martin D./Mandy Roy (Hrsg.): *ADHS bei Erwachsenen – ein Leben in Extremen*, Kohlhammer 2012.

Philipsen, Alexandra et al.: *Effects of Group Psychotherapy, Individual Counseling, Methylphenidate, and Placebo in the Treatment of Adult Attention-Deficit/Hyperactivity Disorder. A Randomized Clinical Trial* JAMA Psychiatry. 2015;72(12):1199-1210. doi: 10.1001/jamapsychiatry.2015.2146

Resnick, Robert J.: *Die verborgene Störung – ADHS bei Erwachsenen*, Klett-Cotta 2004.

Ridinger, Monika: *ADHS und Sucht im Erwachsenenalter*, Kohlhammer 2016.

Rösler, Michael et al.: *Soziale Folgen der ADHS: Kinder – Jugendliche – Erwachsene*, Kohlhammer 2013.

Rothenberger, Ari/Klaus-Jürgen Neumärker: *Wissenschaftsgeschichte der ADHS: Kramer-Pollnow im Spiegel der Zeit*, Steinkopff 2005.

Ryffel-Rawak, Doris: *Wir fühlen uns anders! Wie betroffene Erwachsene mit ADS/ADHS sich selbst und ihre Partnerschaft erleben*, Huber 2. Aufl. 2008.

Ryffel-Rawak, Doris: *ADHS bei Frauen – den Gefühlen ausgeliefert*, Huber 3. Aufl. 2009.

Ryffel-Rawak, Doris: *ADHS und Partnerschaft – eine Herausforderung*, Huber 2007.

Safren, Steven A. et al.: *Kognitive Verhaltenstherapie der ADHS des Erwachsenenalters*, MWV 2008.

Spröber, Nina et al.: *SAVE – Strategien für Jugendliche mit ADHS: Verbesserung der Aufmerksamkeit, der Verhaltensorganisation und Emotionsregulation*, Springer 2013.

von Gontard, Alexander et al. (Hrsg.): *Diagnose und Therapie der ADHS: Kinder – Jugendliche – Erwachsene*, Kohlhammer 2010.

Weiss, Lynn: *ADS im Job. Wie Sie ADS für sich arbeiten lassen können*, Brendow 2003.

Weiss, Lynn: *Eins nach dem anderen. Das ADD-Praxisbuch für Erwachsene*, Brendow 2. Aufl. 2000.

Wender, Paul H.: *Aufmerksamkeits- und Aktivitätsstörungen bei Kindern, Jugendlichen und Erwachsenen. Ein Ratgeber für Betroffene und Helfer*, Kohlhammer 2002.